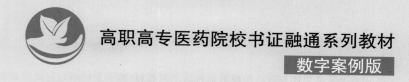

高职高专医药院校书证融通系列教材

数字案例版

▶ 供护理、助产、临床医学、预防医学、药学、医学检验技术、康复治疗技术、医学影像技术等专业使用

病原生物与免疫学基础

（数字案例版）

U0278695

主　编　张新明　江伟敏　许　燕

副主编　潘美娟　徐海瑛

编　者　（按姓氏笔画排序）

王　颖　上海东海职业技术学院

江伟敏　阜阳职业技术学院

许　燕　泰州职业技术学院

杨月乔　湖北三峡职业技术学院

张海艳　漳州卫生职业学院

张蓓蓓　湖北三峡职业技术学院

张新明　湖北三峡职业技术学院

钟伟华　镇江高等专科学校

徐海瑛　黄河科技学院

潘美娟　上海济光职业技术学院

华中科技大学出版社
http://www.hustp.com
中国·武汉

内 容 简 介

　　本书是高职高专医药院校书证融通系列教材（数字案例版），包括病原微生物、人体寄生虫、免疫学和实验指导四个部分。病原微生物部分主要介绍微生物的形态结构、生长繁殖规律、影响因素、致病性；人体寄生虫部分主要介绍寄生虫的形态、生活史、致病性、流行因素、实验诊断、防治原则；免疫学部分主要介绍抗原、抗体、补体系统、主要组织相容性抗原、免疫应答、超敏反应和免疫学应用；实验指导部分主要介绍基础性实验。

　　本书可供高职高专护理、助产、临床医学、药学等医学相关专业使用。

图书在版编目（CIP）数据

　病原生物与免疫学基础：数字案例版/张新明，江伟敏，许燕主编. —武汉：华中科技大学出版社，2020.6（2024.1重印）
　高职高专医药院校书证融通系列教材：数字案例版
　ISBN 978-7-5680-6278-7

　Ⅰ．①病…　Ⅱ．①张…　②江…　③许…　Ⅲ．①病原微生物-高等职业教育-教材　②医学-免疫学-高等职业教育-教材　Ⅳ．①R37　②R392

中国版本图书馆 CIP 数据核字（2020）第 103229 号

病原生物与免疫学基础（数字案例版）　　　　　　　　　　张新明　江伟敏　许　燕　主编
Bingyuan Shengwu yu Mianyixue Jichu(Shuzi Anli Ban)

策划编辑：蔡秀芳
责任编辑：孙基寿
封面设计：原色设计
责任校对：曾　婷
责任监印：周治超
出版发行：华中科技大学出版社（中国·武汉）　　　电话：(027)81321913
　　　　　武汉市东湖新技术开发区华工科技园　　　邮编：430223
录　　排：华中科技大学惠友文印中心
印　　刷：武汉科源印刷设计有限公司
开　　本：889mm×1194mm　1/16
印　　张：15.75
字　　数：462 千字
版　　次：2024 年 1 月第 1 版第 4 次印刷
定　　价：78.00 元

高职高专医药院校书证融通系列教材
（数字案例版）
编委会

网络增值服务使用说明

欢迎使用华中科技大学出版社医学资源网yixue.hustp.com

1.教师使用流程
（1）登录网址：**http://yixue.hustp.com** （注册时请选择教师用户）

注册 ▶ 登录 ▶ 完善个人信息 ▶ 等待审核

（2）审核通过后，您可以在网站使用以下功能：

管理学生

建立课程　　　　　　　　布置作业

下载教学资源　　　　教师　　　　查询学生学习记录等

2.学员使用流程
建议学员在PC端完成注册、登录、完善个人信息的操作。

（1）PC端学员操作步骤

①登录网址：**http://yixue.hustp.com** （注册时请选择普通用户）

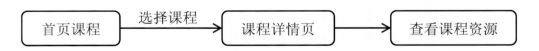

注册 ▶ 登录 ▶ 完善个人信息

② 查看课程资源

如有学习码，请在个人中心-学习码验证中先验证，再进行操作。

首页课程 --选择课程--> 课程详情页 --> 查看课程资源

（2）手机端扫码操作步骤

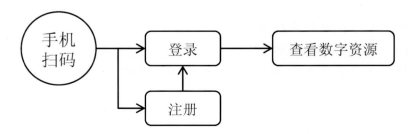

手机扫码 → 登录 → 查看数字资源

注册 → 登录

2019 年国务院正式印发《国家职业教育改革实施方案》(下文简称《方案》),对职业教育改革提出了全方位设想。《方案》明确指出,职业教育与普通教育是两种不同教育类型,具有同等重要地位,要将职业教育摆在教育改革创新和经济社会发展中更加突出的位置。职业教育的重要性被提高到了"没有职业教育现代化就没有教育现代化"的地位,作为高等职业教育重要组成部分的高等卫生职业教育,同样受到关注。

高等卫生职业教育既具有职业教育的普遍特性,又具有医学教育的特殊性。医学专业的专科人才培养要求以职业技能的培养为根本,以促进就业和适应产业发展需求为导向,与执业资格考试紧密结合,突出职业教育的特色,着力培养高素质复合型技术技能人才,力求满足学科、教学和社会三方面的需求。

为了进一步贯彻落实文件精神,适应医学专业高职教育改革发展的需要,满足"健康中国"对高素质复合型技术技能人才培养的需求,充分发挥教材建设在提高人才培养质量中的基础性作用。经调研后,在全国卫生职业教育教学指导委员会专家和部分高职高专示范院校领导的指导下,华中科技大学出版社组织了全国近 50 所高职高专医药院校的 200 多位老师编写了这套高职高专医药院校书证融通系列教材(数字案例版)。

本套教材强调以就业为导向、以能力为本位、以岗位需求为标准的原则。按照人才培养目标,遵循"三基"(基本理论、基本知识、基本技能)、"五性"(思想性、科学性、先进性、启发性、适应性)、"三特定"(特定目标、特定对象、特定限制)的编写原则,充分反映各院校的教学改革成果和研究成果,教材编写体系和内容均有所创新,在编写过程中重点突出以下特点。

(1)紧跟教改,接轨"1+X"制度。紧跟高等卫生职业教育的改革步伐,引领职业教育教材发展趋势,注重体现"学历证书+若干职业技能等级证书"制度(即"1+X证书"制度),提升学生的就业竞争力。

(2)坚持知行合一、工学结合。教材融传授知识、培养能力、提高技能、提高素质为一体,注重职业教育人才德能并重、知行合一和崇高职业精神的培养。

(3)创新模式,提高效用。教材大量应用问题导入、案例教学、探究教学等编写理念,将"案例"作为基础与临床课程改革的逻辑起点,引导课程内容的优化与传授,适应当下短学制医学生的学习特点,提高教材的趣味性、可读性、简约性。

(4)纸质数字,融合发展。教材对接科技发展趋势和市场需求,将新的教学技术融入教材建设中,开发多媒体教材、数字教材等新媒体教材形式,推进教材的数字化建设。

(5)紧扣大纲,直通医考。紧扣教育部制定的高等卫生职业教育教学大纲和最新执业资格考试要求,随章节配套习题,全面覆盖知识点和考点,有效提高执业资格考试通过率。

本套教材得到了专家和领导的大力支持与高度关注,我们衷心希望这套教材能在相关课程的教学中发挥积极作用,并得到读者的青睐。我们也相信这套教材在使用过程中,通过教学实践的检验和实际问题的解决,能不断得到改进、完善和提高。

高职高专医药院校书证融通系列教材
(数字案例版)编写委员会

前　言

　　病原生物与免疫学基础是高职高专医药院校的一门重要的医学基础课程，内容包括病原微生物、人体寄生虫、免疫学和实验指导四个部分。病原微生物部分主要介绍微生物的形态结构、生长繁殖规律、影响因素、致病性；人体寄生虫部分主要介绍寄生虫的形态、生活史、致病性、流行因素、实验诊断、防治原则；免疫学部分主要介绍抗原、抗体、补体系统、主要组织相容性抗原、免疫应答、超敏反应和免疫学应用；实验指导部分主要介绍基础性实验。

　　本书力图贯彻"三基"（基本理论、基本知识、基本技能）、"五性"（思想性、科学性、启发性、先进性、适用性），并体现现代职业教育的"三贴近"（贴近社会对教育和人才的需求，贴近岗位对专业人才的知识、能力和素质的需求，贴近学生的心理和认知特点的需求）。本书突出基础课教学为专业课教学和临床实践服务的观念，内容以"必需""够用"为原则，结合职业准入考试要求，符合课程教学基本要求和专业培养目标，本着循序渐进、由浅入深的原则重构内容。不同学校不同专业可以根据不同的培养目标和特点进行选择以适应教学之需。

　　本书章首设学习目标，便于突出重点。正文穿插与临床和生活相关的"案例引导"，与职业准入考试对接的"考点提示"，与开阔视野、回顾知识相关的"知识拓展"。章末安排目标检测题，使学生能够及时地复习回顾课堂上学习的知识与技能，检查学习效果。本书文字简练生动，通俗易懂，图文表并茂，版式新颖，既注重理论性，又注重实用性。本书设有实验指导部分，具有可操作性，学生易学、老师易教，体现"教、学、做"一体化。

　　本书由教学经验丰富的教师反复研讨编写而成，根据个人特长进行分工，第一章、第二十六章、第二十七章、实验指导由张新明编写，第二章到第六章由江伟敏编写，第七章、第八章由张蓓蓓编写，第九章到第十一章由许燕编写，第十二章、第十三章由潘美娟编写，第十四章、第十五章由张海艳编写，第十六章到第十九章由钟伟华编写，第二十章、第二十一章由徐海瑛编写，第二十二章、第二十三章由杨月乔编写，第二十四章、第二十五章由王颖编写。

　　本书的编写得到了各编者单位的大力支持，同时参考了诸多相关的教材、专著和网站，在此致以衷心的感谢！编好本书是全体编委的愿望，但由于时间比较仓促、水平有限，书中难免有疏漏和不妥之处，同时，病原生物与免疫学日新月异，很难囊括全部新理论和新技术，恳请专家和同仁批评指正，期望广大师生在使用中提出宝贵意见和建议，以便再版时完善。

编　者

目　录

MULU

第 二十八 章　实验指导

参考文献

第一章 绪 论

1. 掌握：微生物、病原生物、免疫等的概念。
2. 熟悉：病原生物与免疫和人类的关系。
3. 了解：病原生物与免疫的发展史。

在自然界，有许多人们熟知的病原菌、病毒，还有蛔虫、弓形虫、蚊子，等等，它们就是引起疾病的病原生物。虽然机体受到病原生物的威胁，但有时不一定感染生病，因为机体存在免疫力。学习病原生物与免疫学基础能够使我们认识病原生物，控制病原生物，增强人群免疫力，保障健康，为人类造福。

案例引导

患者，女性，50岁，腰骶疼痛，外阴瘙痒，尿频入院。医生查体发现微热，体温38 ℃，白带增多，有脓性物质。初步诊断为阴道炎。请思考：①人的肾脏中存在细菌吗？②为什么不能过度冲洗阴道？③女性阴道中有哪些正常菌群？

案例答案

第一节 病原生物与免疫学基础的研究内容和发展史

一、研究内容

（一）相关的概念

微生物（microorganism）是一群体型微小、结构简单、肉眼不能直接看见的微小生物的总称，必须借助光学显微镜或电子显微镜放大数百倍、数千倍，甚至数万倍才能观察到。但有些微生物也可以肉眼观察到，如食用的蘑菇、银耳和药用的灵芝等。微生物具有个体微小、结构简单、繁殖迅速、分布广泛、种类繁多、容易变异等特点。微生物广泛存在于空气、土壤、江河、湖泊、海洋等自然界中，以及动植物和人体内。在人和动物的体表或腔道中存在多种微生物，这些在正常情况下无害的微生物群称为正常菌群（normal flora），具有致病作用的微生物称为病原微生物（pathogenic microbes）。寄生虫（parasite）是长期或短暂地生活在生物体内或体表，获得营养并对其造成损伤的低等动物。

Note

1

病原生物（pathogenic organism）是指能够引起人类和动植物疾病的低等生物，包括病原微生物和寄生虫。病原生物学是研究病原生物的形态、结构、生命活动规律及其与机体和周围环境相互作用关系的学科。

免疫（Immunity）顾名思义即免除瘟疫，抵抗传染病的能力。现代免疫的概念是指机体免疫系统识别"自身"与"异己"，对自身成分产生天然的耐受，对非己异物产生排斥作用的一种生理反应。正常情况下，这种生理反应可以维持机体内环境稳定，产生有益的保护作用，某些情况下也可以产生有害的结果，例如引发超敏反应、移植排斥、自身免疫性疾病等。免疫学是研究机体免疫系统的组成和功能、免疫应答的规律和效应及免疫疾病的发生机制、诊断和防治的学科。

（二）微生物的分类

根据微生物的结构特点、化学组成和分化程度等，将其分为三大类。①真核细胞型微生物：细胞核分化程度高，细胞核有核膜、核仁，细胞质中的细胞器完整。包括真菌、原生动物、藻类等。②原核细胞型微生物：只有原始核，没有核膜、核仁，故称为核区或拟核，细胞质缺乏完整的细胞器，只有核糖体。包括细菌、放线菌、支原体、衣原体、立克次体及螺旋体。③非细胞型微生物：一类最小的微生物，能通过滤菌器，无典型的细胞结构，也没有酶系统，一般由单一核酸（DNA 或 RNA）和蛋白质组成，只能在活细胞内进行增殖（图 1-1）。病毒属于此类。

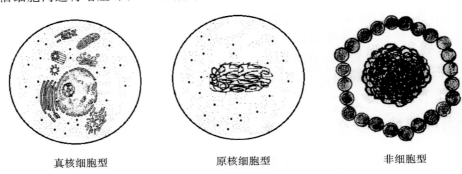

真核细胞型　　　　　　　　原核细胞型　　　　　　　　非细胞型

图 1-1　三种类型微生物结构模式图

（三）免疫的功能

机体免疫系统通过对"自己"或"非己"的识别和应答，发挥如下三种基本功能。①免疫防御：人体抵御病原体及其毒性产物侵犯，使人免患感染性疾病。当该功能亢进时，发生超敏反应；当该功能过于低下时，发生免疫缺陷病。②免疫自稳：人体组织细胞时刻不停地新陈代谢，不断地产生大量新生细胞代替衰老和受损伤的细胞。免疫系统能及时地把衰老和死亡的细胞识别出来，并把它从体内清除出去，从而保持人体的稳定。该功能异常时可发生自身免疫性疾病。③免疫监视：免疫系统具有识别、杀伤并及时清除体内突变细胞，防止肿瘤发生的功能（表 1-1）。

表 1-1　免疫功能分类及表现

主要功能	生理表现（有利）	病理表现（有害）
免疫防御	清除病原体及其毒性物质、抗感染	超敏反应、免疫缺陷
免疫自稳	清除衰老、损伤的细胞	自身免疫性疾病
免疫监视	清除突变细胞或病毒感染细胞	肿瘤形成、持续性病毒感染

二、发展史

病原生物与免疫学基础是人类在探讨感染性疾病的病因、发病机制、流行规律及防治措施的过程中，通过不断认识，长期实践而逐步发展完善起来的科学。

古代人类虽然没有观察到具体的微生物，但是已经将微生物知识应用于工农业生产和疾病防治之中，如酿酒、发面、制酱、沤肥、盐腌、患者衣服蒸后再穿等。1667年，荷兰人列文虎克利用自制的显微镜观察到不同形态的微生物，为微生物学的发展奠定了基础。法国化学家Pasteur（巴斯德）证实了有机物的发酵与腐败是由微生物引起的，并创用了巴氏消毒法。在巴斯德的影响下，英国外科医生李斯特创用石炭酸喷洒手术室和煮沸手术用具，以防止术后感染，这些措施为防腐、消毒以及无菌操作打下了基础。德国医生Koch（郭霍）创用了固体培养基和细菌染色技术，为分离细菌和鉴定细菌打下了基础，并先后发现了炭疽芽胞杆菌、结核分枝杆菌和霍乱弧菌等。巴斯德和郭霍是微生物学的奠基人。1892年俄国的伊凡诺夫斯基发现了烟草花叶病毒。1901年，美国科学家Walter Reed（沃尔特·里德）首先分离出对人致病的第一个病毒（黄热病病毒）。1929年，英国人弗莱明发现青霉素，为感染性疾病的临床治疗带来了一次重大的革命。20世纪以来，生物化学和生物物理学向微生物学渗透，电子显微镜的发明和同位素示踪原子的应用，推动了微生物学向生物化学阶段的发展。在微生物学的发展中，按照研究内容和目的的不同相继建立了许多分支学科，各分支学科的相互配合、互相促进，以及与生物化学、生物物理学、分子生物学等学科的相互渗透，使其在基础理论研究和实际应用两方面都有了迅速的发展。

免疫学起源于中国，早在公元11世纪，中国医家通过接种"人痘"预防天花。18世纪末英国医生Jenner（琴纳）发明了牛痘苗，人类才得以安全有效地预防天花。19世纪末发明了减毒活疫苗，巴斯德利用高温培养法制备了炭疽疫苗，用狂犬病病毒在兔体内连续传代制备了狂犬病疫苗，兴起人工主动免疫。1890年，德国学者Behring（贝林）和日本学者Kitasato（北里）用白喉外毒素免疫马时，发现马的血清中有能中和外毒素的物质，称为抗毒素，兴起了人工被动免疫。人们相继发现了凝集素、沉淀素等，能与细菌或细胞特异性反应的物质统称为抗体；能引起抗体产生的物质称为抗原，从而确立了抗原和抗体的概念。1894年，比利时医生Jules Bordet（朱尔·博尔代）发现可以溶解细菌的新鲜的免疫血清中，除了含有抗体外，还存在对热不稳定、有增强抗体溶解细菌或细胞的物质，称为补体。20世纪中叶至60年代期间为近代免疫学时期，在此期间获得的主要成就包括迟发型超敏反应的发现、免疫耐受的发现、细胞系选择学说的提出、免疫学技术的发展。20世纪60年代至今为现代免疫学时期，确认了淋巴细胞系在免疫反应中的地位，阐明了免疫球蛋白的分子结构与功能，对免疫系统特别是细胞因子、黏附分子等进行了大量研究，并从分子水平对免疫球蛋白的多样性、类别转化等进行了有益的探讨，在许多方面取得了突破性成就。

第二节　病原生物与免疫和人类的关系

一、对人类有益的方面

绝大多数微生物对人和动植物是有益的，有些则是必需的。①参与自然界物质的物质循环：微生物是生态系统中重要的组成部分，除光能自养菌和化能自养菌是生产者外，大多数细菌是分解者，分解死亡的动植物和废水中的有机磷、氰化物等，维持氮、碳、硫等元素的循环。②广泛应用于各行业：在农业方面，利用微生物制造菌肥、植物生长素等；在工业方面，应用微生物酿酒、制醋、冶金、制有机酸和抗生素等；在环境保护上，利用微生物分解污水中的酚、有机磷、氰化物，还原废水中的汞、砷等毒性物质，处理石油污染的土壤和海洋等；在基因工程中，提供多种工具酶和载体，生产胰岛素、干扰素等。

人体免疫系统包括三道防线：皮肤黏膜是第一道防线，体液中的杀菌物质和吞噬细胞是第二道防线，这两道防线称为非特异性免疫；第三道防线是细胞免疫和体液免疫，称为特异性免疫。通过免疫系统完成免疫防御、免疫自稳和免疫监视三大功能，保护人体健康。

二、对人类有害的方面

少数微生物能引起人体和动植物的病害。例如病原微生物可以引起人类的肺结核、伤寒、痢疾、肝炎、艾滋病等，引起动物的禽流感、鸡霍乱、疯牛病、羊瘙痒病等，引起植物的水稻白叶枯病、烟草花叶病、小麦赤霉病等。有的可以引起人兽共患病，如炭疽杆菌引起的炭疽病，狂犬病病毒引起的狂犬病。有的微生物能引起食物、药物等物质的霉变和腐败。

寄生虫对人体的损害超过了益处，在宿主的细胞、组织或腔道内寄生，可以夺取营养物质、引起机械损伤、产生毒性作用、发生变态反应等，寄生虫感染在非洲、亚洲、中美洲、南美洲甚为普遍。

免疫是一把双刃剑，免疫功能给机体带来免疫保护作用的同时如果免疫应答的水平过高或过低，自身免疫耐受被打破，免疫调节紊乱，会出现超敏反应、免疫性疾病、肿瘤和移植排斥等。

目标检测题

一、名词解释

1. 微生物　　2. 病原生物　　3. 免疫

二、简答题

1. 举例说明微生物与人类的关系。

2. 简述免疫系统发挥的免疫功能。

3. 说出微生物的分类及特点。

三、单项选择题

在线答题 1

（张新明）

第二章　细菌的形态和结构

学习目标

1. 掌握:细菌的大小与形态;基本结构和特殊结构的组成;革兰阳性菌和革兰阴性菌细胞壁的区别;特殊结构的临床意义。
2. 熟悉:细菌基本结构的功能;革兰染色法的意义。
3. 了解:细菌形态检查法。

案例引导

患者,女性,56 岁。近 3 周来常有干咳、潮热、盗汗、消瘦、乏力等症状。X 线检查:左肺上叶有边缘模糊的片状阴影。考虑肺结核的可能性大,现做痰涂片检查以明确诊断。请思考:①为明确诊断,应选择何种染色方法? ②为何采用此种染色方法? ③不同的染色结果有何诊断意义?

案例答案

细菌是原核细胞型微生物,具有体积微小、结构简单、种类多、繁殖快、易变异的特点。细胞核分化程度低,只有原始核质,没有核膜和核仁;细胞质中的细胞器不完整,除核糖体外,无其他细胞器。了解各种细菌的形态特点,在细菌性疾病的诊断和防治中,具有重要的理论和实践意义。

第一节　细菌的大小和形态

一、细菌的大小

细菌个体微小,不能用肉眼直接观察,需要借助光学显微镜放大几百倍到上千倍才能看到。通常以微米(μm)作为测量大小的单位。细菌的大小随其种类、菌龄、所处环境的不同而异。多数球菌的直径在 0.8~1.2 μm。中等大小的杆菌长 2~3 μm,宽 0.3~0.5 μm。同一种细菌大小有时也有差异,一般幼龄菌较老龄菌大得多。

二、细菌的基本形态

细菌的基本形态有球形、杆形和螺形三种。按照基本形态可将细菌分三大类,即球菌、杆菌、螺形菌(图 2-1)。

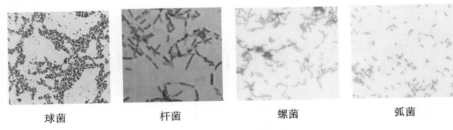

| 球菌 | 杆菌 | 螺菌 | 弧菌 |

图 2-1 细菌的基本形态

（一）球菌

菌体呈球形或近似球形,有的呈肾形或矛头状。细菌的种类不同,单个细菌繁殖时细胞分裂的方向和分裂后细菌排列方式不尽相同,可将细菌分为以下几种类型。

（1）双球菌 在一个平面上分裂,分裂后成双排列,如淋病奈瑟菌、脑膜炎奈瑟菌。

（2）链球菌 在一个平面上分裂,分裂后成链状排列,如溶血性链球菌。

（3）四联球菌 在两个相互垂直的平面上分裂,四个菌体排列成方形。

（4）八叠球菌 在三个相互垂直的平面上分裂,八个菌体重叠排列。

（5）葡萄球菌 在多个不规则的平面上分裂,多个菌体堆积在一起,呈葡萄状排列,如金黄色葡萄球菌、表皮葡萄球菌。

（二）杆菌

杆菌的大小、长短、粗细等的差异随菌种而异。大多中等大小杆菌长 $2\sim3~\mu m$,宽 $0.3\sim0.5~\mu m$。大的杆菌如炭疽芽胞杆菌 $3\sim10~\mu m\times1.0\sim1.3~\mu m$,小的如羊布鲁菌 $0.3\sim0.6~\mu m\times0.1\sim0.2~\mu m$。菌体多数呈直杆状,也有的微弯。有的菌体两端钝圆,如鼠疫耶尔森菌;少数两端齐平呈竹节状,如炭疽芽胞杆菌;有的末端膨大呈棒状,如白喉棒状杆菌。排列一般无规则,个别呈 V、Y、L 形或栅栏状排列,如白喉棒状杆菌。

（三）螺形菌

螺形菌菌体弯曲,按弯曲的数量可分为弧菌和螺菌。

（1）弧菌 菌体只有一个弯曲,呈弧状或逗点状,如霍乱弧菌。

（2）螺菌 菌体有多个弯曲,呈 S 形或海鸥展翅状,如鼠咬热螺菌、幽门螺杆菌。

细菌在适宜条件下培养 $8\sim18~h$,其形态较为典型;若细菌处于不利环境时,如高温或培养基中含有如抗生素、抗体、过高的盐分等物质时,细菌的形态可发生改变,出现多形性或梨形、丝状等,难以识别,给细菌的鉴定带来困难。因此,观察细菌的形态特征时,应注意细菌的非典型的形态特征。

【考点提示】
试举例说明细菌的基本形态。

第二节 细菌的结构

细菌的结构分基本结构和特殊结构。一般细菌通常都具有的结构称为基本结构,而把某些细菌在一定条件下所形成的特有结构称为特殊结构(图 2-2)。

一、基本结构

细菌的基本结构包括细胞壁、细胞膜、细胞质及核质。

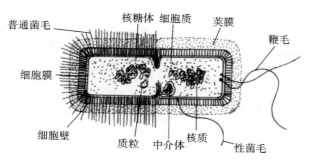

图 2-2 细菌结构模式图

（一）细胞壁

细胞壁是紧贴于细胞膜外,位于细菌细胞最外层的坚韧而有弹性的网状结构,其结构比较复杂(图 2-3)。用革兰染色法可将细菌分为革兰阳性菌(G^+)和革兰阴性菌(G^-)两大类。两类细菌细胞壁结构差异很大,导致其对革兰染色的反应、致病性和对作用于细胞壁的抗生素的敏感性均有很大的不同(表 2-1)。

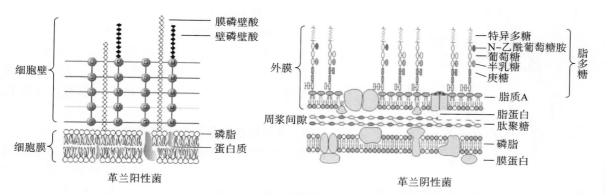

图 2-3 细菌细胞壁结构模式图

表 2-1 革兰阳性菌与革兰阴性菌细胞壁结构的比较

细胞壁结构	革兰阳性菌	革兰阴性菌
坚韧度	强	弱
厚度	厚,20～80 nm	薄,10～15 nm
肽聚糖层数	多,可达 50 层	少,1～3 层
肽聚糖组成	三维立体结构	二维平面结构
肽聚糖含量	多,可占细胞壁干重 50%～80%	少,占细胞壁干重 10%～20%
磷壁酸	有	无
外膜	无	有

1. 主要成分

细菌细胞壁的主要成分是肽聚糖,又称黏肽或糖肽,是原核细胞所特有的成分。肽聚糖虽然是两类细菌细胞壁共有的成分,但各有差异。革兰阳性菌如葡萄球菌肽聚糖是由聚糖骨架、四肽侧链和五肽交联桥构成的三维立体结构(图 2-4);而革兰阴性菌如大肠埃希菌肽聚糖缺乏五肽交联桥,是由聚糖骨架、四肽侧链构成的二维平面结构(图 2-5)。聚糖骨架是由 N-乙酰葡萄糖胺和 N-乙酰胞壁酸经 β-1,4 糖苷键连接间隔排列形成;四肽侧链由四种氨基酸组成,连接在聚糖骨架的胞壁酸上;五肽交联桥由五个甘氨酸组成,连接相邻聚糖骨架上的四肽侧链。

7

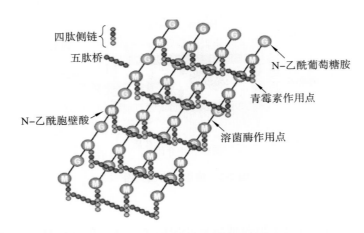

图 2-4　革兰阳性菌细胞壁肽聚糖结构模式图

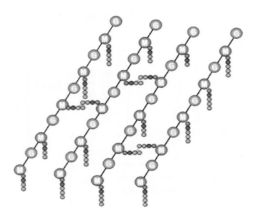

图 2-5　革兰阴性菌细胞壁肽聚糖结构模式图

　　凡能破坏细菌肽聚糖结构或抑制其合成的物质，都能损伤细胞壁。如溶菌酶能切断肽聚糖中 N-乙酰葡萄糖胺和 N-乙酰胞壁酸之间的 β-1,4 糖苷键，破坏聚糖骨架；青霉素和头孢菌素能抑制四肽侧链与五肽交联桥之间的连接，使细菌细胞壁的合成受到限制。因此，革兰阳性菌对溶菌酶、青霉素和头孢菌素敏感。人和动物细胞无细胞壁，故溶菌酶和青霉素对人体细胞均无毒性作用。

　　2. 革兰阳性菌细胞壁特有成分

　　革兰阳性菌细胞壁较厚，$20\sim80$ nm，除了含丰富的肽聚糖外，还含有大量特殊组分——磷壁酸。磷壁酸分壁磷壁酸和膜磷壁酸两种，壁磷壁酸和肽聚糖中的 N-乙酰胞壁酸连接，膜磷壁酸又称脂磷壁酸，和细胞膜连接。

磷壁酸免疫原性强，是革兰阳性菌的重要表面抗原；某些细菌表面的磷壁酸，能黏附在人体细胞表面，可能与致病性有关。

　　3. 革兰阴性菌细胞壁特殊成分

　　革兰阴性菌细胞壁较薄，$10\sim15$ nm，除了含有少量肽聚糖外，还含有特殊组分——外膜。外膜结构复杂，位于细胞壁肽聚糖层的外侧，由外向内依次为脂多糖、脂质双层、脂蛋白三部分。

　　（1）脂多糖（LPS）　由脂质 A、核心多糖、特异性多糖三部分组成，为革兰阴性菌的内毒素。其中的脂质 A 为脂多糖的毒性成分，无种属特异性，各种不同革兰阴性菌内毒素引起的毒性作用都大致相同。核心多糖具有属特异性，同一属细菌的核心多糖相同。特异性多糖具有种特异性，各种不同的革兰阴性菌的特异性多糖不同。

　　（2）脂质双层　除进行物质交换外，还具有屏障作用，能阻止多种物质进入细胞内，抵抗许多化学药物的作用，所以革兰阴性菌有外膜的保护，而且肽聚糖含量少，故革兰阴性菌对溶菌酶、青霉素不敏感。

　　（3）脂蛋白　由脂质和蛋白质构成，具有稳定外膜并使之固定于肽聚糖层的功能。

　　4. 细胞壁的功能

　　（1）维持细菌的固有形态，保护细菌抵抗低渗环境。细胞壁可承受细菌细胞内的 $5\sim25$ 个大气压，使细菌在低渗的环境下不易破裂。

　　（2）物质交换作用。细胞壁上有许多小孔，可允许水分及可溶性小分子物质自由通过。

（3）免疫原性。细胞壁上带有多种抗原决定簇,可引起机体产生免疫应答。

（4）具有致病性。革兰阳性菌细胞壁上的磷壁酸、革兰阴性菌细胞壁上的脂多糖均有致病性。

5．细菌 L 型

细菌 L 型是指细菌细胞壁缺陷型。因其首次在 Lister 研究所发现,故得名。在人工诱导或自然状态下,细菌细胞壁中的肽聚糖结构被破坏或合成受到抑制,使细菌细胞壁部分或完全缺失。由于细胞壁缺失,细菌 L 型在普通培养基中不能抵抗低渗环境而无法生长,只能在含有 $10\%\sim20\%$ 的人或马血清的高渗培养基中缓慢生长,经 $2\sim7$ 天后形成中间厚、四周较薄的荷包蛋样细小菌落。临床遇有症状明显而标本常规细菌培养阴性者,应考虑细菌 L 型感染的可能性,宜做细菌 L 型的专门培养。

（二）细胞膜

细胞膜位于细胞壁内侧,是一层包绕在细菌细胞质外的柔软、有弹性、半渗透性的生物膜。细胞膜由脂质双层构成,主要成分是磷脂及蛋白质,不含胆固醇,这是与真核细胞膜的区别点之一。

1．功能

（1）物质转运作用。细胞膜有选择性通透作用,与细胞壁共同完成菌体内外的物质交换。

（2）呼吸作用。细胞膜上有多种呼吸酶,参与细胞的呼吸过程。

（3）细胞膜上有多种合成酶,参与生物合成过程。如脂多糖、磷壁酸、肽聚糖、荚膜、鞭毛等均由细胞膜合成。

（4）分泌作用。细胞膜能分泌多种胞外酶。

2．中介体

某些细菌细胞膜向胞质内凹陷折叠成囊状物,称为中介体。中介体扩大了细胞膜的表面积,增强了细胞膜的功能,相应地增加了呼吸酶的含量,可为细菌的生命活动提供大量能量,故又称拟线粒体。中介体多见于革兰阳性菌。中介体还与细胞的分裂、细胞壁合成和芽胞形成有关。

（三）细胞质

细胞质是由细胞膜包裹的无色透明胶状物,主要成分是水、蛋白质、脂质、核酸及少量无机盐。细胞质是细菌新陈代谢的主要场所,其中还含有一些重要结构。

1．核糖体

核糖体又称核蛋白体,是细菌合成蛋白质的场所。游离于细胞质中的核糖体数量可达数万个,由 RNA 和蛋白质组成。细菌核糖体的沉降系数为 $70s$,由 $50s$ 和 $30s$ 两个亚基组成。链霉素能与细菌核糖体的 $30s$ 亚基结合,红霉素能与 $50s$ 亚基结合,从而干扰细菌蛋白质的合成而导致细菌的死亡;真核细胞的核糖体沉降系数为 $80s$,由 $60s$ 和 $40s$ 两个亚基组成,因此对人体细胞无影响。

2．质粒

质粒是细菌染色体外的遗传物质,为双股环状闭合 DNA 分子。可携带遗传信息,控制细菌的某些特定的遗传性状,如性菌毛、耐药性、细菌素、毒力等。医学上重要的质粒有 F 质粒、Col 质粒、R 质粒和 Vi 质粒,分别决定细菌的性菌毛、细菌素、耐药性和毒力的产生。质粒并非细菌生命活动所必需的结构,失去质粒的细菌仍能正常存活。

3．胞质颗粒

细胞质中含有多种颗粒,大多数为营养储存物。不同的细菌有不同的胞质颗粒,同一种细菌在不同环境下胞质颗粒也有不同。一般在营养丰富的环境下胞质颗粒较多。白喉棒状杆菌具有储存高能磷酸盐的异染颗粒,嗜碱性较强,经特殊染色后,与菌体颜色不同,观察更清晰,对白喉棒状杆菌的鉴定有一定的意义。

（四）核质

核质又称拟核,是细菌生命活动必需的遗传物质,决定细菌的主要遗传特征。细菌的核质是由

知识拓展

2-1

双股 DNA 分子反复回旋盘绕而成的。

二、特殊结构

除了基本结构外，某些细菌还有特殊结构。细菌的特殊结构包括荚膜、鞭毛、菌毛和芽胞。

（一）荚膜

某些细菌细胞壁外围绕一层较厚的黏液性物质。当其厚度达 0.2 μm 以上时称为荚膜。用一般染色法，荚膜不易着色，在普通光学显微镜下可见菌体四周有一肥厚的透明圈，界限明显，如肺炎球菌荚膜（图 2-6）。用特殊的荚膜染色法，可将荚膜染成与菌体不同的颜色。若厚度在 0.2 μm 以下，在普通光学显微镜下不能直接观察，必须借助电子显微镜或免疫学方法才能证实其存在，称为微荚膜。

1. 化学成分

大多数细菌（如肺炎球菌、脑膜炎奈瑟菌等）的荚膜由多糖组成。链球菌荚膜为透明质酸；少数细菌的荚膜为多肽（如炭疽杆菌荚膜等）。

细菌一般在机体内和营养丰富的培养基中才能形成荚膜。荚膜并非细菌生存所必需，如荚膜丢失，细菌仍可存活，但致病性减弱。

2. 意义和功能

（1）鉴别细菌　可根据细菌有无荚膜来鉴定细菌。

（2）保护　荚膜可抵抗机体吞噬细胞的吞噬和消化及抵抗溶菌酶、补体、抗体、抗菌药物的杀伤作用，因而与细菌的致病性有关。

（3）抗干燥　荚膜能储存水分，使细菌能抗干燥。

（4）具有免疫原性　荚膜内的化学成分可刺激机体产生免疫应答。

（二）鞭毛

某些细菌菌体表面附着的细长而弯曲的丝状物称鞭毛（图 2-7）。鞭毛纤细，不能在光学显微镜下直接观察，可通过特殊的鞭毛染色后，使其着色、增粗后观察，也可通过电子显微镜直接观察。杆菌及弧菌中常存在鞭毛。不同的细菌鞭毛的数目和位置不同，依此可将细菌分为单毛菌、双毛菌、丛毛菌、周毛菌。

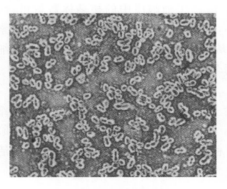

图 2-6　肺炎球菌荚膜

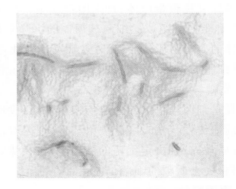

图 2-7　细菌的鞭毛

1. 化学成分

鞭毛的化学成分是蛋白质，有很强的抗原性，通常称为 H 抗原。

2. 意义和功能

（1）运动　鞭毛是细菌的运动器官。

（2）鉴别细菌　可根据鞭毛有无、数量、分布鉴别细菌。

（三）菌毛

许多革兰阴性菌和少数革兰阳性菌,菌体表面有比鞭毛更细、短、直、硬的丝状物,称为菌毛。菌毛在光学显微镜下无法观察,需借助电子显微镜才能观察。菌毛不是细菌的运动器官。根据菌毛的功能,可分为普通菌毛和性菌毛两种。

1. 普通菌毛

遍布菌体全身,可达数百根(图 2-8)。普通菌毛是细菌的黏附器官,可黏附于各种细胞表面,并进行定居和繁殖,有利于细菌的进一步侵入,故它与细菌的致病性有关。若失去菌毛,细菌的致病性也随之减弱甚至丧失。

2. 性菌毛

少数革兰阴性菌还有 1～4 根较长的性菌毛,比普通菌毛长而粗,中空呈管状。性菌毛又称 F 菌毛,带有性菌毛的细菌称为 F⁺ 菌或雄性菌,无菌毛的细菌称为 F⁻ 菌或雌性菌。当雄性菌和雌性菌发生接合,雄性菌可通过性菌毛向雌性菌传递遗传物质,使雌性菌发生变异;细菌的毒力及耐药性等可通过这种方式传递。

（四）芽胞

在一定条件下,某些细菌细胞质脱水浓缩,在菌体内形成一个圆形或卵圆形的小体,称为芽胞(图 2-9)。芽胞壁厚,通透性低,折光性强,一般染色不易着色,在光学显微镜下可见透亮的小体,需要经特殊的芽胞染色才能使之着色。

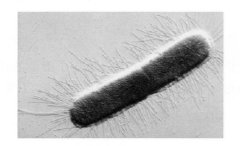

图 2-8　细菌的普通菌毛

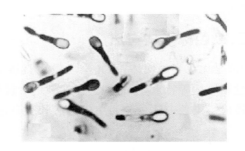

图 2-9　细菌的芽胞

1. 形成

芽胞的形成受环境影响,当营养缺乏,特别是碳源、氮源或生长因子缺乏时,容易形成芽胞。不同的细菌形成芽胞需要不同的条件,如炭疽芽胞杆菌需在有氧条件下才能形成芽胞。芽胞代谢缓慢,是细菌抵抗不利环境所形成的休眠体。当外界条件适宜,芽胞可出芽发育成繁殖体。一个细菌只能形成一个芽胞,一个芽胞也只能发育成一个繁殖体,故形成芽胞并不是细菌的繁殖方式。

2. 意义和功能

(1) 抵抗力极强　芽胞含水量少,蛋白质受热不易变性。芽胞具有多层厚而致密的胞膜,通透性低,化学物质不易渗入,有保护作用。芽胞对高温、干燥、辐射、化学消毒剂等理化因素均有强大的抵抗力,用一般的方法不易将其杀死。有的芽胞可耐 100 ℃沸水煮沸数小时。

(2) 鉴别细菌　芽胞呈圆形或椭圆形,其大小和在菌体内的位置随菌种而不同。如破伤风梭菌芽胞呈圆形,比菌体大,位于顶端,似鼓槌状;产气荚膜梭菌芽胞为卵圆形,小于菌体,位于菌体次极端。根据这些特点有助于鉴别细菌(图 2-10)。

(3) 作为灭菌效果的指标　芽胞对理化因素抵抗力极强,杀灭芽胞最可靠的方法是高压蒸汽灭菌法。临床常以杀灭芽胞作为灭菌效果的指标。

知识拓展
2-2

【考点提示】

简述细菌特殊结构的意义和功能。

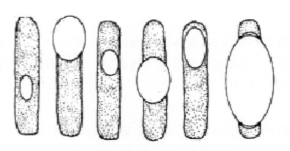

图 2-10 细菌芽胞的形状、位置和大小

第三节 细菌的形态检查法

细菌的形态检查法是细菌检验的重要方法之一,根据检查目的和方法不同,可分为不染色标本检查法和染色标本检查法两大类。

一、不染色标本检查法

直接用光学显微镜观察活菌的主要目的是观察细菌的动力和运动方式。常用的方法有压滴法和悬滴法。

二、染色标本检查法

细菌是无色半透明体,用光学显微镜直接观察通常显示不清,为了更好地显示细菌的形态、排列、染色和结构等特点,可将细菌标本染色后镜检。染色标本检查法的基本程序是涂片、干燥、固定、染色、镜检。染色方法可分为单染色法和复染色法。

（一）单染色法

仅用一种染料对标本进行染色,染色后可观察细菌的形态、大小、排列,但无法显示细菌的不同染色性。

（二）复染色法

用两种或两种以上的染料先后进行染色,染色后既可以观察细菌的形态、大小、排列,还可以观察细菌的不同染色性,有利于细菌的鉴别,故又称为鉴别染色法。它是细菌检验中用途最广的染色方法,常用的有革兰染色法、抗酸染色法等。

1. 革兰染色法 最常用最经典的细菌染色方法,由丹麦学者革兰创用。经染色后保留紫色的为革兰阳性菌;被乙醇脱色后复染呈红色的为革兰阴性菌。革兰染色法的原理尚未完全阐明,可能与细胞壁的结构、等电点有关。

（1）具体步骤 ①标本经涂片、干燥、固定后,用结晶紫初染 1 min 后水洗;②加碘液媒染 1 min 后水洗;③用 95％乙醇脱色至无紫色脱出为止,大约 30 s 后水洗;④用稀释的复红复染 30 s 后水洗。

（2）实际意义 ①鉴别细菌:革兰染色法将细菌区分为革兰阳性和革兰阴性两大类,有利于初步识别细菌,缩小鉴定范围。②指导临床用药:两类细菌对药物的敏感性不同,大多革兰阳性菌对青霉素、红霉素、头孢菌素等敏感;而革兰阴性菌对链霉素、卡那霉素、氯霉素等敏感。③研究细菌的致病性:大多革兰阳性菌主要以外毒素致病,而革兰阴性菌主要以内毒素致病,两者引起的临床表现不同。

2. 抗酸染色法

用于鉴别抗酸性细菌和非抗酸性细菌。具体方法如下：①标本经涂片、干燥、固定后，用石炭酸复红初染；②3％盐酸乙醇脱色；③美蓝复染。染色结果：抗酸菌不易脱色，保留红色，如结核分枝杆菌和麻风分枝杆菌；非抗酸菌易脱色，复染呈蓝色。

3. 特殊染色法

如对于鞭毛、荚膜、芽胞、细胞壁、异染颗粒等结构用特殊染色法。特殊染色法可将上述结构与菌体染成不同的颜色，便于观察和鉴别。

 目标检测题

一、名词解释

1. 细菌 L 型　　2. 芽胞　　3. 中介体

二、简答题

1. 革兰阳性菌与革兰阴性菌细胞壁有哪些区别？

2. 细菌的特殊结构有哪些？这些特殊结构的临床意义是什么？

3. 革兰染色的实际意义是什么？

三、单项选择题

在线答题 2

（江伟敏）

【考点提示】
简述革兰染色法的结果及意义。

第三章　细菌的生长繁殖与代谢

学习目标

1. 掌握：细菌生长繁殖的条件和规律；细菌在培养基中的生长现象；细菌新陈代谢的产物及意义。
2. 熟悉：人工培养细菌的意义。
3. 了解：培养基的种类。

案例引导

患者，男，30岁。因尿道瘙痒、灼热感，有脓性分泌物并有轻微尿痛症状就诊，取尿道分泌物做革兰染色镜检可见大量白细胞，在白细胞中可见到革兰阴性双球菌，疑为淋病奈瑟菌。为明确诊断，拟采集尿道脓性分泌物进行分离培养。请思考：①为明确诊断，应选择何种培养基进行细菌的人工培养？②如何采集标本？③送检标本时有哪些注意事项？

对细菌性疾病作出病原学诊断，需要研究细菌的生命活动规律。在适宜的条件下，细菌代谢旺盛，繁殖速度快，在代谢过程中可产生多种重要的产物。

第一节　细菌的生长繁殖

一、细菌生长繁殖的条件

（一）营养物质

细菌的生长繁殖需要充足的营养，不同的细菌所需要的营养不尽相同。主要包括水、碳源、氮源、无机盐，有的细菌还需要生长因子。

（二）适宜的温度

各类细菌对温度的要求不同，可分为嗜冷菌、嗜温菌和嗜热菌。大多病原菌属于嗜温菌，最适生长温度为37 ℃，故实验室人工培养细菌一般采用37 ℃。但个别细菌如耶尔森菌最适生长温度为20～28 ℃，空肠弯曲菌最适生长温度为36～43 ℃。

（三）合适的酸碱度

多数病原菌最适酸碱度为 pH 7.2～7.6。人类内环境 pH 为 7.35～7.45，有利于细菌的生存。个别细菌在碱性条件下生长良好，如霍乱弧菌在 pH 8.4～9.2 时生长良好；也有的细菌最适酸碱度偏酸，如结核分枝杆菌生长的最适酸碱度为 pH 6.5～6.8。

（四）必要的气体

细菌生长所需要的气体主要是氧气和二氧化碳。大多数细菌在代谢过程中所产生的 CO_2 即可满足自身需要。但有些细菌，如脑膜炎奈瑟菌在初次分离时需要提供 5%～10% 的 CO_2，否则生长不良甚至不能生长。细菌的种类不同，对氧气的要求亦不同。按照细菌对氧气的要求不同，可将细菌分为以下几种类型。

1. 专性需氧菌

此类细菌具有完善的呼吸酶系统，需要分子氧作为受氢体完成呼吸作用，因此仅能在有氧条件下生长。如铜绿假单胞菌、结核分枝杆菌等。

2. 专性厌氧菌

此类细菌缺乏完善的呼吸酶系统，不能利用分子氧，因此只能在无氧环境下生长。如破伤风梭菌、产气荚膜梭菌等。

3. 兼性厌氧菌

大多数病原菌在有氧及无氧的条件下均能生存，但在有氧环境生长更好。

4. 微需氧菌

此类细菌需在氧气浓度为 5%～6% 的环境下才能生长。如幽门螺杆菌、空肠弯曲菌等。

二、细菌生长繁殖的规律

知识拓展
3-1

（一）细菌个体生长繁殖的方式和速度

细菌一般以无性二分裂方式繁殖，球菌可从不同平面分裂，分裂后形成不同方式排列；杆菌则沿横轴分裂。不同种类的细菌或处于不同的环境条件繁殖一代所需要的时间不同，大多数细菌在适宜的条件下繁殖一代需要 20～30 min，个别细菌生长较慢，如结核分枝杆菌需要 18～20 h。

（二）细菌群体生长繁殖规律

大多数细菌繁殖一代需要 20～30 min，以此计算，在最适条件下培养 8 h 后，1 个细菌可繁殖到 200 万个以上，10 h 后可超过 10 亿。但实际上，细菌繁殖过程中由于营养物质的消耗，毒性产物的积聚及环境酸碱性的改变，经过一定时间后，细菌繁殖的速度减慢，死亡细菌增加。

将一定量的细菌接种到液体培养基中，研究细菌生长繁殖的规律，以培养时间为横坐标，培养物中活菌数的对数为纵坐标，可绘出一条细菌群体繁殖规律的曲线，称生长曲线（图 3-1）。生长曲线可分为四个时期。

1. 迟缓期

迟缓期是细菌接种至培养基后，对新环境的一个适应阶段。此期细菌体积增大，代谢活跃，但不分裂，为细菌下一步的分裂增殖准备充足的条件，故此期曲线平坦稳定。迟缓期长短因菌种、接种菌量、菌龄以及营养物质等不同而异，一般为 1～4 h。

2. 对数期

此期细菌以几何级数快速增长，生长曲线上活菌数直线上升至顶峰。此期细菌的大小形态、染色性、生理活性都很典型，对抗生素等外界环境的作用也较为敏感，因此研究细菌的性状最好选择此期细菌，一般在培养 8～18 h。

Note

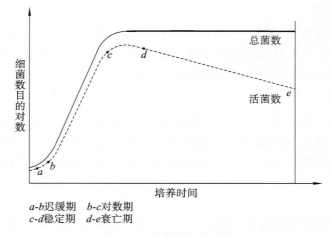

图 3-1 细菌的生长曲线

3. 稳定期

细菌在对数期大量繁殖,导致培养基中营养物质被消耗,毒性产物不断积累,酸碱度发生改变,细菌繁殖的速度逐渐下降,细菌死亡数开始逐渐增加,此期细菌繁殖数与死亡数大致平衡,生长曲线处于平坦阶段。细菌的形态、生理活性出现改变,如革兰阳性菌可能被染成革兰阴性菌。同时,细菌在此阶段能产生相应的代谢产物如外毒素、抗生素、色素以及芽胞等。

4. 衰亡期

由于营养物质进一步消耗,毒性产物大量积累,导致细菌繁殖速度越来越慢,死亡菌数明显增多,超过了活菌数。此期细菌形态显著改变,出现肿胀或畸形,甚至菌体自溶难以辨认。故陈旧培养物上难以鉴别细菌。

第二节 细菌的人工培养

细菌的人工培养是根据细菌的生理需要和繁殖规律,用人工的方法为细菌提供营养物质和适宜的环境条件,使细菌在短时间内大量繁殖。细菌的人工培养为研究细菌的生物学性状、致病性、免疫性、生物制品的制备等提供了保障。

一、培养基

培养基是人工配制的,适合细菌生长繁殖的营养基质。

(一)按培养基的理化性状分

1. 液体培养基

供增菌和鉴定使用。

2. 固体培养基

在液体培养基中加入 2%～3% 的琼脂即成为固体培养基,用于细菌的分离培养、纯化和保存菌种。

3. 半固体培养基

在液体培养基中加入 0.2%～0.5% 的琼脂即成为半固体培养基,用于观察细菌的动力和保存菌种。

（二）按培养基的用途分

1. 基础培养基

基础培养基中含有一般细菌生长繁殖所需的基本营养物质。最常用的是肉汤培养基（含牛肉浸液、蛋白胨、氯化钠等）和普通琼脂培养基，可供大多数细菌培养用，也是制备其他培养基的基础成分。

2. 营养培养基

在基础培养基中添加葡萄糖、血液、血清等营养物质。最常用的是血琼脂平板，可供营养要求较高的细菌生长。

3. 选择培养基

在培养基中加入抑制剂，有助于目的菌的生长，而抑制其他细菌的生长，如常用于肠道致病菌分离培养的 SS 琼脂平板。

4. 鉴别培养基

利用细菌分解代谢的产物不同，在培养基中加入特定的底物和指示剂，观察细菌生长过程中分解底物所释放的不同代谢产物，通过指示剂的反应不同而鉴别细菌，如各种糖发酵管、枸橼酸盐培养基等。

5. 厌氧培养基

专供厌氧菌分离、培养、鉴定用的培养基，除必要的营养物质外，还含有还原剂和氧化还原指示剂等，常用的有疱肉培养基。

二、细菌在培养基中的生长现象

将细菌接种到培养基中，置 37 ℃培养 18～24 h，即可观察生长现象，个别细菌生长缓慢，需要数天甚至数周才能观察。不同的细菌在培养基中生长现象不同，观察生长现象，有利于鉴别细菌。

（一）细菌在液体培养基中的生长现象

1. 混浊生长

细菌分散在整个液体中，使培养基一片混浊，大多数细菌在液体培养基中生长后呈混浊状态，如葡萄球菌、大肠埃希菌等。

2. 菌膜

多见于专性需氧菌，因细菌生长时需要氧气，而集中生长在液体表面，形成肉眼可见的菌膜，如铜绿假单胞菌等。

3. 沉淀

多见于少数呈链状排列的细菌，培养基表面基本清亮，在液体底部可见絮状沉淀，如溶血性链球菌等（图 3-2）。

（二）细菌在半固体培养基中的生长现象

细菌在半固体培养基中生长时，有鞭毛的细菌能运动，沿穿刺线向四周扩散生长，穿刺线模糊，周围培养基混浊；无鞭毛的细菌不能运动，只沿穿刺线生长，穿刺线清晰，周围培养基清澈透明，故半固体培养基可用于观察细菌的动力（图 3-3）。

（三）细菌在固体培养基中的生长现象

细菌在固体培养基中可出现由单个细菌生长繁殖形成的肉眼可见的细菌集团，称为菌落。各种细菌在固体培养基中形成的菌落，其大小、形状、颜色、透明度、表面光滑或粗糙、边缘整齐与否以及溶血现象均有所不同，这些特征可作为鉴定细菌的依据。当细菌在固体培养基表面密集生长时，多个菌落融合在一起形成的细菌堆积物，称为菌苔（图 3-4）。

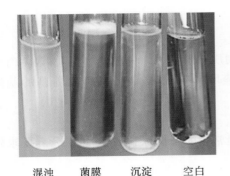

混浊　　菌膜　　沉淀　　空白

图 3-2　液体培养基中的生长现象

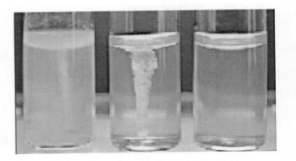

扩散生长　　沿穿刺线生长　　无生长

图 3-3　半固体培养基中的生长现象

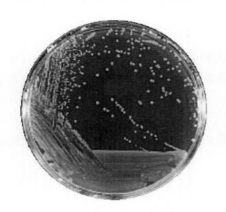

图 3-4　细菌在固体培养基中的生长现象

三、人工培养细菌的医学意义

（一）细菌的鉴定和研究

对细菌进行鉴定，研究其形态、生理、抗原结构、致病性、遗传与变异等生物学性状，均需人工培养细菌才能实现。

（二）细菌性疾病的诊断和治疗

细菌感染引起的疾病，常需要从患者体内分离出病原菌才能确诊，同时对分离出的病原菌进行药物敏感试验，指导临床选择有效药物进行治疗。

（三）生物制品的制备

人工分离培养所得的纯种细菌及其代谢产物，可制成疫苗、类毒素、诊断用标准菌液、抗血清等生物制品，用于传染性疾病的诊断、预防和治疗。

（四）基因工程方面

由于细菌具有繁殖快、易培养、可变异等特点，可用细菌作为基因受体细胞。如将人或动物细胞编码的胰岛素基因重组到细菌质粒上，再导入大肠埃希菌体内，就能从大肠埃希菌的培养液中获得大量基因工程胰岛素。目前应用基因工程已成功制备胰岛素、乙肝疫苗、干扰素等。

第三节　细菌的新陈代谢

细菌的新陈代谢包括分解代谢和合成代谢。分解代谢即将多糖、蛋白质等大分子营养物质分解为单糖、氨基酸等小分子物质，然后吸收进入菌体。合成代谢即细菌以营养原料及生物氧化产生的能量，合成菌体及相应的代谢产物。细菌在分解和合成代谢中能产生多种产物，在医学中有重要意义。

一、分解代谢

因各种细菌具备的酶不完全相同，故细菌的分解代谢产物有所差异。各代谢产物可通过生化试验的方法检测，通常称为细菌的生化反应。细菌的生化反应试验主要有糖代谢试验、蛋白质代谢试验等。

（一）糖代谢试验

细菌分解糖可产生有机酸、醇类和气体。不同的细菌产物有所不同，可依据糖的分解产物鉴定细菌的种类。如大肠埃希菌可分解乳糖产酸产气，而伤寒沙门菌不分解乳糖，以此可鉴别细菌。

（二）蛋白质代谢试验

不同的细菌分解蛋白质、氨基酸的能力不同。如肖氏沙门菌、变形杆菌能分解含硫的氨基酸产生硫化氢，硫化氢与培养基中的硫酸亚铁或醋酸铅等化合物结合形成黑色的硫化亚铁或硫化铅沉淀，此为硫化氢试验阳性；痢疾志贺菌不分解含硫的氨基酸，硫化氢试验阴性。

二、合成代谢

细菌通过新陈代谢不断合成菌体成分，如多糖、蛋白质、脂肪、核酸、细胞壁及各种辅酶等。此外，细菌还能合成很多在医学上具有重要意义的代谢产物。

（一）热原质

热原质大多是革兰阴性菌和少数革兰阳性菌产生的注入人或动物体内能引起发热反应的物质。革兰阴性菌的热原质即菌体细胞壁中的脂多糖。热原质耐高热，高压蒸汽灭菌（121 ℃，20 min）不被破坏，250 ℃干烤 2 h 才能破坏热原质。热原质可通过一般细菌滤器，但没有挥发性，所以，除去热原质最好的方法是蒸馏。药液、水等被细菌污染后，即使高压蒸汽灭菌或经滤过除菌仍可能存在热原质，输注机体后可引起严重发热反应。生物制品或注射液制成后除去热原质比较困难，因此必须严格无菌操作。

（二）毒素与酶

细菌可产生内、外毒素及侵袭性酶，与细菌的致病性密切相关。内毒素即革兰阴性菌细胞壁的脂多糖，其毒性成分为脂质 A。菌体死亡崩解后释放出来。外毒素是由革兰阳性菌及少数革兰阴性菌在生长代谢过程中释放至菌体外的蛋白质。具有抗原性强、毒性强、作用特异性强的突出特点。

某些细菌可产生具有侵袭性的酶，能损伤机体组织，促进细菌的侵袭、扩散，是细菌重要的致病因素，如金黄色葡萄球菌产生的血浆凝固酶，链球菌产生的链激酶、透明质酸酶等。

（三）色素

有些细菌能产生色素，对细菌的鉴别有一定意义。细菌色素有两类。

1. 水溶性色素

能扩散至培养基或周围组织，如铜绿假单胞菌产生的水溶性绿色色素使培养基或脓液呈绿色。

2. 脂溶性色素

不溶于水，仅存在于菌落内而培养基颜色不变，如金黄色葡萄球菌产生的金黄色素。

（四）细菌素

某些细菌产生的一种仅作用于有近缘关系细菌的抗菌物质，称细菌素。细菌素为蛋白质类物质，抗菌范围很窄，无治疗意义，但可用于细菌分型和流行病学调查。细菌素以产生的菌种而命名。如大肠埃希菌产生的细菌素称大肠菌素，绿脓杆菌产生的称绿脓菌素，霍乱弧菌产生的称弧菌素。

（五）抗生素

某些微生物代谢过程中可产生一种能抑制或杀死其他微生物或肿瘤细胞的物质，称为抗生素。抗生素多由放线菌和真菌产生，少数由细菌产生，如多黏菌素、杆菌肽等。

（六）维生素

某些细菌能合成维生素，除供自身需要外，还能分泌到菌体外供人体吸收利用。如人体肠道中的大肠埃希菌能合成维生素 K 和 B 族维生素等供人体吸收利用。

知识拓展
3-2

【考点提示】
　简述细菌代谢产物的意义。

目标检测题

一、名词解释

1. 培养基　　2. 抗生素　　3. 热原质

二、简答题

1. 细菌的生长繁殖需要哪些条件？

2. 细菌的生长曲线分哪几个时期？各个时期有什么特点？

3. 举例说明医学上有哪些重要的细菌的合成性代谢产物。

三、单项选择题

在线答题 3

（江伟敏）

第四章　细菌与外界环境

学习目标

1. 掌握：正常菌群、菌群失调、消毒、灭菌等概念。
2. 熟悉：消毒灭菌的方法；医院感染的预防原则。
3. 了解：医院感染的概念、方式、途径；细菌在自然界的分布。

案例引导

　　1998年4月至5月，深圳市某医院发生严重的医院感染事件。在此期间，医院共计手术292例，发生感染166例，切口感染率56.84%，给患者带来痛苦和损伤，造成重大经济损失。经有关专家的积极治疗，大部分患者伤口愈合。深圳市卫生局对有关责任人进行了严肃处理。此次感染是以龟型分枝杆菌为主的混合感染，感染原因是浸泡手术器械的戊二醛配制错误（没有达到灭菌效果）。请思考：①医院感染的途径有哪些？②医院感染的主要病原体是什么？③医院感染的防治原则有哪些？

案例答案

　　微生物可谓无时不在，无处不在，它们广泛分布于自然界。绝大多数微生物对人类和动植物是有益的，有些甚至是必不可少的。各种不同的微生物种群与周围环境和人类共同形成生态系统。只有少数的微生物对人类或动植物有致病性。当致病性微生物侵入机体或生态系统的平衡被打破时可引起感染，造成损伤。因此了解微生物的分布，对树立无菌观念、严格无菌操作有重要的意义。

第一节　细菌的分布

一、细菌在自然界中的分布

（一）细菌在土壤中的分布

　　土壤中含有细菌生长繁殖所需要的各种环境条件，因此存在大量的细菌。土壤中的细菌大部分分布于距离地面10～20 cm处，主要来自天然生活在土壤中的自养菌和随动物排泄物及其尸体进入土壤的细菌。由于日光照射和干燥，导致暴露于土壤表层的细菌不易生长，所以细菌数量少。土壤中的微生物以细菌最多，放线菌次之，还有真菌、螺旋体等。土壤中的病原微生物一般抵抗力较弱，

Note

不能长期生存。但是一些能形成芽胞的细菌如破伤风梭菌、产气荚膜梭菌、肉毒梭菌、炭疽芽胞杆菌等可在土壤中存活多年。因此伤口被泥土污染时,需采取清创等必要的措施进行预防和治疗。

（二）细菌在水中的分布

水是细菌生存的天然环境,水中的细菌来自土壤、尘埃、污水、人畜排泄物及垃圾等。水中细菌的种类和数量因水源不同而异。一般地面水比地下水含菌数量多;沿岸水比中流水含菌数量多;静止水比流动水细菌数量多。水中的致病菌如伤寒沙门菌、痢疾杆菌、霍乱弧菌、钩端螺旋体等主要来自人和动物的粪便及污染物。因此,加强水源和粪便的管理,是控制和消灭消化道传染病的关键措施。

（三）细菌在空气中的分布

空气中缺乏细菌生长所需要的营养物质及适宜的温度,且常因阳光照射和干燥作用而被消灭,只有抵抗力较强的细菌才能长期存活。因此空气中细菌的种类和数量较少。空气中的细菌来源于人及动物呼吸道的飞沫及地面飘扬起来的灰尘。室内空气中的细菌比室外多,尤其是人群密集的公共场所、医院病房、门诊等处,容易受到带菌者和患者污染,而造成呼吸道感染,如结核、白喉等。某些医疗操作也会造成空气污染,如高速牙钻修补或超声波清洁牙石时,可产生微生物气溶胶。另外,空气中的细菌也会污染手术室、细菌接种室。

二、细菌在正常人体的分布

（一）正常菌群的概念

在正常人体皮肤、黏膜及与外界相通的各种腔道如口腔、鼻咽腔、肠道和泌尿道等,存在着不同种类、不同数量对人体无害的微生物群,称为正常菌群。正常菌群的内部及其与宿主之间相互依存、相互制约,形成一个动态平衡的生态系统(表 4-1)。

表 4-1　人体正常菌群分布

部位	常 见 菌 种
皮肤	葡萄球菌、链球菌、类白喉棒状杆菌、铜绿假单胞菌、丙酸杆菌、白假丝酵母菌、非致病性分枝杆菌
口腔	葡萄球菌、甲型和丙型链球菌、肺炎链球菌、非致病性奈瑟菌、乳酸杆菌、类白喉棒状杆菌、螺旋体、白假丝酵母菌、梭杆菌、放线菌、类杆菌
鼻咽腔	葡萄球菌、甲型链球菌、肺炎链球菌、非致病性奈瑟菌、类杆菌、梭杆菌、铜绿假单胞菌、腺病毒、真菌、支原体
外耳道	葡萄球菌、类白喉棒状杆菌、铜绿假单胞菌、非致病性分枝杆菌
眼结膜	葡萄球菌、干燥棒状杆菌、类白喉棒状杆菌、非致病性奈瑟菌
肠道	大肠埃希菌、产气肠杆菌、变形杆菌、铜绿假单胞菌、葡萄球菌、粪肠球菌、破伤风梭菌、产气荚膜梭菌、双歧杆菌、乳酸杆菌、白假丝酵母菌
尿道	大肠埃希菌、葡萄球菌、棒状杆菌、非致病性分枝杆菌、白假丝酵母菌
阴道	葡萄球菌、乳酸杆菌、大肠埃希菌、类杆菌、白假丝酵母菌

（二）正常菌群的生理作用

1. 生物拮抗作用

正常菌群在机体黏膜表面形成一层自然菌膜,可抵抗病原微生物的侵袭及定植,从而保护机体。正常菌群除与病原菌竞争营养物质和空间位置外,还可以通过其代谢产物及产生抗生素、细菌素等对病原微生物起抑制作用。

2. 免疫作用

正常菌群可促进机体免疫器官发育成熟;正常菌群还可刺激免疫系统发生免疫应答,提高机体免疫功能。

3. 营养作用

有些细菌如大肠埃希菌能合成维生素供人体吸收利用。

（三）正常菌群的病理意义

在正常情况下,人体和正常菌群之间以及正常菌群内部各细菌之间,保持一定的生态平衡,如果生态平衡被打破,正常菌群也能致病。在特定条件下,能使人致病的正常菌群称条件致病菌。这些特定条件主要有如下几种。

1. 机体的免疫功能减弱

如大面积烧伤、过度疲劳、长期消耗性疾病、大剂量的皮质激素的应用等,可导致机体的免疫功能减弱。正常菌群中某些细菌从原寄居部位穿透黏膜,引起自身感染。

2. 寄居部位改变

如大肠埃希菌因手术、外伤等原因从原寄居部位肠道进入腹腔或泌尿道,可引起腹膜炎、尿路感染。

3. 菌群失调

某些因素导致正常菌群中各种细菌的种类和数量发生较大幅度的改变,称菌群失调。严重的菌群失调可出现一系列症状,称菌群失调症。菌群失调最常见的诱因是广谱抗生素长期或大剂量的应用。

临床上常见的菌群失调症有白色念珠菌引起的鹅口疮,艰难梭菌导致的假膜性肠炎等。菌群失调症大多是在治疗原有疾病的过程中发生另一种新的感染,临床上又称为二重感染。

【考点提示】
　　可根据临床需要选择合适的消毒灭菌的方法。

第二节　消毒与灭菌

在临床实践中,可应用物理或化学方法抑制或杀灭病原微生物,以达到消毒灭菌的目的。

一、基本概念

（一）消毒

消毒是指杀灭物体上或环境中病原微生物的方法,但不一定杀灭芽胞。用于消毒的化学试剂称为消毒剂。一般消毒剂在常用浓度下,只对细菌繁殖体有效,若要杀灭芽胞,则需要提高消毒剂的浓度和延长作用的时间。

（二）灭菌

灭菌是指杀灭所有微生物的方法,包括芽胞。因此,灭菌比消毒要求更高更彻底。

（三）无菌

无菌是指物体上无活菌存在。无菌操作是指防止微生物进入机体或物品的操作技术。医务人员要牢固树立无菌观念,在进行外科手术、其他诊疗技术或微生物学试验时,需严格无菌操作。

（四）防腐

防腐是指防止或抑制微生物生长繁殖的方法。用于防腐的化学试剂称为防腐剂。许多化学试剂在低浓度时是防腐剂，只有抑菌作用；高浓度时是消毒剂，具有杀菌作用。

二、物理方法

（一）热力灭菌法

高温能使菌体蛋白质变性凝固，酶失去活性，导致细菌死亡。热力灭菌是最可靠而应用普遍的方法，包括湿热灭菌和干热灭菌。同一温度下，湿热的杀菌效果比干热好。其原因：湿热的穿透力比干热强；湿热灭菌过程中蒸汽释放出大量潜热；在湿热环境下，菌体蛋白质更易凝固。

1. 湿热灭菌法

（1）煮沸法　100 ℃煮沸 5 min，能杀死一般细菌的繁殖体。芽胞需经煮沸 1～2 h 才死亡。若在水中加入 2％碳酸氢钠，可提高水的沸点至 105 ℃。既可促进芽胞的杀灭，又能防止金属器皿生锈。煮沸法可用于饮用水、食具和一般外科器械的消毒。

（2）流通蒸汽消毒法　采用蒸笼或蒸锅进行消毒。通过 100 ℃水蒸气，加热 15～30 min，可杀死细菌繁殖体。

（3）间歇灭菌法　把已经过流通蒸汽消毒的物品取出后放 37 ℃温箱过夜，使芽胞发育成繁殖体，次日再蒸一次，如此连续 3 次以上。本法适用于不耐高温的含糖、血清等培养基的灭菌。

（4）巴氏消毒法　由法国的巴斯德创用而得名，最先用于酒类消毒。61.1～62.8 ℃保持 30 min 或 71.7 ℃保持 15～30 s，目前多采用后者。常用于牛奶和酒类等的消毒。

（5）高压蒸汽灭菌法　最普遍、最有效的一种灭菌方法，能杀灭所有微生物。通常压力在 103.4 kPa 时，灭菌锅内温度达 121.3 ℃，持续 15～20 min 可达灭菌效果。此法适用于耐高温、耐潮湿物品的灭菌，如手术器械、敷料、手术衣、生理盐水等。

2. 干热灭菌法

（1）干烤　利用干烤箱，160～170 ℃保持 2 h，可杀死所有微生物。主要用于耐高温的玻璃器皿、瓷器、某些粉剂药品等的灭菌。

（2）烧灼和焚烧　烧灼是利用火焰直接杀死微生物，适用于接种环、接种针、试管口等耐热物品的灭菌。焚烧是在专用的焚烧炉内进行的，用于处理废弃的污染物品，如废弃的衣物、纸张、动物尸体等。

（二）辐射杀菌法

1. 微波

微波是波长为 1 mm 到 1 m（不含 1 m）的电磁波，可穿透玻璃、塑料薄膜与陶瓷等物质，但不能穿透金属表面。微波的热效应不均匀，其灭菌效果不可靠。微波长期照射可引起眼睛的晶状体浑浊、生殖系统损伤和神经功能紊乱等全身性反应，因此必须做好安全防护。

2. 日光与紫外线

日光杀菌的主要作用因素为紫外线，紫外线波长范围为 200～300 nm，以 265～266 nm 杀菌力最强，这与 DNA 吸收光谱范围相一致。其杀菌原理是细菌吸收紫外线，其 DNA 的复制受到干扰，导致细菌死亡或变异。但紫外线的穿透能力弱，不能通过普通玻璃、尘埃、纸张，只能用于消毒物品表面及空气、手术室、无菌室及烧伤病房。应用人工紫外线灯进行空气消毒时，有效距离为 2～3 m，照射时间 1～2 h。紫外线对人体皮肤、眼睛均有损伤作用，使用时应注意安全防护。

3. 电离辐射

包括高速电子、X 线和 γ 线等。具有较高的能量与穿透力，可用于不耐热的塑料注射器和导管等的消毒。

（三）滤过除菌法

滤过除菌法是用物理阻留的方法将液体或空气中的细菌、真菌机械去除，但不能去除病毒、支原体、L 型细菌等较细菌体积更小的微生物。主要用于一些不耐热的血清、抗毒素、空气等的除菌。常用的滤菌器有蔡氏、玻璃、薄膜滤菌器和高效颗粒空气滤器四种。

（四）超声波

频率超过 20000 Hz 不被人耳感受的声波，称为超声波。革兰阴性菌对超声波最敏感。虽然超声波可使细菌裂解，但往往有残存者。因此，超声波在消毒灭菌方面无实用价值。主要用于裂解细胞，分离提取细胞组分或制备抗原。

（五）干燥

有些细菌的繁殖体在空气中干燥时很快会死亡，例如脑膜炎奈瑟菌、淋病奈瑟菌、霍乱弧菌、梅毒螺旋体等。有些细菌抗干燥能力较强，如溶血性链球菌、结核分枝杆菌、炭疽芽胞杆菌等。干燥法常用于保存食物，盐腌或糖渍食品，可使细菌体内水分逸出，造成生理性干燥，使细菌的生命活动停止。

（六）低温

大多数细菌在低温状态下新陈代谢减慢，故常用低温保存菌种。若在低温条件下真空抽去水分，此法称冷冻真空干燥法，是目前保存菌种最好的方法。

三、化学方法

（一）化学消毒剂

1. 化学消毒剂的种类

不同的化学消毒剂其杀菌作用不尽相同。可根据消毒剂的用途与特点选择使用（表 4-2）。

知识拓展
4-2

表 4-2　常用消毒剂的种类、浓度与用途

类别	名称	常用浓度	用途	作用时间
重金属盐类	红汞	2%	皮肤、黏膜、小伤口消毒	1～10 min
醛类	戊二醛	2%	手术器械、精密仪器、内镜等消毒	≥4 h
醇类	乙醇	70%～75%	皮肤、体温计消毒	5～10 min
氧化剂	高锰酸钾	0.1%	皮肤、阴道、尿道及水果、蔬菜消毒	10～30 min
	过氧化氢（双氧水）	3%	皮肤黏膜、创口消毒	30 min
	过氧乙酸	0.2%～0.5%	塑料、玻璃器皿消毒	10～30 min
卤素及其化合物	碘伏	0.5%	皮肤、黏膜、物品表面消毒	10～30 min
	碘酊	2.5%	皮肤、黏膜、物品表面消毒	1～10 min
	氯	0.2～0.5 mg/L	饮用水、游泳池水	10～30 min
	漂白粉	10%～20%	饮用水、地面、厕所与排泄物消毒	≥30 min
表面活性剂	苯扎溴铵（新洁尔灭）	0.05%～0.1%	外科手术洗手，皮肤黏膜消毒，浸泡手术器械	10～30 min
酸碱类	醋酸	5～10 mL/m³ 加等量水蒸发	空气熏蒸消毒	≥30 min
染料	龙胆紫	2%～4%	浅表创伤消毒	1～10 min

2. 化学消毒剂的作用机制

不同的消毒剂作用原理不完全相同。

（1）改变细胞膜的通透性　　如表面活性剂、酚类及醇类可导致细胞膜通透性增大，使小分子物质溢出胞外，造成细胞破裂。

（2）使菌体蛋白质变性或凝固　　如酸、碱和醇类等有机溶剂使蛋白质变性。

（3）干扰细菌的酶系统或代谢　　如某些氧化剂、重金属盐能与细菌酶蛋白中的巯基结合，使酶失去活性。

3. 影响消毒剂作用的因素

（1）消毒剂的性质、浓度、温度与作用时间　　各种消毒剂的理化性质不同，消毒效果也各不相同。如表面活性剂对革兰阳性菌的杀菌效果比对革兰阴性菌好。同一种消毒剂浓度不同，其消毒效果也不一样。一般浓度越大，消毒效果越强。但乙醇例外，70％～75％的乙醇消毒效果最好。作用时间越长、温度越高，消毒效果越好。

（2）微生物的种类和数量　　不同的细菌抵抗力不同，对消毒剂的敏感性也不同。细菌芽胞的抵抗力最强，幼龄菌比老龄菌敏感。

（3）环境因素　　环境中有机物的存在会降低杀菌效果，故在消毒皮肤及器械前应先清洁再消毒。

（4）酸碱度　　会影响消毒的效果，如：戊二醛在碱性环境中杀菌效果较好；酚类和次氯酸盐则在酸性条件下效果较强。

（二）防腐剂

用于防腐的化学试剂称为防腐剂。防腐剂与消毒剂只是在浓度上的差异，如石炭酸在3％～5％为消毒剂，而在0.5％时则为防腐剂。

【考点提示】
举例说明影响消毒剂效果的因素。

第三节　医院感染

医院感染是指各种人群在医院内获得的感染，又称医院内获得性感染，不包括入院时已处于潜伏状态的感染。医院感染的对象包括住院患者、医务工作者、门诊患者及探病家属。

医院感染率随着医院现代化水平的提高而增加，医院感染的发生增加了患者的痛苦和经济负担。

一、医院感染常见的病原体

引起医院感染常见的病原体（表4-3）种类很多，包括细菌、支原体、衣原体、病毒、真菌、寄生虫等，以细菌尤其是条件致病菌和耐药菌最为常见。

表 4-3　引起医院感染常见的病原体

种类	常见病原体
革兰阳性球菌	葡萄球菌、微球菌、链球菌、肠球菌、厌氧性球菌
厌氧杆菌	脆弱类杆菌、艰难梭菌、梭状芽胞杆菌
革兰阴性杆菌	沙门菌、志贺菌、大肠埃希菌、变形杆菌、克雷伯菌、沙雷菌、肠杆菌、假单胞菌、黄杆菌、不动杆菌
其他细菌	白喉棒状杆菌、李斯特菌、结核分枝杆菌、非典型分枝杆菌、百日咳鲍特菌
病毒	肝炎病毒、水痘病毒、流感病毒、单纯疱疹病毒、巨细胞病毒、麻疹病毒、风疹病毒、轮状病毒
真菌	白假丝酵母菌、荚膜组织胞浆菌、球孢子菌、隐球菌
寄生虫	卡氏肺孢子虫、弓形虫

二、医院感染的分类

（一）外源性医院感染

外源性医院感染是指来自于另一感染者或医院环境的感染，又称交叉感染，包括患者之间、患者与医务工作者之间直接或间接接触引起，也包括空气、医疗器械中的微生物引起的医院感染。

（二）内源性医院感染

内源性医院感染是指患者在医院内由体内正常菌群在特定条件下转变为条件致病菌引起的医院感染，又称自身感染。主要见于抗菌药物的不合理使用导致的菌群失调。

三、医院感染的途径

（一）消化道途径

消化道疾病的患者或带菌者，其粪便污染食物、饮用水，人经口误食而感染，又称粪-口途径，如伤寒、痢疾、霍乱等。

（二）呼吸道途径

呼吸道疾病的患者或带菌者通过咳嗽、打喷嚏等将病原菌散布至空气，被易感者吸入而感染，如肺结核、百日咳、白喉等。

（三）皮肤黏膜创伤

当皮肤黏膜受到损伤时，病原菌可经损伤部位侵入机体造成感染，如金黄色葡萄球菌引起的皮肤感染等。

（四）接触

接触包括直接接触和间接接触两种感染方式，如淋病奈瑟菌经性接触或贴身衣物传播。

（五）昆虫叮咬

某些传染病可通过吸血昆虫叮咬传播，如流行性斑疹伤寒、鼠疫等。

四、常见的医院感染

（一）呼吸道感染

可发生于所有患者，尤其是白血病、气管切开术后、安置气管导管等。

（二）尿路感染

病原体常为肠道正常菌群或医院获得的耐药菌。

（三）手术部位感染

病原体取决于手术类型、手术部位、抗菌药物的使用。

（四）病毒性肝炎

常见于输血引起的丙型肝炎。

（五）其他

烧伤、皮肤和软组织感染，常见于压疮、各种皮炎、静脉导管和穿刺部位感染、子宫内膜炎等。

五、医院感染预防及控制

可以通过采取有效措施对医院感染进行预防和控制。

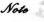

（一）严格执行无菌技术

在医疗实践中，必须严格执行无菌操作。如提倡使用一次性注射器、输液器、血液内导管；接触皮肤黏膜的器械必须消毒；进入人体组织或无菌器官的医疗用品必须灭菌；污染的医疗器械和用品需先消毒再清洗，最后再消毒灭菌等。

（二）严格执行规章制度

包括消毒隔离制度、探视制度、无菌操作规程等。

（三）合理使用抗菌药物

合理使用抗菌药物是预防和控制医院感染的重要措施。加强抗菌药物应用的管理，制定抗生素使用原则，防止菌群失调和耐药菌株的产生。

（四）开展医院感染的监测

通过医院感染的监测取得第一手资料，寻找医院感染的原因，为采取有效预防和控制医院感染的措施提供依据。监测的主要内容包括消毒灭菌效果监测、无菌技术及隔离技术监测、特殊病房监测、菌株耐药性监测等。

【考点提示】
医院感染的预防及控制原则。

 目标检测题

一、名词解释

1. 正常菌群　　2. 菌群失调　　3. 灭菌

二、简答题

1. 正常菌群的病理意义是什么？
2. 化学消毒剂的作用机制是什么？
3. 可采取哪些有效措施对医院感染进行预防和控制？

三、单项选择题

在线答题 4

（江伟敏）

第五章　细菌的遗传与变异

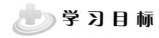

学习目标

1. 掌握：细菌常见的变异现象及实际意义。
2. 熟悉：细菌遗传变异的物质基础。
3. 了解：细菌变异的机制。

案例引导

　　患者，女，82 岁。起病急，因"小便失禁 2 天，发热 1 天"入院，神智淡漠，头部及四肢不自主摆动。查体：T 38.5 ℃，P 98 次/分，BP 134/94 mmHg，骶尾部皮肤大面积潮红，有两处皮肤破溃，呈鲜红色，未见脓性分泌物，胸廓对称无畸形，双肺呼吸音稍粗，未闻及明显湿啰音。痰培养结果：金黄色葡萄球菌、肺炎克雷伯菌、嗜麦芽窄食单胞菌，为多重耐药菌。请思考：①应采取何种措施应对耐药菌株的药物选择？②耐药菌感染如何护理？③近年来引起耐药菌株增多的主要原因是什么？

案例答案

　　细菌和其他生物一样，具有遗传和变异的特征。细菌的遗传物质决定其形态、结构、新陈代谢、抗原性、毒力以及对药物的敏感性等。遗传是指在一定的培养条件下细菌的亲代与子代之间性状相同。变异是指细菌的亲代与子代之间或子代与子代之间性状不同。遗传使细菌的种属性状保持相对稳定性，而变异则可使细菌产生变种与新种，有利于细菌的生存及进化。

第一节　细菌常见的变异现象

一、形态结构变异

　　许多细菌在不同的环境中生长繁殖可发生多种变异的现象。如鼠疫耶尔森菌在陈旧培养物或在含 30～60 g/L 氯化钠的培养基中形态表现为多形性；在青霉素、溶菌酶、免疫血清或补体的作用下，细胞壁的肽聚糖合成受到阻碍，出现了细胞壁缺陷的 L 型细菌，称 L 型变异。细菌的特殊结构在一定条件下也会发生变异。如从患者体内新分离出的肺炎球菌有明显的荚膜，致病性强，经数次人工传代培养后荚膜可逐渐消失，致病性也随之减弱甚至消失；在含 0.1％石炭酸培养基上，有鞭毛的变形杆菌可失去鞭毛，称 H-O 变异；在 42 ℃ 环境下培养 10～20 天，炭疽芽胞杆菌可失去形成芽胞的能力。

二、毒力变异

细菌的毒力可表现为毒力增强或减弱。从患者体内新分离出的病原菌往往毒力较强，经长期人工培养或在培养基内加入对其生长不利的化学成分，细菌的毒力可减弱或消失。如卡介二氏将有毒力的牛型结核分枝杆菌在含有胆汁的甘油马铃薯培养基上连续传代，经过 13 年 230 代的传代获得了毒性减弱但保持免疫原性的减毒株，称为卡介苗（BCG），用于预防结核病。

三、菌落变异

从患者体内新分离出的菌落大多光滑、湿润、边缘整齐，称为光滑型（S 型）菌落。经几次人工培养后，菌落可变异为表面粗糙、干皱、边缘不整齐，称为粗糙型（R 型）菌落。S-R 变异多见于肠道杆菌。

四、耐药性变异

细菌对某种抗菌药物由敏感转为耐药的变异称耐药性变异。近年来，由于临床治疗手段快速发展，抗菌药物广泛及不合理的使用，带来的负面影响是医院感染率上升和耐药菌株的增加，耐药菌株已成为引起临床感染较为常见的病原菌。细菌耐药性的不断增强，导致临床治疗的失败，感染的复发，增加死亡的危险性等。如自 1988 年英国报道首株耐万古霉素肠球菌（VRE）以来，在国内外检出率已达 6%～8%，是医院感染的主要致病菌。

五、酶活性的变异

某些细菌酶的活性可发生变异，导致出现异常的生化反应结果，如大肠埃希菌原本能够发酵乳糖产酸产气，但发生酶变异后可失去发酵乳糖的能力，从而与那些不发酵乳糖的肠道致病菌生化反应相似，难以鉴别。

第二节　细菌遗传变异的物质基础

一、细菌的染色体

细菌虽属于原核细胞型微生物，没有完整的细胞核，但具有核质，核质由双股环状的 DNA 分子反复盘旋卷曲而成，是细菌生命活动所必需的遗传物质。

二、质粒

质粒是细菌染色体以外的遗传物质，是双股环状闭合 DNA 分子，能独立于染色体外进行自我复制。质粒只携带某些遗传信息，决定细菌的某些生物学性状，但质粒并非细菌生命活动所必需的遗传物质。在细菌培养传代过程中，有些质粒可自行从宿主菌体内丢失。人工处理如用紫外线、吖啶类染料或其他作用于 DNA 的物理、化学因素处理后，也可以使一部分质粒丢失。临床上重要的质粒包括决定耐药性的 R 质粒、决定性菌毛的 F 质粒和决定大肠菌素的 Col 质粒。

知识拓展
5-1

【考点提示】
举例说明细菌变异的现象。

三、噬菌体

噬菌体是寄生于细菌、真菌、放线菌、螺旋体等微生物体内的病毒,对宿主细胞有特异性,与细菌的变异密切相关。

（一）形态与结构

噬菌体有三种形态,即蝌蚪形、微球形和丝状,大多呈蝌蚪形。噬菌体的结构由头部和尾部两部分组成。头部为立体对称的六棱柱体;尾部由尾鞘和尾髓组成,呈管状;尾部末端还有尾板、尾刺和尾丝,尾丝是噬菌体和细菌细胞接触的部位(图 5-1)。

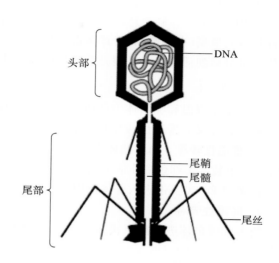

图 5-1　噬菌体结构示意图

（二）噬菌体与宿主的相互关系

1. 毒性噬菌体

在宿主菌体内复制增殖并导致宿主菌裂解的噬菌体称为毒性噬菌体。

2. 温和噬菌体

噬菌体感染宿主菌细胞后并不增殖,而是将自身的基因组整合于宿主菌的染色体上,并随宿主菌的繁殖传至子代细菌,这类噬菌体称温和噬菌体。带有噬菌体基因组的细菌称为溶原性细菌,而整合于细菌染色体上的噬菌体基因组则称为前噬菌体。温和噬菌体感染细菌后形成溶原状态。

四、转座因子

转座因子是细菌基因组中能改变自身位置的一段 DNA 序列。转座因子通过位置移动,或改变基因组的核苷酸序列,或影响插入点附近的基因表达,可引起细菌的变异。

【考点提示】

　　细菌遗传变异的物质基础有哪些?

第三节　细菌变异的机制

细菌的变异分遗传型变异和非遗传型变异。遗传型变异是指细菌的基因结构发生改变导致的变异,又称基因型变异。非遗传型变异是指细菌在一定的环境条件下引起的变异,其基因结构没有发生改变,又称表型变异。遗传型变异主要通过基因突变、基因的转移和重组来实现。

一、基因突变

细菌基因结构发生突然而稳定的改变,从而导致细菌生物学性状发生改变。基因突变有两种类型,即点突变和染色体畸变。

（一）点突变

点突变是由细菌 DNA 上个别碱基的置换、插入或丢失引起的,此种突变只引起很少的性状改变。

（二）染色体畸变

染色体畸变是由大段 DNA 发生易位、丢失、重复或倒位引起的,此种突变常造成细菌死亡。

二、基因的转移和重组

（一）转化

转化是指受体菌直接摄取供体菌游离的 DNA 片段,获得供体菌的某些遗传性状。转化首先在 1928 年由 Griffith 在肺炎球菌中发现。Griffith 将活的无毒Ⅱ型粗糙型(无荚膜)肺炎球菌与杀死的有毒Ⅲ型光滑型(有荚膜)肺炎球菌混合后注入小白鼠,结果小白鼠发生全身性感染而死亡,自小白鼠体内可分离到活的有毒Ⅲ型光滑型(有荚膜)肺炎球菌。

（二）转导

转导是指以温和噬菌体为载体,将供体菌的基因转移到受体菌体内,导致受体菌基因发生改变的过程。转导又分普遍性转导和局限性转导。

1. 普遍性转导　当噬菌体在细菌体内增殖时,某些噬菌体误将宿主菌的 DNA 作为噬菌体本身的 DNA 组装入头部蛋白质衣壳内。当裂解细菌后,释放出来的噬菌体通过感染其他易感细菌则可将供体菌的 DNA 携带进入受体菌内。

2. 局限性转导

当温和噬菌体进入溶原状态时,前噬菌体整合于细菌染色体的某一个特定部位。当这种溶原状态终止时,前噬菌体 DNA 在脱离细菌染色体时发生偏离,连同邻近的细菌染色体 DNA 被包装入噬菌体蛋白质衣壳内。当此噬菌体再感染受体菌时,将带入的供体菌的特定基因传给受体菌,使受体菌获得供体菌的某些性状。

（三）接合

【考点提示】
　举例说明细菌基因转移和重组的方式。

两个细菌通过性菌毛直接接触,在暂时的沟通中将遗传物质从供体菌体内转移到受体菌体内的过程称为接合(图 5-2)。细菌的接合最早在大肠埃希菌中发现,主要见于革兰阴性菌。能通过接合方式转移的质粒有 F 质粒、R 质粒等。

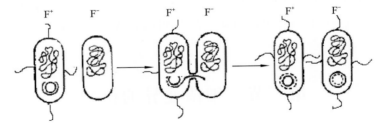

图 5-2　细菌接合示意图

（四）溶原性转换

当温和噬菌体感染宿主菌时,并不复制增殖,而是将噬菌体的 DNA 整合到宿主菌 DNA 上,形成溶原状态,导致宿主菌获得新的遗传性状。如白喉棒状杆菌被 β-棒状杆菌噬菌体感染后,处于溶原状态。由于 β-棒状杆菌噬菌体基因组携带编码毒素的基因,使原本没有毒力的白喉棒状杆菌获得产生白喉外毒素的能力,成为有毒的白喉棒状杆菌。

第四节　细菌变异的实际意义

近几十年来,分子遗传学迅速发展,细菌变异的理论知识得到广泛的应用。但细菌变异的现象在临床实践中也会带来一些困难。

一、在传染病的诊断方面

在细菌鉴定工作中,可能会遇到一些变异菌株,其形态、毒力、生化反应或抗原性都不典型,给实验诊断带来困难。如有些患者在使用抗生素后,体内的细菌失去细胞壁而形成 L 型细菌。L 型细菌用常规培养方法呈阴性,必须在含血清的高渗培养基中才能生长。因此必须了解 L 型细菌的培养特点以及如何使其返祖而恢复其典型形态与菌落,才能作出正确的诊断。

二、在传染病的预防方面

毒力强的菌株经人工传代可变异为减毒菌株,减毒菌株制成减毒活疫苗有较好的预防效果。目前应用的卡介苗就是由有毒的牛型结核分枝杆菌的减毒变异株制成的,卡介苗是减毒活菌苗中十分成功的例子。

三、在传染病的治疗方面

由于抗生素的广泛使用,细菌在长期进化过程中会发生耐药性变异。耐药性菌株的出现给临床治疗带来很大问题。临床实验室可以通过采取药物敏感试验,根据试验结果选择敏感药物进行有效的治疗。另外,对于长期需要用药的慢性病患者,如结核病的治疗,应考虑联合用药,以减少耐药性变异的发生。

四、在基因工程方面

【考点提示】
　　举例说明细菌变异的实际意义。

基因工程也称遗传工程,其目的是用人工的方法将目的基因与质粒或噬菌体等载体结合后,导入宿主细胞或细菌内进行扩增并获得大量的目的基因,或通过宿主表达获得所需的基因产物。如用大肠埃希菌制备的胰岛素、乙肝疫苗、干扰素等生物制品已经广泛应用于临床。

目标检测题

一、名词解释
1. 噬菌体　　2. 转化　　3. 接合

二、简答题
1. 细菌常见的变异现象有哪些?
2. 简述细菌变异的机制。
3. 细菌变异的实际意义有哪些?

三、单项选择题

在线答题 5

（江伟敏）

第六章　细菌的感染与免疫

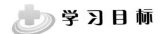
1. 掌握：细菌的致病因素；内外毒素的区别；全身性感染的类型。
2. 熟悉：主要的细菌外毒素；感染的方式和途径。
3. 了解：感染的来源及类型。

案例引导

　　患者，男性，35 岁，牧区挤奶工人，无明显诱因出现发热、咽疼、腹胀、尿黄等症状，发热高达 39～42 ℃，多发于下午，伴畏寒、盗汗，肝脾、淋巴结肿大，余结果正常，B 超诊断双侧淋巴结轻度肿大。请思考：①患者可能属于哪种类型的感染？②如何确诊？③如何预防动物源性感染？

案例答案

第一节　细菌的致病性

　　病原菌是指能引起人类疾病的细菌，又称为致病菌。细菌的致病性是指细菌能引起宿主感染致病的性能。细菌致病性的强弱程度可因宿主种类及环境条件不同而发生变化，即有的细菌仅对人有致病性，有的只对某些动物致病，有的对人及动物都有致病性。细菌的致病性与其毒力、侵入机体的数量、侵入途径及机体的免疫状态密切相关。

一、细菌的毒力

　　毒力是指病原菌致病能力的强弱程度，常用半数致死量或半数感染量表示，即在单位时间内，通过一定途径，使一定体重的某种实验动物半数死亡或被感染所需的最少量的细菌数或细菌毒素量。构成毒力的主要因素是侵袭力和毒素。

（一）侵袭力

　　侵袭力是指病原菌突破机体的防御机能，侵入机体并在体内定居、繁殖及扩散、蔓延的能力。构成侵袭力的主要物质基础有细菌的表面结构、侵袭性酶。

Note

1. 表面结构

包括荚膜、微荚膜和黏附素。

（1）荚膜　属于细菌的特殊结构，具有抗吞噬及抗体液中杀菌物质的作用。如将无荚膜细菌注射到易感动物体内，细菌易被吞噬而消除，而有荚膜的则可引起病变，甚至死亡。某些细菌表面有类似荚膜物质。如沙门菌的 Vi 抗原、大肠埃希菌的 K 抗原、链球菌的 M 蛋白等统称为微荚膜，其功能类似于荚膜。

（2）黏附素　具有黏附作用的结构称黏附素。黏附素有两类：菌毛黏附素和非菌毛黏附素。大多数革兰阴性菌都有菌毛，具黏附作用。革兰阳性菌如金黄色葡萄球菌的磷壁酸亦具有黏附作用，属于非菌毛黏附素。它们在细菌感染中起着重要作用。

2. 侵袭性酶

某些细菌在代谢过程中能产生胞外酶，在感染的过程中有一定作用。常见的有如下几种。

（1）血浆凝固酶　金黄色葡萄球菌产生的血浆凝固酶，能使血浆中的纤维蛋白原转变为纤维蛋白而使血浆凝固。

（2）链激酶　又称溶纤维蛋白酶，能激活血浆中的溶纤维蛋白酶原成为纤维蛋白酶而使纤维蛋白凝块溶解。溶血性链球菌能产生此酶，故溶血性链球菌引起的感染可促使细菌扩散。

（3）透明质酸酶　或称扩散因子，可溶解机体结缔组织中的透明质酸，使结缔组织疏松，通透性增加。乙型溶血性链球菌具有此酶，可使细菌在组织中扩散，易造成全身性感染。

（二）毒素

按毒素来源、性质和致病作用的不同，可分为外毒素和内毒素两大类。

1. 外毒素

（1）来源　外毒素主要是某些革兰阳性菌和少数革兰阴性菌合成和分泌的毒性蛋白质。大多数外毒素是由活菌合成后分泌至菌体外，如金黄色葡萄球菌、破伤风梭菌、白喉棒状杆菌等；少数外毒素存在于菌体内，菌体裂解死亡后释放出来。

（2）性质　外毒素的化学本质是蛋白质，不耐热，不稳定，可被蛋白酶分解，遇酸发生变性。如破伤风毒素 60 ℃作用 20 min 即可被破坏。外毒素用甲醛作用可以脱毒成类毒素，但保持免疫原性，能刺激机体产生特异性的抗毒素。

（3）致病作用　外毒素毒性强，小剂量即能使易感动物死亡。如纯化的肉毒毒素毒性最强，1 mg 可杀死 2 亿只小白鼠。外毒素具亲组织性，选择性地作用于某些组织和器官，引起特殊病变。如破伤风梭菌、肉毒梭菌及白喉棒状杆菌所产生的外毒素，虽对神经系统都有作用，但作用部位不同，临床症状亦不相同。破伤风毒素能作用于脊髓前角运动神经细胞，阻断乙酰胆碱的释放，麻痹运动神经末梢，引起骨骼肌强直性痉挛；白喉外毒素对周围神经末梢及特殊组织如心肌有亲和力，通过抑制蛋白质合成可引起心肌炎、肾上腺出血及神经麻痹等。

2. 内毒素

1）来源　内毒素存在于革兰阴性菌体内，是细胞壁中的脂多糖。细菌在生活状态时不释放出来，只有当菌体裂解后才能释放，故称内毒素。大多数革兰阴性菌都有内毒素，如奈瑟菌属、沙门菌属、志贺菌属、埃希菌属等。

2）性质　内毒素非常耐热，稳定，100 ℃作用 1 h 不被破坏，必须在 160 ℃作用 2～4 h 或用强碱、强酸、强氧化剂煮沸 30 min 才被破坏。内毒素免疫原性弱，不能用甲醛脱毒制成类毒素。

3）致病作用　内毒素对组织细胞没有选择性，不同的革兰阴性菌内毒素引起的病理变化和临床症状大致相同。

（1）发热反应　内毒素作用于粒细胞和单核细胞等，使之释放内源性致热原，刺激下丘脑体温调节中枢引起发热反应。

（2）白细胞反应　内毒素能使白细胞黏附于毛细血管壁，引起早期白细胞减少；继而又诱生中性粒细胞释放因子刺激骨髓产生大量的中性粒细胞进入血液循环，继发粒细胞增多。但伤寒沙门菌的内毒素始终引起血液循环中的白细胞减少，机制尚不清楚。

（3）内毒素血症及休克　当细菌裂解释放大量内毒素入血时，可引起内毒素血症。内毒素可激活血管活性物质的释放，如 5-羟色胺、激肽释放酶与激肽，使血管扩张，通透性增高，静脉回流减少，心脏输出量降低，导致低血压并可发生休克。

（4）弥漫性血管内凝血（DIC）　内毒素能启动凝血系统，使纤维蛋白原转变为纤维蛋白，造成弥漫性血管内凝血；由于在凝血过程中消耗了大量的血小板与纤维蛋白原，因而有出血倾向（表 6-1）。

表 6-1　外毒素与内毒素的主要区别

区别点	外　毒　素	内　毒　素
来源	革兰阳性菌及某些革兰阴性菌	革兰阴性菌
存在部位	活菌分泌，少数由菌体裂解后释放	细胞壁成分，菌体裂解后释放
化学本质	蛋白质	脂多糖
稳定性	不耐热，不稳定	耐热、稳定
免疫原性	强，刺激机体产生抗毒素；甲醛可使之脱毒成类毒素	较弱，甲醛不能使之脱毒成类毒素
毒性特点	强，不同的外毒素对组织器官有选择性毒害作用，可引起不同的临床表现	较弱，不同细菌的内毒素毒性作用大致相同，引起发热、白细胞变化、休克、DIC

二、侵入机体的数量

病原菌引起感染，除必须有一定毒力外，还要有足够的数量。一般细菌的毒力越强，引起感染所需的细菌数量就越少；反之所需细菌数量就越多。如鼠疫耶尔森菌毒力极强，极少量的侵入即可引起机体发病。而对大多数病原菌而言，少量侵入易被机体防御机能所清除，需要一定的数量才能引起感染。

三、侵入途径

病原菌的侵入途径与感染发生有密切关系，多数病原菌只有经过特定的途径侵入，并在特定部位定居繁殖，才能造成感染。如痢疾杆菌必须经口侵入，定居于结肠内，才能引起疾病。而破伤风梭菌只有经厌氧的深部伤口侵入，才能在局部组织生长繁殖，产生外毒素，引起破伤风，若随食物进入消化道，则不能引起感染。

第二节　细菌的感染

感染又称传染，是指病原菌在一定条件下侵入机体，与机体相互作用，并产生不同程度的病理过程。感染的发展与结局，取决于病原菌致病性与机体的免疫状态两者力量的对比。

一、感染的来源

（一）外源性感染

外源性感染是指来自宿主体外的病原菌所引起的感染。传染源主要包括传染病患者、恢复期带菌者、健康带菌者,以及患病或带菌的动物等。

（二）内源性感染

内源性感染是指由宿主体内或体表的细菌所引起的感染。在正常情况下,正常菌群寄生于人体特定部位,并不引起疾病。若这些细菌寄居部位发生改变,机体抵抗力下降,或者长期大量使用抗生素引起菌群失调,正常菌群也可引起感染,属于内源性感染。

二、感染的方式和途径

（一）呼吸道感染

由患者或带菌者通过咳嗽、打喷嚏等将病原菌经呼吸道、飞沫散布于空气中,被易感者吸入而感染。如肺结核、白喉、百日咳等呼吸道传染病。

（二）消化道感染

通过患者或带菌者的粪便污染的食物、饮用水而感染。如伤寒、痢疾、霍乱等消化道传染病。

（三）接触感染

通过与患者或带菌动物的接触而感染,又分直接接触和间接接触。如淋病主要通过性接触传染,但也可通过和患者共用毛巾、浴盆而传染。

（四）伤口感染

病原菌通过破损的皮肤黏膜而感染。如破伤风梭菌经厌氧的深部伤口感染;金黄色葡萄球菌可经伤口引起化脓性感染。

（五）昆虫媒介感染

病原菌通过吸血的昆虫叮咬感染。如普氏立克次体通过人虱的叮咬引起流行性斑疹伤寒。

三、感染的类型

（一）隐性感染

当机体免疫力较强,或侵入机体的病原菌数量较少,毒力较弱时,感染后对机体损害较轻,不出现明显的临床症状,称隐性感染。通过隐性感染,机体可获得特异性免疫力,在防止同种病原菌感染上有重要意义。如流行性脑脊髓膜炎等大多由隐性感染而获得免疫力。

（二）显性感染

当机体免疫力较弱,或侵入机体的病原菌数量较多,毒力较强时,感染后对机体组织细胞造成一定程度的损害,表现出明显的临床症状和体征,称为显性感染。显性感染临床上按病情缓急分为急性感染和慢性感染;按感染的部位分为局部感染和全身感染。

1. 病程分类

根据病情急缓、病程长短,显性感染可分为如下几种。

（1）急性感染　发病急、病程短,一般数天至数周,病愈后病原菌可从体内完全消除。如金黄色葡萄球菌引起的疖、痈,霍乱弧菌引起的霍乱等。

（2）慢性感染　发病缓慢、病程较长,可持续数月至数年。如结核分枝杆菌引起的结核病等。

2. 范围分类

根据感染的范围,显性感染可分为如下几种。

1）局部感染　病原菌侵入机体后,在一定部位定居、生长繁殖,产生毒性产物,造成局部病变。如金黄色葡萄球菌引起的疖、痈等。

2）全身性感染　机体与病原菌相互作用中,病原菌及其毒素向周围扩散,可引起全身感染。在全身性感染过程中可出现以下情况。

（1）菌血症　病原菌由局部病灶一时性或间断性侵入血流中，但由于受到体内细胞免疫和体液免疫的作用，病原菌不能在血流中生长繁殖，如伤寒早期。

（2）毒血症　病原菌在局部生长繁殖过程中，细菌不侵入血流，但其产生的毒素进入血流，引起特殊的中毒症状，如白喉、破伤风等。

（3）败血症　病原菌不断侵入血流，并在血中生长繁殖，释放毒素，引起机体严重损害，出现全身中毒症状，如不规则高热，皮肤、黏膜淤斑，肝脾肿大等。

（4）脓毒血症　化脓性细菌引起败血症时，由于细菌随血流扩散，在全身多个器官引起多发性新的化脓病灶，如金黄色葡萄球菌引起的脓毒血症。

（三）带菌状态

在隐性或显性感染后，病原菌在体内持续存在，并不断排出体外，形成带菌状态。处于带菌状态的人称带菌者。带菌者不断向体外排出病原菌，因没有临床症状不易引起人们的注意，而成为传染病流行的重要传染源。故及时检出带菌者，有效地加以隔离治疗，在防止传染病的流行上具有重要意义。

（1）健康带菌者　体内带有病原菌的健康人。如在流行性脑脊髓膜炎或白喉的流行期间，许多健康人的鼻咽腔内可带有脑膜炎球菌或白喉杆菌，称为健康带菌者。

（2）恢复期带菌者　患某种传染病后，虽然症状消失，但体内的病原菌并未完全清除，如痢疾、伤寒、白喉等病后常出现带菌状态。

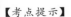

【考点提示】
试比较几种不同类型的全身性感染的特征。

知识拓展
6-1

第三节　机体的抗菌免疫

机体的抗菌免疫是指机体抵抗病原菌感染的能力，是由机体的非特异性免疫和特异性免疫共同协调来完成的。

一、非特异性免疫

包括机体的屏障结构、吞噬细胞及体液中的抗菌物质。它是机体抗感染免疫的第一道防线，是先天具有的，有作用快、无特异性和记忆性的特点。

（一）屏障结构

屏障结构包括皮肤黏膜屏障、血脑屏障和胎盘屏障等。皮肤黏膜屏障又包括物理屏障、化学屏障和生物屏障。物理屏障是指皮肤黏膜具有机械性阻挡作用，在正常情况下可阻挡病原菌的入侵，如鼻毛、呼吸道黏膜上皮细胞的纤毛的摆动可清除病原体的黏附；化学屏障是指皮肤黏膜分泌的多种杀菌物质，如汗腺分泌的乳酸；生物屏障是指皮肤黏膜表面的正常菌群可与病原菌竞争营养和寄居部位，抑制病原菌的生长繁殖。

（二）吞噬细胞

吞噬细胞包括血液中的中性粒细胞和组织中的单核-巨噬细胞系统。

（三）体液中的抗菌物质

体液中的抗菌物质包括补体系统、溶菌酶、乙型溶素等。

二、特异性免疫

个体出生后，在与病原体及其毒性产物等抗原性物质接触过程中，机体逐渐产生抗体等物质，发挥免疫作用,是后天获得的,有明显的特异性和记忆性。当机体再次接触相同抗原刺激时,免疫效应会更强。特异性免疫包括以抗体作用为中心的体液免疫和以致敏淋巴细胞及其产生的淋巴因子为中心的细胞免疫。

（一）体液免疫

体液免疫主要发挥抗胞外菌和抗毒素的免疫作用。

（二）细胞免疫

细胞免疫主要发挥抗胞内寄生菌的作用,如结核分枝杆菌、麻风分枝杆菌、布鲁菌等均属于胞内寄生菌。由于抗体不能进入细胞内,所以体液免疫对这类细菌感染的作用受到限制,对胞内感染的防御功能主要靠细胞免疫。

 目标检测题

一、名词解释

1. 菌血症　　2. 毒血症　　3. 败血症

二、简答题

1. 细菌的致病性与哪些因素有关？

2. 细菌感染的方式和途径有哪些？

3. 细菌感染的类型有哪些？

三、单项选择题

在线答题 6

（江伟敏）

第七章 病原性球菌

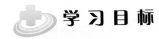

学习目标

1. 掌握：葡萄球菌、链球菌属、奈瑟菌属的生物学特性和致病性。
2. 熟悉：病原性球菌的标本采集与检查的用途。
3. 了解：常见病原菌的防治原则。

案例引导

某酒店多位客人在进食午餐 2 h 后先后出现恶心、呕吐、腹痛、腹泻、头晕等症状，伴低热、白细胞升高。采集呕吐物和剩余食物进行染色镜检，镜下可见紫色球菌，呈葡萄串状排列。请思考：①患者感染的细菌可能是哪种？②细菌的致病物质有哪些？

案例答案

球菌（coccus）是细菌中的一个大类，对人有致病性的球菌称为病原性球菌。在临床上常引起化脓性炎症，故又称为化脓性球菌（pyogenic coccus）。主要包括革兰阳性的葡萄球菌、链球菌、肺炎链球菌，以及革兰阴性的脑膜炎奈瑟菌、淋病奈瑟菌。

第一节 葡萄球菌属

葡萄球菌属（staphylococcus）的细菌因常堆集成葡萄串状而得名，是最常见的化脓性球菌。广泛分布于自然界、人和动物的皮肤以及与外界相通的腔道中，大部分是不致病的腐物寄生菌。一般鼻咽部带菌率为 20%~50%，医务人员的带菌率可高达 70% 以上，是医院内交叉感染的重要传染源。

一、生物学特性

（一）形态与染色

菌体球形或椭圆形，革兰染色阳性。直径 1 μm 左右，大多呈葡萄串状排列，液体培养基中常成双或短链状排列。无鞭毛，无芽胞，除少数菌株外，一般不形成荚膜（图 7-1）。衰老、死亡或被中性粒细胞吞噬后的菌体常转为革兰阴性。

（二）培养特性

需氧或兼性厌氧，营养要求不高，最适生长温度为 37 ℃，pH 7.4。不同菌株可产生不同的脂溶性色素，可呈现金黄色、白色或柠檬色等。多致病性菌株在血平板上菌落周围形成透明溶血环（β溶血），非致病菌则无。致病性菌株在 20%～30% CO_2 的气体中孵育，有利于毒素产生。

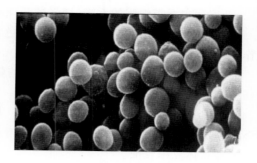

图 7-1　葡萄球菌扫描电镜图

（三）抗原构造

1. 葡萄球菌 A 蛋白(SPA)

葡萄球菌 A 蛋白(SPA)是存在于细胞壁表面的一种蛋白质，90% 以上的金黄色葡萄球菌菌株有此抗原。SPA 可与人类及多种哺乳动物 IgG 分子的 Fc 段结合，据此可开展协同凝集试验。SPA 与 IgG 结合后的复合物具有抗吞噬、促细胞分裂、引起超敏反应、损伤血小板等多种生物学活性。

2. 多糖抗原

多糖抗原为半抗原，具有型特异性，可用于分型。宿主体内的大多数金黄色葡萄球菌表面存在荚膜多糖，能黏附到细胞表面（如生物性瓣膜、导管、人工关节等），与细菌的侵袭力有关。

（四）生化反应

根据不同菌株生化反应结果和产生色素颜色的不同，可将葡萄球菌分为三种（表 7-1）。

表 7-1　三种葡萄球菌的主要生物学性状

性　　状	金黄色葡萄球菌	表皮葡萄球菌	腐生葡萄球菌
菌落色素	金黄色	白色	白色或柠檬色
血浆凝固酶	＋	－	－
α溶血毒素	＋	－	－
耐热核酸酶	＋	－	－
SPA	＋	－	－
分解甘露醇	＋	－	－
致病性	强	弱或无（条件致病菌）	无

（五）抵抗力

葡萄球菌抵抗力是无芽胞细菌中最强的。在干燥的痰液、脓汁中可存活数月，80 ℃加热 30 min 才被杀灭。对龙胆紫及多种抗生素敏感，但易产生耐药性。近年来由于抗生素的广泛应用，耐药菌株迅速增多，尤其是耐甲氧西林金黄色葡萄球菌（MRSA）已经成为医院内感染最常见的致病菌。

二、致病性与免疫性

（一）致病物质

1. 毒素

致病性葡萄球菌可产生多种毒素。

（1）葡萄球菌溶血素　致病性葡萄球菌可产生五种溶血素，对人类致病的主要是 α溶血素。对多种哺乳动物红细胞有溶血作用，兔红细胞最敏感。对白细胞、血小板、肝细胞、成纤维细胞、血管平滑肌细胞等均有损伤作用。

（2）杀白细胞素　主要作用于白细胞细胞膜，导致细胞通透性增加。能攻击中性粒细胞和巨噬细胞,抵抗宿主吞噬细胞的吞噬,增强葡萄球菌的侵袭力。

(3)肠毒素 约50%临床分离的金黄色葡萄球菌可产生肠毒素。能抵抗胃肠液中蛋白酶的水解作用,引起以呕吐为主的急性胃肠炎。

(4)表皮剥脱毒素 能裂解表皮组织的棘状颗粒层,使表皮与真皮脱离,引起剥脱性皮炎,又称烫伤样皮肤综合征。

(5)毒性休克综合征毒素-1(TSST-1) 从临床分离的金黄色葡萄球菌菌株,仅20%左右能产生TSST-1,具有超抗原活性,引起机体发热,增加对内毒素的敏感性,可引起机体多个器官系统的功能紊乱或毒素休克综合征。

2. 侵袭性酶

血浆凝固酶是一种能使含抗凝剂的人或家兔血浆发生凝固的酶类物质。能使纤维蛋白原转化为纤维蛋白沉积于菌体表面,阻碍吞噬细胞的吞噬,使细菌免受血清中杀菌物质的破坏,还与葡萄球菌引起的感染易于局限化和血栓形成有关。

(二)所致疾病

1. 毒素性疾病

(1)食物中毒 食用带有肠毒素的食物可导致食物中毒。患者以呕吐为突出表现。严重者可虚脱或休克。一般发病较急,常发生于食后2~6 h,但病后1~2天可自行恢复。

(2)假膜性肠炎 使用抗菌药物使肠道优势菌被抑制或杀灭,肠道内少数耐药的葡萄球菌趁机繁殖产生肠毒素所致。病理特点是肠黏膜被一层炎性假膜所覆盖,该假膜系由炎性渗出物、肠黏膜坏死组织和细菌组成。

(3)烫伤样皮肤综合征 由表皮剥脱毒素引起。开始皮肤有红斑,1~2天表皮起皱继而出现大疱,最后表皮上层脱落,此病死亡率较高。

(4)毒性休克综合征 由TSST-1引起的TSS病例只占75%左右。TSS起病急骤,临床表现为高热、低血压、休克、猩红热样皮疹、肾功能衰竭等,病死率高。

2. 侵袭性疾病

(1)局部感染 主要由金黄色葡萄球菌引起的皮肤软组织感染,如疖、痈、毛囊炎、蜂窝组织炎、伤口化脓等。此外还可引起气管炎、肺炎、脓胸、中耳炎等内脏器官感染。

(2)全身感染 如败血症、脓毒血症等,多由金黄色葡萄球菌引起,新生儿或少数免疫功能低下者可由表皮葡萄球菌引起。

过去认为凝固酶阴性的葡萄球菌(CNS)不致病,但近年来的临床和实验室检测结果证实CNS已经成为医源性感染的常见病原菌,而且其耐药菌株也日益增多。人类CNS感染中以表皮葡萄球菌的感染最为常见。CNS可引起多种感染,如泌尿系统感染,器械检查尿道后的膀胱炎,细菌性心内膜炎,败血症等;心脏起搏器安装、置换人工心瓣膜、长期腹膜透析、静脉滴注等亦可造成凝固酶阴性葡萄球菌感染。

(三)免疫性

正常人群对葡萄球菌有一定的天然免疫力,当皮肤黏膜受创伤或机体免疫力下降时易被感染,病愈后免疫力不牢固。

三、微生物学检查

(一)标本采集

根据患者临床表现不同取不同的标本。如穿刺液、脓汁、分泌物、脑脊液、胸腹水、血液等。

(二)检验程序

(1)直接涂片镜检 镜下查见革兰阳性球菌,呈葡萄串状排列,根据形态,可作出初步诊断。

（2）分离培养和鉴定　标本接种血琼脂平板,血液和脑脊液标本需先用肉汤培养基增菌,再接种。经 37 ℃培养 18～24 h,根据菌落特点、血浆凝固酶、色素、生化反应等,鉴定致病性葡萄球菌。

四、防治原则

日常生活中注意个人卫生,创伤及时消毒;医院内严格无菌操作,防止医源性感染;合理使用抗生素,据药敏试验结果选用敏感抗菌药物,减少耐药菌株的出现。

第二节　链球菌属

链球菌属(Streptococcus)是一类常见的化脓性球菌,为链状或成双排列的革兰阳性球菌。广泛分布于自然界,大多为人或动物体内寄生的正常菌群,寄居部位以呼吸道为主。对人致病的主要是A 群链球菌和肺炎链球菌。

链球菌常用分类方法有以下两种。

1. 根据溶血现象分类

根据链球菌在血琼脂平板上生长繁殖后产生溶血与否及其溶血性质,可将链球菌分为三类。

（1）甲型溶血性链球菌(α-hemolytic streptococcus)　也称为草绿色链球菌,菌落周围有 1～2 mm 宽的草绿色溶血环,称甲型溶血或 α 溶血,多为条件致病菌。

（2）乙型溶血性链球菌(β-hemolytic streptococcus)　也称为溶血性链球菌,菌落周围形成一个 2～4 mm、完全透明的溶血环,称乙型溶血或 β 溶血,这类链球菌致病力强,常引起人和动物的多种疾病。

（3）丙型链球菌(γ-streptococcus)　也称为不溶血性链球菌,不产生溶血素,菌落周围无溶血环,一般不致病。

2. 根据抗原结构分类

按链球菌细胞壁中多糖抗原(C 抗原)不同,可分成 A～V 共 20 个群,同群链球菌间,因体表蛋白质抗原不同又分若干型。对人致病的 90% 属 A 群,多为 β 溶血。

一、生物学特性

（一）形态与染色

单个菌体球形或卵圆形,直径 0.6～1.0 μm,链状排列(图 7-2),革兰染色阳性,无鞭毛,不形成芽胞,多数菌株在培养早期形成荚膜,随着培养时间延长而消失,细胞壁外有发丝样的 M 蛋白。

（二）培养特性

需氧或兼性厌氧,少数菌株专性厌氧。营养要求较高,在含有血液、血清、葡萄糖的培养基上生长良好,最适温度 37 ℃,pH 7.4～7.6。在血琼脂平板上,形成圆形灰白色半透明或不透明小菌落,多数菌株周围有 β 溶血;在血清肉汤中易形成长链,管底呈絮状沉淀。

（三）抗原构造

（1）蛋白质抗原(表面抗原)　具有型特异性,与致病性有关的是 M 抗原。

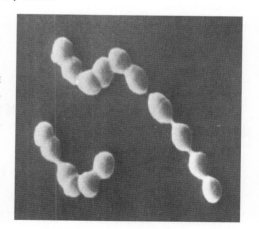

图 7-2　链球菌

（2）多糖抗原（C 抗原）　系群特异性抗原，是细胞壁的多糖组分。

（3）核蛋白抗原（P 抗原）　无特异性，与葡萄球菌有交叉。

（四）抵抗力

较弱，60 ℃作用 30 min 可被杀灭，对一般消毒剂敏感。青霉素是链球菌感染的首选药物，对氯霉素、红霉素、四环素等抗生素敏感，很少产生耐药性。

二、致病性与免疫性

（一）致病物质

1. 链球菌溶血毒素

链球菌溶血毒素（streptolysin）有溶解红细胞、破坏白细胞和血小板的作用。根据对氧的稳定性分为链球菌溶血毒素 O（SLO）和链球菌溶血毒素 S（SLS）。

SLO　对 O_2 敏感而失去溶血活性。SLO 抗原性强，85%～90%链球菌感染的患者，于感染后 2～3 周至病愈后数月到 1 年内可检出 SLO 抗体，效价一般在 1：400 以上。因此，测定 SLO 抗体含量，可作为链球菌新近感染指标之一或风湿热及其活动性的辅助诊断。

SLS　对氧稳定，链球菌在血平板上菌落周围的 β 溶血环是由 SLS 所致。SLS 无抗原性。

2. 致热外毒素

致热外毒素（pyrogenic exotoxin）曾称红疹毒素，是人类猩红热的主要毒性物质，它能直接作用于下丘脑而引起发热反应，也可导致毒性休克综合征等。

3. 侵袭性酶

侵袭性酶包括如下几种。

（1）透明质酸酶　能分解细胞间质的透明质酸，使病菌易在组织中扩散。

（2）链激酶（SK）　能使血液中纤维蛋白酶原变成纤维蛋白酶，从而可溶解血块或阻止血浆凝固，使病原菌扩散。

（3）链道酶（SD）　能降解脓液中的 DNA，使脓液稀薄，促进病菌扩散。

4. M 蛋白

M 蛋白具有抗吞噬作用。M 蛋白与心肌、肾小球基底膜有共同的抗原，因此 M 蛋白与某些超敏反应疾病有关。

（二）所致疾病

1. 急性化脓性炎症

可引起丹毒、蜂窝组织炎、痈、扁桃体炎、咽炎、咽峡炎、鼻窦炎；还可引起淋巴管炎、淋巴结炎。

2. 中毒性疾病

经呼吸道感染而引起猩红热。临床特征为发热、咽峡炎、全身弥漫性鲜红色皮疹和疹退后明显脱屑，称为链球菌毒素休克综合征。

3. 超敏反应性疾病

风湿热和急性肾小球肾炎，后者多见于儿童和青少年。

（三）免疫性

人体感染 A 群链球菌后，可获得对同型链球菌的特异性免疫力，A 群链球菌各型之间无交叉免疫力。因此机体可因侵入不同型别链球菌而导致链球菌的反复感染。

三、微生物学检查

（一）标本的采集

根据不同疾病采集不同的标本。如伤口脓液、鼻咽拭子，败血症时取血液。

【考点提示】
链球菌经呼吸道感染可引起猩红热。临床特征为发热、咽峡炎、全身弥漫性鲜红色皮疹和疹退后明显脱屑。

（二）检验程序

1. 直接涂片镜检

镜下观察，细菌成双或单个存在，不是典型的链状。

2. 分离培养与鉴定

将标本接种于血琼脂平板，37 ℃培养 18～24 h。根据菌落特点、溶血现象鉴别链球菌。

3. 血清学检查

抗链球菌溶血素 O 试验（antistreptolysin O test，ASO test），简称抗 O 试验，常用于风湿热、链球菌感染后肾小球肾炎的辅助诊断。风湿热患者血清中 ASO 超过 400 单位有诊断价值。

四、防治原则

链球菌主要通过飞沫传播，应及时治疗患者和带菌者，减少传染源；空气、器械、敷料等应注意消毒处理。A 群链球菌引起的感染应彻底治疗以防止急性肾小球肾炎、风湿热等并发症的发生。青霉素 G 为治疗首选药物。

第三节　肺炎链球菌

肺炎链球菌常寄居于正常人的鼻咽腔中，多数不致病或致病力弱，仅少数有致病性，可引起大叶性肺炎、支气管炎等疾病。

一、生物学特性

（一）形态与染色

革兰阳性球菌，镜下呈矛头状，直径约 1 μm，常成双排列，宽端相对，尖端向外，无鞭毛，不形成芽胞，有毒株在体内或含血清的培养基中可形成荚膜，荚膜经特殊染色可见。

（二）培养特性

兼性厌氧，营养要求较高。在血平板上的菌落有草绿色溶血环，应与甲型溶血性链球菌相区别。培养时间大于 48 h，细菌产生的自溶酶裂解细菌，菌落中央下陷，边缘隆起呈脐窝状。胆汁或脱氧胆酸盐可激活自溶酶，甲型溶血性链球菌不产生自溶酶。

（三）抗原构造

1. 荚膜多糖抗原

存在于肺炎链球菌荚膜中。按荚膜多糖抗原不同，可将肺炎链球菌分为 84 个血清型。

2. 菌体抗原

C 多糖和 M 蛋白。C 多糖存在于肺炎链球菌细胞壁中，具有种特异性，可被血清中一种称为 C 反应蛋白（CRP）的 β 球蛋白所沉淀，对活动性风湿热等诊断有一定意义；M 蛋白具有型特异性，可刺激机体产生抗体，但无保护作用。

（四）抵抗力

肺炎链球菌对多数理化因素抵抗力较弱，56 ℃作用 30 min 被杀灭。对青霉素、红霉素、林可霉素等敏感。在 3% 石炭酸溶液中 1～2 min 死亡，对一般消毒剂敏感。有荚膜的菌株耐干燥，可在干燥的痰液中存活 1～2 个月。

【考点提示】

抗 O 试验常用于风湿热、链球菌感染后的肾小球肾炎的辅助诊断。风湿热患者血清中 ASO 超过 400 单位有诊断价值。

知识拓展
7-1

二、致病性与免疫性

肺炎链球菌的主要侵袭力是荚膜,荚膜具有抗吞噬作用;还可产生肺炎链球菌溶血毒素O、磷壁酸、神经氨酸酶等致病物质,具有定植、繁殖、扩散作用。肺炎链球菌在正常人的口腔及鼻咽部存在,为条件致病菌。机体抵抗力降低,如过度疲劳、受凉等是其发病的诱因。主要引起大叶性肺炎,也可引起中耳炎、乳突炎、鼻窦炎、脑膜炎和败血症等。感染肺炎链球菌后,机体可建立较牢固的型特异性免疫,故同型病菌的二次感染少见。

三、微生物学检查

取痰、脓或脑脊液沉淀物,涂片染色镜检,发现典型的成双排列的革兰阳性球菌存在,结合临床表现即可作出初步诊断。

四、防治原则

注射多价肺炎链球菌荚膜多糖疫苗,对儿童、老人和慢性病患者等免疫力低下者有较好的预防效果。青霉素 G 为治疗首选药物,在治疗前做常规药物敏感试验,耐药菌株可选用万古霉素治疗。

知识拓展
7-2

第四节　奈瑟菌属

奈瑟菌属(neisseria)是一群革兰阴性双球菌。包括脑膜炎奈瑟菌、淋病奈瑟菌、干燥奈瑟菌、微黄奈瑟菌、浅黄奈瑟菌、黏液奈瑟菌等。人类是奈瑟菌属细菌的自然宿主,对人致病的主要有脑膜炎奈瑟菌和淋病奈瑟菌,其他奈瑟菌多为人体上呼吸道正常菌群。

一、脑膜炎奈瑟菌

俗称脑膜炎球菌(meningococcus),是流行性脑脊髓膜炎(流脑)的病原菌。

（一）生物学特性

1. 形态染色

革兰染色阴性,菌体肾形或蚕豆状,直径 $0.6\sim0.8~\mu m$,常成双排列,凹面相对。人工培养后可成卵圆形或球状,排列较不规则。在患者脑脊液中,多位于中性粒细胞内,形态典型。新分离菌株大多有荚膜和菌毛。

2. 培养特性

专性需氧,初次分离培养时需提供 $5\%\sim10\%$ 的 CO_2 气体。最适生长温度为 37 ℃,低于 30 ℃不生长。营养要求较高,常用巧克力色培养基分离培养,培养 24 h 后可形成直径 1～5 nm 的露滴状黏液型菌落。可产生自溶酶,人工培养物如不及时转种,超过 48 h 常死亡,故采集标本后应及时送检。

3. 分类

据荚膜多糖抗原性的不同可将脑膜炎奈瑟菌分为 13 个(或多于 13 个)血清群。与人类疾病关系密切的,我国以 A 群为主。

4. 生化反应

大多数脑膜炎奈瑟菌分解葡萄糖产酸不产气,氧化酶试验阳性。

5．抵抗力

脑膜炎奈瑟菌对理化因素的抵抗力较弱。对干燥、热力、一般消毒剂等均敏感，在室温中 3 h 即死亡。故采集标本时应注意保温、保湿并及时送检。对磺胺、青霉素、链霉素等抗生素敏感。

（二）致病性与免疫性

脑膜炎奈瑟菌是流行性脑脊髓膜炎的病原菌，荚膜、菌毛和内毒素与致病性有关，通过飞沫传播，依病菌毒力、数量和机体抵抗力高低，可引起普通型、暴发型和慢性败血症型脑膜炎。机体对脑膜炎奈瑟菌感染的免疫力主要依赖于体液免疫。6 个月内的婴儿可通过母体获得 IgG 抗体，产生自然被动免疫，故较少感染。6 个月至 2 岁年龄组婴儿免疫力最低，是脑膜炎奈瑟菌的易感人群。

（三）微生物学检查

取患者脑脊液、血液等标本，采取后应注意保温、保湿并立即送检；最好是床边接种。直接涂片镜检，如在中性粒细胞内、外有革兰阴性双球菌，可作出初步诊断。

（四）防治原则

早发现，早隔离，早治疗，尽快消除传染源。对儿童注射流脑荚膜多糖疫苗进行特异性预防，常用 A、C 二价或 A、C、Y 和 W135 四价混合多糖菌苗，流行期间儿童可口服磺胺药物等预防。治疗流脑的首选药物是青霉素 G，青霉素过敏者可用红霉素或氯霉素。

【考点提示】
　脑膜炎奈瑟菌是流脑的病原体，6 个月至 2 岁婴儿免疫力较低，是易感人群。

二、淋病奈瑟菌

淋病奈瑟菌俗称淋球菌（gonococcus），主要引起人类泌尿生殖系统黏膜的急性或慢性化脓性感染，是人类淋病的病原菌。淋病是危害性很大的性传播疾病之一，也是我国目前发病人数最多的性传播疾病。

（一）生物学性状

1．形态与染色

革兰染色阴性，形态与脑膜炎奈瑟菌相似，常成双排列，凹面相对，圆形或卵圆形，直径 0.6～0.8 μm。脓汁标本中，急性淋病患者标本中淋病奈瑟菌常位于中性粒细胞内；慢性淋病患者则多分布在中性粒细胞外。

2．培养特性

专性需氧，初次分离培养时须供给 5%～10% CO_2。营养要求高，巧克力色平板是首选的培养基。最适生长温度为 35～36 ℃，pH 7.5，低于 30 ℃ 或高于 38.5 ℃ 不生长。

3．抗原构造

（1）有菌毛蛋白抗原：菌毛存在于有毒菌株，不同菌株的菌毛其抗原性也不同。

（2）脂多糖抗原：与其他革兰阴性菌的脂多糖相似。

（3）外膜蛋白抗原：包括 PI、PII 和 PIII。PI 为主要外膜蛋白，占淋病奈瑟菌外膜总重量的 60% 以上，是淋病奈瑟菌分型的主要基础，可分成 A～X 等 16 个不同血清型，有助于流行病学调查。

4．抵抗力

淋病奈瑟菌对热、冷、干燥和消毒剂极度敏感，与脑膜炎奈瑟菌相似。对青霉素、磺胺药物、金霉素均敏感，但耐药菌株逐年增加。

（二）致病性与免疫性

1．致病物质

淋病奈瑟菌的致病物质主要为菌毛、内毒素、PI 外膜蛋白和 IgA1 蛋白酶等。

2．所致疾病

淋病奈瑟菌所致疾病为淋病，人类是淋病奈瑟菌的唯一天然宿主。主要通过性接触而感染泌尿生殖道、口咽部和肛门直肠的黏膜，潜伏期2～5天。母体患有淋菌性阴道炎或子宫颈炎时，婴儿出生时可感染导致淋菌性结膜炎。患者出现尿痛、尿频、尿道流脓。男性可发展为前列腺炎、附睾炎等；女性可致前庭大腺炎、盆腔炎或不育。少数患者亦可发生化脓性关节炎和脑膜炎。

3. 免疫性

人类对淋病奈瑟菌的感染无天然抵抗力，普遍易感。多数患者病后可产生相应的细胞免疫和特异性IgM、IgG和分泌型IgA抗体的体液免疫，但免疫不持久，再感染和慢性病患者较多见。

（三）微生物学检查法

1. 标本采集

泌尿生殖道脓性分泌物或子宫颈口表面分泌物。

2. 直接涂片镜检

将脓性分泌物涂片，革兰染色后镜检。在中性粒细胞内发现有革兰阴性双球菌时，结合临床症状可初步诊断。

3. 分离培养与鉴定

细菌培养乃是目前世界卫生组织推荐的筛选淋病患者唯一可靠的方法。标本接种在预温的巧克力色血琼脂平板或Thayer-Martin(T-M)培养基，放置35～36 ℃、5％～10％CO_2条件下孵育24～48 h，挑取菌落进行涂片染色镜检，并做氧化酶试验、糖发酵试验或协同凝集试验和直接免疫荧光试验等予以鉴定。目前常采用核酸杂交技术或核酸扩增技术检测淋病奈瑟菌，作为快速诊断和流行病学调查的依据。

（四）防治原则

成人淋病主要通过性传播，污染的毛巾、衣裤、被褥等也起一定传播作用。未成年儿童，尤为女童可因公用毛巾或浴盆等而间接感染。广泛开展防治性病的知识教育以及防止不正当的两性关系是非常重要的环节。近年来，耐药菌株不断增加，特别是多重耐药的淋病奈瑟菌给性病防治带来了困难，因此在药物敏感试验的指导下合理选择治疗药物显得尤为重要。目前尚无有效的疫苗供特异性预防。婴儿出生时，不论母亲有无淋病，都应以1％硝酸银或其他银盐溶液滴入两眼，以预防新生儿淋菌性眼炎的发生。

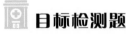 **目标检测题**

一、名词解释

1. 病原性球菌 　　2. 血浆凝固酶 　　3. 表皮剥脱毒素

二、简答题

1. 金黄色葡萄球菌的致病物质有哪些？

2. 简述肺炎链球菌的致病性。

3. 简述淋病的防治原则。

三、单项选择题

在线答题7

（张蓓蓓）

第八章 肠道感染细菌

1. 掌握：大肠埃希菌、沙门菌、志贺菌、霍乱弧菌的生物学特性与致病性。
2. 熟悉：变形杆菌的致病性，肠道杆菌的标本采集和检测。
3. 了解：常见肠道杆菌的防治原则。

案 例 引 导

患者，男，44 岁，在路边摊就餐后出现发热、下腹阵发性疼痛、黏液样粪便，自服诺氟沙星后好转。以后上述症状间断发作。近 3 天，腹痛频繁发作，每天排黏液便或稀水样粪便 6~8 次，伴明显里急后重，服用诺氟沙星无效。白细胞 $11.2×10^9/L$。粪便常规：色黄，稀糊状，红细胞＋，白细胞＋＋＋，蛔虫卵（一），溶组织内阿米巴（一）。请思考：①该患者可能患的是何种疾病？②由何种病原体引起？③产生何种致病物质？

案例答案

肠道杆菌是常栖居在人和动物肠道内的一大群形态、生物学性状相似的革兰阴性杆菌。大多数为肠道正常菌群，当机体抵抗力下降或细菌寄居部位发生改变时，可成为条件致病菌，如大肠埃希菌、变形杆菌等；少数是病原菌，如伤寒沙门菌、志贺菌、致病性大肠埃希菌等。

肠道杆菌有下述共同特征。

1. 形态与结构

均为中等大小、两端钝圆的革兰阴性杆菌，无芽胞，多数有周鞭毛，少数有荚膜或包膜，致病菌多有菌毛。

2. 培养特性

营养要求不高，在普通培养基和麦康凯培养基上生长良好。在血平板上，有些菌株可产生溶血环。

3. 抗原结构

（1）O 抗原　细菌细胞壁的成分，其化学成分是脂多糖，耐热，具有属、种特异性。其特异性取决于脂多糖末端重复结构多糖链糖残基种类的排列。产生 IgM 类抗体，有 O 抗原的菌落呈光滑（S）型，在人工培养基中反复传代或长久保存时，其细胞壁上的特异性多糖链消失而核心多糖仍保留，菌落变为粗糙（R）型，称"S-R"变异。

（2）H 抗原　不耐热的鞭毛蛋白，60 ℃作用 30 min 即被破坏。其特异性取决于鞭毛蛋白多肽链上的氨基酸序列和空间构型。产生 IgG 类抗体，失去鞭毛，动力也随之消失，称"H-O"变异。

Note

49

（3）K 抗原　包绕在 O 抗原外侧的不耐热的多糖抗原，能阻断 O 抗原与相应抗体的结合，由黏液或荚膜多糖的结构决定表面抗原的特异性。与细菌侵袭力有关。重要的 K 抗原有肠埃希菌的 K 抗原、伤寒沙门菌的 Vi 抗原和志贺菌的 B 抗原等。

有些肠道杆菌还可有菌毛抗原，为菌毛蛋白，可干扰 O 抗原凝集，不耐热。另外，几乎所有肠杆菌科细菌表面都有共同抗原(ECA)。

4. 抵抗力

对理化因素抵抗力较弱，60 ℃作用 30 min 即被杀死。不耐干燥，对一般化学消毒剂如漂白粉、酚、甲醛和戊二醛等均敏感。胆盐、煌绿等对大肠埃希菌等非致病菌有选择作用，可制备肠道选择培养基。在自然界中生存力较强，在粪便、污水或冰中可生存数周至数月。

第一节　埃 希 菌 属

埃希菌属(escherichia)属肠道的正常菌群。大肠埃希菌(E. coli)是该属最常见、最重要的一个菌种，俗称大肠杆菌，一般情况下，对人体有益，可合成 B 族维生素和维生素 K 供人体吸收利用。当宿主免疫力低下或细菌侵入肠外组织或器官时，可引起肠外感染，属条件致病菌。某些血清型大肠埃希菌为致病菌，可直接引起肠道感染。

一、生物学性状

（一）形态与结构

革兰阴性杆菌，大小为 $0.4 \sim 0.7\ \mu m \times 1 \sim 3\ \mu m$，多数有周鞭毛及菌毛，引起肠外感染的菌株有包膜(微荚膜)。

（二）培养特性

兼性厌氧，营养要求不高，在普通营养琼脂上 37 ℃培养 24 h 后形成较大的圆形、光滑、湿润、灰白色的菌落，在血琼脂上某些菌株可产生 β 溶血，在肠道选择培养基上可发酵乳糖，形成有色菌落。

（三）抗原结构

主要由 O 抗原、H 抗原和 K 抗原组成。O 抗原是细菌细胞壁的脂多糖，是血清学分型的基础，表示大肠埃希菌的血清型按 O∶K∶H 排列，如 O111∶K58(B4)∶H2。

（四）抵抗力

该菌的抵抗力强于其他肠道杆菌，水中可存活数周至数月，在温度较低的粪便中可存活更久。对热抵抗比其他肠道菌强。对氯霉素、链霉素、庆大霉素、卡那霉素等敏感，易产生耐药性。胆盐、煌绿等对其有选择抑制作用，对磺胺类、链霉素、氯霉素等敏感，但易产生耐药菌株。

二、致病性与免疫性

（一）致病物质

1. 定居因子

定居因子又称黏附素，是由质粒控制产生的特殊菌毛，帮助细菌黏附于肠黏膜表面。具有高度特异性。

2. 肠毒素

大肠埃希菌产生两种肠毒素：一种是不耐热肠毒素(LT)，为蛋白质，65 ℃作用 30 min 即被破坏；另一种是耐热肠毒素(ST)，为低分子多肽，耐热，100 ℃作用 10～20 min 不被破坏，两者均可使肠道细胞中 cAMP 的水平升高，引起肠液大量分泌而导致腹泻。

3. K 抗原

K 抗原具有抗吞噬作用。

（二）所致疾病

1. 肠道外感染

大肠埃希菌是临床分离的革兰阴性杆菌中最常见的菌种，可引起人类泌尿系统感染，以女性泌尿系统感染最常见，如尿道炎、膀胱炎、肾盂肾炎等；此外，本菌还可引起菌血症、胆囊炎、肺炎及新生儿脑膜炎等。常见于腹腔内脓肿、肠穿孔继发腹膜炎、肠道手术后继发感染或大面积灼伤创面感染。有时与类杆菌、粪肠球菌混合感染。产生的脓液黏稠，有粪臭味。

2. 肠道内感染

大肠埃希菌是人和动物肠道正常菌群，但其中有些菌株能引起轻微腹泻至霍乱样严重腹泻，并能引起致死性并发症如溶血性尿毒综合征(HUS)。根据其不同的血清型别、毒力和所致临床症状，可将致腹泻的大肠埃希菌分为五种类型。

（1）肠产毒型大肠埃希菌(ETEC)　在发展中国家引起儿童腹泻和旅行者腹泻，导致恶心、腹痛、低热以及急性发作的类似于轻型霍乱的大量水样腹泻。由 ETEC 引起的旅行者腹泻有时甚为严重，但很少致死。肠毒素为 ST 和 LT。

（2）肠致病型大肠埃希菌(EPEC)：主要引起婴幼儿和旅行者肠道感染，导致发热、呕吐、大量水泻。便中含黏液但无血液，是世界各地婴儿腹泻的重要病原菌。

（3）肠侵袭型大肠埃希菌(EIEC)　较少见，是流行病学研究中发现的最早的大肠埃希菌，主要侵犯较大儿童和成人，主要侵犯肠黏膜，在黏膜上皮内增殖，并破坏上皮细胞。EIEC 还可像志贺菌一样引起肠炎症状，如发热、腹痛、水泻或典型的菌痢症状，出现脓血黏液便。

（4）肠出血型大肠埃希菌(EHEC)　感染以幼儿为主，多为水源性或食源性感染，可引起散发性或暴发性出血性结肠炎，症状轻重不一，可为轻度腹泻至剧烈腹痛的血便。有学者认为 EHEC 的 Vero 毒素即志贺毒素(shiga toxin ST)，故又称其为产志贺样大肠埃希菌(STEC)。

（5）肠集聚型大肠埃希菌(EAEC)　该菌与世界各地慢性腹泻有关，可产生耐热肠毒素，可致儿童肠道感染，引起持续性腹泻、脱水，偶有便血(表 8-1)。

表 8-1　引起肠道内感染的大肠埃希菌

菌株	作用部位	疾　病	致病因素	常见 O 血清型
ETEC	小肠	旅行者和婴幼儿腹泻	肠毒素、定植因子	6、8、15、25 等
EPEC	小肠	婴儿腹泻	质粒介导的黏附作用	2、55、125 等
EIEC	大肠	水样便	质粒介导的侵袭作用	28、29、124 等
EHEC	大肠	出血性结肠炎	志贺毒素Ⅰ、Ⅱ	157、26、111 等
EAEC	小肠	婴儿腹泻	质粒介导的集聚性黏附	42、44、3 等

（三）免疫性

大肠埃希菌具有多种抗原，均可刺激机体产生抗体。但有保护作用的主要是 SIgA，具有杀菌、抑菌及抗黏附作用。婴儿可从母体获得 SIgA，故母乳喂养可减少婴儿腹泻的发生。

三、微生物学检查

1. 患者标本中细菌的分离鉴定

大肠埃希菌可引起肠外和肠道感染，应根据不同感染部位采集标本。无菌操作采取中段尿、血

【考点提示】

大肠埃希菌为肠道正常菌群，是医院感染的常见致病菌，可引起各部位感染。致腹泻大肠埃希菌可引起肠道内感染，在 MAC 和 SS 平板上为发酵乳糖的红色菌落。

液、脓汁、脑脊液、粪便等。血液、脑脊液等标本需经肉汤培养基增菌,再接种于血平板或选择培养基,粪便和尿标本可直接接种到选择培养基进行分离培养,挑取可疑菌落,涂片染色镜检,再通过生化反应和血清学试验进行鉴别。此外,还应对泌尿系统感染患者的尿液做细菌总数测定,当尿液含菌量≥10万/mL时,才有诊断价值。

2. 水、食品等卫生学检查

大肠埃希菌随粪便排出,易污染环境、水源和食品。卫生学检查中常以细菌总数和大肠菌群数作为检测指标。

四、防治原则

良好的卫生习惯有益于防止该菌的感染。应加强饮用水、食品卫生监督和管理,改善公共卫生条件。严格无菌操作,避免医源性感染。大肠肝菌对磺胺、链霉素、卡那霉素、诺氟沙星等较敏感,但易产生耐药性,应根据药敏试验结果选择抗菌药物。

第二节 沙门菌属

沙门菌属(salmonella)是一群寄居于人类和动物肠道中的革兰阴性杆菌。血清型现已达 2500多种。对人致病的主要有伤寒沙门菌、甲型副伤寒沙门菌、肖氏沙门菌和希氏沙门菌。

一、生物学性状

(一)形态与结构

革兰阴性杆菌,较细长,大小为 0.6～1.0 μm×2～4 μm,有菌毛和周鞭毛,无芽胞,无荚膜。

(二)培养特性

营养要求不高,在普通营养琼脂上可生长,形成中等大小、无色半透明光滑型菌落,可发生 S-R变异。在肠道选择培养基上不发酵乳糖,菌落较小,透明或半透明;除伤寒沙门菌外,均分解糖类产酸产气,在 SS 琼脂上形成中心黑色的菌落。

(三)抗原结构

抗原结构复杂,主要有 O 抗原、H 抗原,少数菌株有表面抗原(Vi 抗原、M 抗原等)。

1. O 抗原

存在于细菌细胞壁脂多糖中的特异性多糖,耐热。刺激机体产生 IgM 抗体为主,与相应的抗血清反应时呈颗粒状凝集。

2. H 抗原

为不稳定的蛋白质抗原,加热或用乙醇处理均被破坏。根据其特异性高低可分为第 I 相和第 II相。刺激机体产生的抗体以 IgG 为主,与相应的抗血清呈絮状反应。

3. Vi 抗原

又称毒力抗原,是一种不耐热的酸性多糖聚合物,有抗吞噬及保护细菌免受相应抗体和补体的溶菌作用。可阻止 O 抗原与相应抗体发生凝集。

(四)抵抗力

沙门菌对理化因素抵抗力不强,65 ℃维持 15～30 min 即被杀死。在水中能存活 2～3 周,粪便中可存活 1～2 个月。冻土中可越冬,对胆盐和煌绿等染料的耐受性强于其他肠道杆菌。对常用消毒剂敏感。

二、致病性与免疫性

（一）致病物质

1. 侵袭力

沙门菌的有毒株具有侵袭力,能穿过小肠上皮到达固有层。细菌在此部位常被吞噬细胞吞噬,有 Vi 抗原的保护作用,被吞噬后的细菌在细胞内不被破坏,反而在细胞内继续生长繁殖,并随游走的吞噬细胞将细菌带至机体的其他部位。

2. 内毒素

沙门菌有较强的内毒素,是沙门菌的主要致病因素。可引起发热,白细胞改变,中毒性休克,并能激活补体系统,产生多种生物学效应。

3. 肠毒素

某些沙门菌(如鼠伤寒沙门菌)能产生类似大肠埃希菌的肠毒素。

（二）所致疾病

沙门菌主要通过污染食品和水源经口感染,引起人类和动物的沙门菌病,出现相应的临床症状或亚临床感染。

1. 肠热症

肠热症俗称伤寒和副伤寒。最典型的是由伤寒沙门菌引起的伤寒,表现为发热,血培养或肥达反应阳性。肠热症也可由其他沙门菌引起,常表现为轻度发热和腹泻。本病潜伏期 7～20 天,典型病程 3～4 周,病程第一周细菌经消化道进入小肠,穿过肠黏膜上皮细胞而侵入肠壁淋巴组织,并在淋巴管肠系膜淋巴结及其他淋巴组织中繁殖,再从胸导管进入血流,引起菌血症,患者出现发热、全身不适、乏力等前驱症状。此时相当于病程的第 1 周(前驱期)。细菌随血流进入全身各脏器和组织,如肝、肾、脾、骨髓、胆囊等,并在其中繁殖,被脏器中吞噬细胞吞噬的细菌再次进入血流引起第二次菌血症,患者出现持续高热、肝脾肿大、皮肤玫瑰疹等典型症状,血中白细胞数明显下降。此时相当于病程的第 2～3 周(极期)。由于胆囊中的细菌随胆汁排出肠腔,一部分随粪便排出体外,有些细菌再度侵入肠壁淋巴组织,使已致敏的组织发生变态反应,引起肠壁表层坏死、脱落和溃疡,发生肠出血,甚至肠穿孔。肾脏中的细菌可随尿排出。第 3 周是病程的转折时期,如无并发症,患者的各种症状逐渐缓解,进入缓解期,第四周后进入恢复期。

2. 胃肠炎(食物中毒)

此型最为常见,主要由猪霍乱沙门菌、鼠伤寒沙门菌和肠炎沙门菌感染所致。引起轻型或暴发型腹泻,伴有低热、恶心和呕吐。

3. 菌血症和败血症

以猪霍乱沙门菌、鼠伤寒沙门菌和肠炎沙门菌感染为主,无明显的胃肠炎症状,表现为高热、寒战等。常伴有局部病灶如胆囊炎、骨髓炎等。

（三）免疫性

伤寒或副伤寒沙门菌侵入机体后,主要在细胞内繁殖,机体可获得牢固免疫力,很少再感染,主要是细胞免疫。食物中毒的免疫主要靠炎症反应和局部产生 SIgA 的作用。败血症患者细胞免疫和体液免疫均起重要作用。

三、微生物学检查

（一）细菌分离鉴定

根据不同疾病、不同病程取不同标本,肠热症于发病第 1 周采血,第 2、3 周取粪便或尿液,全程均可做骨髓培养;食物中毒多取粪便、呕吐物、可疑食物;败血症取血液分离培养。血液和骨髓穿刺液需先增菌,粪便和经离心的尿沉渣可直接接种于肠道选择培养基上,挑取无色可疑菌落进一步做生化反应和血清学试验进行鉴定。

(二)血清学试验

血清学试验主要用于肠热症的辅助诊断。应用较多的是肥达试验,用已知伤寒、副伤寒沙门菌的 O、H 抗原,检测受检血清中有无相应的抗体的半定量试管内凝集试验,称为肥达试验。

1. 正常值

肥达试验结果的正常值各地区有所不同,一般 O>1∶80,H>1∶160,A、B、C>1∶80 才有临床意义。或在疾病早期及中后期分别采集两次血清,若第二份血清比第一份的效价增高 4 倍以上则具有诊断价值。

2. O 与 H 抗体的诊断意义

O 抗原刺激机体产生的抗体为 IgM,出现较早,存在于血清内的时间较短;H 抗体为 IgG,出现较迟,持续存在的时间较长。O、H 抗体浓度都高,肠热症可能性大;O、H 抗体浓度都低,肠热症可能性小;O 高 H 不高,可能为疾病的早期或与沙门菌属 O 抗原有交叉反应的其他沙门菌感染;H 高 O 不高,有可能是预防接种或非特异性免疫反应等;其他疾病如血吸虫病、败血症、结核病等可出现假阳性反应。

四、防治原则

应加强饮用水、食品卫生监督和管理,带菌者不能从事饮食相关行业。控制传染源、切断传播途径,及时发现,隔离治疗。治疗可选环丙沙星、氯霉素或头孢霉素等。

第三节　志　贺　菌　属

志贺菌属(Shigella)细菌俗称痢疾杆菌,引起人类细菌性痢疾。细菌性痢疾是流行于发展中国家的一种常见病,全世界年病例数超过 2 亿。

一、生物学性状

(一)形态与结构

革兰阴性短小杆菌,大小为 0.5~0.7 μm×2~3 μm,无芽胞,无荚膜,无鞭毛,部分菌株有菌毛。

(二)培养特性

营养要求不高,能在普通培养基上形成中等大小、圆形、湿润、半透明的光滑型菌落。在肠道选择培养基上形成不发酵乳糖、中等大小、无色半透明的菌落。志贺菌属中的宋内志贺菌可迟缓发酵乳糖,形成较大菌落。

(三)抗原结构

有 O 抗原,部分菌种有 K 抗原。O 抗原是分类的依据,有群特异性和型特异性两种抗原,根据生化反应和 O 抗原的不同,将志贺菌属分为 4 个血清群(A、B、C、D)和 40 余个血清型(表 8-2)。K 抗原在分类上无意义。K 抗原存在时能阻断 O 抗原与相应抗血清的凝集作用。

表 8-2　志贺菌属的抗原分类

菌　种	群	型	亚　型
痢疾志贺菌	A	1～13	8a,8b,8c
福氏志贺菌	B	1～6,x,y 变种	1a,1b,2a,2b,3a,3b,3c,4a,4b
鲍氏志贺菌	C	1～18	
宋内志贺菌	D	1	

（四）抵抗力

本属细菌对理化因素的抵抗力较其他肠杆菌科细菌弱,在 1% 石炭酸中 15～30 min 和 60 ℃作用 10 min 即被杀死。粪便中数小时内死亡,对酸敏感,在运送标本时须使用含有缓冲剂的培养基保存标本。

二、致病性与免疫性

（一）致病物质

1. 侵袭力

因菌毛的作用使细菌黏附在肠黏膜表面的上皮细胞上,并穿入此细胞,在黏膜固有层内繁殖形成感染灶,引起炎症反应。

2. 内毒素

本菌属各菌株均有强烈的内毒素,由于内毒素的释放而造成上皮细胞死亡和黏膜下发炎,并形成毛细血管血栓,导致坏死、脱落和溃疡,临床上出现典型的脓血便;另外,可引起全身中毒症状(内毒素血症),导致发热、意识障碍,甚至中毒性休克。

3. 外毒素

A 群志贺菌Ⅰ型和Ⅱ型产生的志贺毒素(ST),毒性较强,有细胞毒性、肠毒素性和神经毒性三种生物活性。

（二）所致疾病

主要引起细菌性痢疾(简称菌痢)。传染源是患者和带菌者,经粪-口途径传播。临床上常见的有以下几种。

1. 急性细菌性痢疾

表现为腹痛、发热、大量水样便,1～2 天后转为少量腹泻(有里急后重现象),便中含有多量血、黏液和白细胞。志贺菌很少穿过黏膜层进入血流,在血液中极少发现该菌。痢疾志贺菌引起的菌痢特别严重,死亡率高达 20%。非典型菌痢因症状不典型,容易造成误诊和漏诊。

2. 慢性细菌性痢疾

常因急性菌痢治疗不彻底,造成反复发作、迁延不愈,病程超过 2 个月以上视为慢性痢疾。此外,有痢疾病史,但无症状,结肠镜检或大便培养阳性者称为隐匿型菌痢,此型在流行病学中有重要意义。

3. 急性中毒性痢疾

多见于小儿,常无明显的消化道症状而表现为全身中毒症状,若抢救不及时,往往造成死亡。

（三）免疫性

志贺菌感染不入血流,只局限于肠道,抗感染免疫以消化道黏膜表面产生 SIgA 为主。志贺菌型株较多,且缺少交叉免疫,病后不能获得牢固的免疫力。多数人在血液中可产生循环抗体,但无保护作用。

三、微生物学检查

在发病早期(治疗前)采集黏液脓血便做床边接种。若不能及时送检,可将标本按 1 ∶ 10 保存于 30％甘油缓冲盐水或专用运送培养基内。将标本先行增菌或直接接种于肠道选择培养基上,37℃培养 18～24 h,挑取无色半透明可疑菌落进行生化反应和血清学试验确定菌群和菌型,也可用免疫荧光菌球法、协同凝集试验及分子生物学方法鉴定。

四、防治原则

预防菌痢应从控制传染源、切断传播途径和增强机体免疫力着手。注意饮食卫生,加强对水源、食品的卫生学检测,多年来,预防主要采取口服减毒活疫苗,对患者及带菌者早发现,早诊断,早治疗。治疗可选用磺胺类药物或环丙沙星等抗菌药物,此菌易出现多重耐药菌株,用药时应参照药敏试验的结果。

第四节　变形杆菌属

变形杆菌属(proteus)是一群动力活泼、产硫化氢、苯丙氨酸脱氨酶和脲酶均阳性的细菌,包括普通变形杆菌、奇异变形杆菌、产黏变形杆菌、潘氏变形杆菌。代表菌种是普通变形杆菌,能引起食物中毒和泌尿系统等多种感染。

一、生物学特性

（一）形态与结构

革兰阴性菌,大小为 0.4～1.0 μm,明显多型性,可呈球状或丝状。有周鞭毛,运动活泼,无芽胞,无荚膜,有菌毛。

（二）培养特性

对营养要求不高,大多数菌株在普通琼脂平板上可蔓延生长形成波纹状薄膜布满整个培养基表面,称迁徙生长现象,是本菌属的特征。此现象可被石炭酸或胆盐等抑制。在肠道选择鉴别培养基上形成圆形、扁平、无色半透明、乳糖不发酵的菌落。产生硫化氢的菌种在 SS 培养基上菌落中心呈黑色,与沙门菌十分相似。

（三）抗原构造

变形杆菌属的某些菌株如 X19、X2、Xk 的 O 抗原与某些立克次体有共同抗原,出现交叉凝集反应,可作为立克次体病的辅助诊断试验,称为外斐反应。

二、致病性与免疫性

变形杆菌为条件致病菌,可引起人的原发性和继发性感染,是尿路感染的主要病原菌之一,并与尿路结石的形成有一定的关系。可继发于尿路感染引起菌血症,还常引起伤口、呼吸道等多种感染。由变形杆菌造成的新生儿脐带感染可导致高度致死性菌血症和脑膜炎。变形杆菌自然耐药菌株多,应根据药敏试验选择药物,一般用头孢霉素、庆大霉素、磺胺增效剂等。

第五节　弧　菌　属

弧菌属是一群菌体短小、弯曲呈弧形的革兰阴性细菌,菌体一端有单鞭毛,运动活泼。广泛分布于自然界,以水中最多见,多数为非致病菌,有致病性的主要是霍乱弧菌和副溶血性弧菌。

霍乱弧菌(V. cholera)是一种古老且流行广泛的烈性传染病霍乱的病原体。霍乱的主要表现为剧烈的呕吐、腹泻、失水,死亡率甚高。霍乱弧菌包括两个生物型,古典生物型和 EL-Tor 生物型。

自 1817 年以来,全球共发生了七次世界性大流行,前六次病原是古典生物型霍乱弧菌,第七次病原是 EL-Tor 生物型所致。1992 年在印度又发现了一个引起霍乱流行的新菌株(0139),它不能被 O1 群霍乱弧菌诊断血清所凝集,抗 O1 群的抗血清对 0139 菌株无保护性免疫;在水中的存活时间较 O1 群霍乱弧菌长。

一、生物学性状

(一)形态与染色

霍乱弧菌为革兰阳性菌,菌体弯曲呈弧状或逗点状,无荚膜与芽胞。经人工培养后,易失去弧形而呈杆状。菌体一端有单根鞭毛和菌毛,取霍乱患者米泔水样粪便做活菌悬滴观察,可见细菌运动极为活泼,呈流星穿梭样运动。

(二)培养特性

兼性厌氧,营养要求不高,耐碱不耐酸,在 pH 8.8～9.2 的碱性蛋白胨水或碱性琼脂平板中生长良好,37 ℃培养 6～8 h 可形成菌膜。霍乱弧菌可在无盐环境中生长,其他致病性弧菌则不能。

(三)抗原构造

本菌有菌体抗原(O 抗原)和鞭毛抗原(H 抗原)。H 抗原与其他弧菌的 H 抗原相同,无特异性。O 抗原特异性高,根据 O 抗原的不同将弧菌属细菌分为 100 多个血清群。

(四)抵抗力

霍乱弧菌古典生物型对外环境抵抗力较弱,EL-Tor 生物型抵抗力较强,在鲜鱼、贝壳类食物上存活 1～2 周。霍乱弧菌对热、干燥、日光、化学消毒剂和酸均很敏感,耐低温,耐碱。湿热 100 ℃作用 1～2 min,水中通入 0.5×10^{-6} g/mL 氯气 15 min 可被杀死。0.1%高锰酸钾浸泡蔬菜、水果可达到消毒目的。在正常胃酸中仅生存 4 min。

二、致病性和免疫性

(一)致病物质

霍乱弧菌的主要致病物质是霍乱肠毒素,其本质是蛋白质。该毒素属外毒素,具有很强的抗原性。致病机制如下:毒素由 A 和 B 两个亚单位组成,A 亚单位为毒性单位,B 亚单位为结合单位,能特异地识别肠上皮细胞上的受体。在 B 亚单位的帮助下,A 亚单位进入细胞,使细胞内 cAMP 浓度增高,导致肠黏膜细胞分泌功能大为亢进,使大量体液和电解质进入肠腔而发生剧烈吐泻,由于大量脱水和失盐,可发生代谢性酸中毒,使血液循环衰竭,甚至休克或死亡。

(二)所致疾病

霍乱弧菌可引起烈性肠道传染病霍乱。人类在自然情况下是霍乱弧菌的唯一易感者,主要通过污染的水源或饮食经口传染。在一定条件下,霍乱弧菌进入小肠后,可能借助菌毛黏附于肠壁上皮细胞，在肠黏膜表面迅速繁殖，经过短暂的潜伏期后便急骤发病。该菌不侵入肠上皮细胞和肠腺，也不侵入血流，仅在局部繁殖和产生霍乱肠毒素，患者可出现严重的腹泻、呕吐，泻出物呈"米泔水样"并含大量弧菌，为本病典型的特征。

（三）免疫性

感染过霍乱的人可获得牢固的免疫力，再感染者少见。主要依靠肠腔中的 SIgG 凝集黏膜表面的病菌，使其失去动力。

三、微生物学诊断

本病强调早诊断、早隔离、早治疗。

（一）直接镜检

采取患者"米泔水样"大便或呕吐物。镜检（涂片染色及悬滴法检查）观察细菌形态、动力特征。悬滴法观察到细菌呈穿梭样运动有助于诊断。

（二）细菌分离培养

可将材料接种至碱性蛋白胨水，37 ℃培养 6～8 h，取生长物做形态观察，并转种于碱性平板进行分离培养，取可疑菌落做玻片凝集试验，阳性者再做生化反应及生物型别鉴定试验。

（三）特异性制动试验

取检材或新鲜碱性蛋白胨水培养物一滴，置于载玻片上，再加霍乱弧菌多价诊断血清，加盖玻片，用暗视野镜观察，3 min 内运动被抑制的即为阳性，此法优点是快速、特异性高、操作简便，但必须有数量较多的弧菌才能检出。

四、防治原则

必须贯彻预防为主的方针，做好对外交往及入口的检疫工作，严防本菌传入，此外，应加强水、粪管理，注意饮食卫生。对患者要严格隔离，必要时实行疫区封锁，以免疾病扩散蔓延。

人群的菌苗预防接种，可获良好效果，但持续时间短，仅 3～6 个月。治疗方法主要为及时补充液体和电解质，应用抗菌药物如链霉素、氯霉素、强力霉素等，但要注意耐药菌株的出现。

知识拓展
8-1

第六节　其他肠道病原菌

一、幽门螺杆菌

幽门螺杆菌是革兰阴性的微需氧菌，存在于胃部及十二指肠的各区域内。它会引起胃黏膜轻微的慢性发炎，导致胃及十二指肠溃疡与胃癌。

幽门螺杆菌菌体细长，呈弧形、S 形和螺旋状，陈旧培养物中可呈球形。双端多根带鞘鞭毛，运动活泼，无芽胞。在胃黏膜层中常呈鱼群样排列。在 $2\% \sim 8\%$ O_2 和 $5\% \sim 10\%$ CO_2 气体环境中生长良好。最适 pH 7.0，最适温度 37 ℃。

该菌利用其特征性的菌体和鞭毛结构穿透黏膜层，并利用菌体表面菌毛样网状结构稳固地定居于胃黏膜上皮细胞表面，引起炎症。幽门螺杆菌可产生大量尿素酶，尿素酶可迅速分解胃液中的尿素，产生大量的 NH_3，覆盖于菌体表面，保护其不被胃酸杀灭。同时，幽门螺杆菌还可产生细胞空泡毒素，损伤胃黏膜上皮细胞。其合成的蛋白酶破坏胃黏膜屏障，导致 H^+ 回渗，对胃炎和溃疡的形成起一定作用。

幽门螺杆菌与消化性溃疡、胃肠道肿瘤的产生有关,是引起消化性溃疡的主要病因。感染本菌2周后可能发生急性胃炎,绝大多数感染者通常引发慢性活动性胃窦炎;长期感染者可发展为萎缩性胃炎、溃疡、腺癌和胃黏膜相关淋巴瘤。

二、克雷伯菌属

克雷伯菌属(klebsiella)是引起医院感染的重要病原菌,是常见的条件致病菌。一共有5个种。临床上常见的是肺炎克雷伯菌。

肺炎克雷伯菌为革兰阴性粗短杆菌,常成双排列。无鞭毛,不能运动,无芽胞,有荚膜。兼性厌氧,营养要求不高,在初次分离培养基上可形成较大、凸起、灰白色、黏液型的菌落。用接种环挑取易拉成丝,此特征有助于与其他细菌鉴别。在 MAC 培养基上发酵乳糖产酸,形成较大红色的黏液型菌落,红色可扩散至菌落周围的培养基中。

肺炎克雷伯菌是临床上常见的条件致病菌,可分为肺炎亚种、鼻炎亚种及鼻硬节亚种3个亚种。其中肺炎亚种俗称肺炎杆菌,是目前除大肠埃希菌外的医源性感染中最重要的条件致病菌。可引起典型的原发性肺炎。也能引起各种肺外感染,包括肠炎、婴儿脑膜炎、尿路感染及菌血症。鼻炎亚种又称臭鼻杆菌,能引起慢性萎缩性鼻炎。鼻硬节亚种又称鼻硬节杆菌,可引起鼻腔、咽喉和其他呼吸道硬节病。

 目标检测题

一、名词解释

1. 肥达反应　2. 外斐反应　3. 霍乱肠毒素

二、简答题

1. 简述大肠埃希菌的分类。
2. 常见的沙门菌有哪些?可致哪些疾病?
3. 简述霍乱肠毒素的致病机制。

三、单项选择题

在线答题 8

（张蓓蓓）

第九章 厌氧性细菌

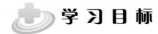

学习目标

1. 掌握：破伤风梭菌的致病性及特异性防治原则。
2. 熟悉：产气荚膜梭菌的致病性及防治原则。
3. 了解：无芽胞厌氧菌的种类及致病性。

案例引导

患者，男性，80岁，平时喜欢用废铁做各种手工艺品。有一天，患者出现牙关紧闭、吞咽困难的症状，家人及时将其送至医院，入院后出现弓背、腹部僵硬等症状，并呈现进行性加重，患者苦笑面容，询问病史后知道入院前一个月患者曾有被废铁戳伤脚部的经历。请思考：①该患者可能患了何种疾病？②是由何种病原菌引起的？③治疗时应注射什么药物？

案例答案

第一节 厌氧芽胞梭菌

厌氧芽胞梭菌属（*Clostridum*）细菌是一群专性厌氧、能形成芽胞的粗大杆菌。本属种类繁多，多为土壤中的腐物寄生菌，少数为致病菌，如破伤风梭菌、产气荚膜梭菌、肉毒梭菌等。

一、破伤风梭菌

破伤风梭菌（*C. tetani*）是破伤风的病原菌，大量存在于人和动物肠道中，由粪便污染土壤，经伤口感染引起疾病。

（一）生物学性状

1. 形态与结构

破伤风梭菌菌体细长，长 4～8 μm，宽 0.3～0.5 μm，周身有鞭毛，芽胞呈圆形，位于菌体顶端，直径比菌体宽大，似鼓槌状，是本菌形态上的特征（图9-1）。繁殖体为革兰阳性，带上芽胞的菌体易转为革兰阴性。

2. 培养与生化反应

破伤风梭菌为专性厌氧菌,最适生长温度为37℃,pH 7.0～7.5,营养要求不高,在普通琼脂平板上培养 24～48 h 后可形成直径 1 mm 以上不规则的菌落,在血液琼脂平板上有明显溶血环,在疱肉培养基中培养,肉汤浑浊,肉渣部分被消化,微变黑,产生气体。

3. 抵抗力

本菌繁殖体抵抗力与其他细菌相似,但芽胞抵抗力强大。在土壤中可存活数十年,能耐煮沸 40～50 min。对青霉素敏感。

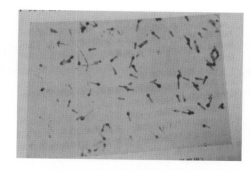

图 9-1　破伤风梭菌(×1500)

（二）致病性

1. 致病条件

伤口的厌氧环境是破伤风梭菌感染的重要条件。窄而深的伤口（如刺伤）,有泥土或异物污染,或大面积创伤、烧伤、坏死组织多,局部组织缺血或同时有需氧菌或兼性厌氧菌混合感染,均易造成厌氧环境,有利于破伤风梭菌生长。

2. 致病物质

破伤风梭菌能产生强烈的外毒素,即破伤风痉挛毒素。破伤风痉挛毒素是一种神经毒素,为蛋白质,不耐热,可被肠道蛋白酶破坏,故口服毒素不起作用。破伤风毒素的毒性非常强烈,仅次于肉毒毒素。

3. 所致疾病

破伤风梭菌没有侵袭力,只在污染的局部组织中生长繁殖,一般不入血流。当局部产生破伤风痉挛毒素吸收入血时,可形成毒血症而发病。毒素能与神经组织中的神经节苷脂结合,封闭脊髓抑制性突触末端,阻止释放抑制冲动的传递介质甘氨酸和 γ 氨基丁酸,从而破坏上下神经元之间的正常抑制性冲动的传递,导致横纹肌痉挛,发生破伤风。破伤风多见于战伤。平时除创伤感染外,分娩时断脐不洁,手术器械灭菌不严,均可引起发病。新生儿破伤风（俗称脐带风）尤为常见。破伤风潜伏期不定,短的 1～2 天,长的达 2 个月,平均 7～14 天。潜伏期越短,病死率越高。发病早期有发热、头痛、不适、肌肉酸痛等前驱症状,局部肌肉抽搐,出现张口困难,咀嚼肌痉挛,患者牙关紧闭,呈苦笑面容,继而颈部、躯干和四肢肌肉可发生强直收缩,身体呈角弓反张,面部发绀,呼吸困难,最后可因窒息而死。病死率约 50%,新生儿和老年人尤高。

（三）防治原则

破伤风一旦发病,疗效不佳,应以预防为主。

1. 正确处理伤口

及时清创扩创,破坏厌氧环境。

2. 特异性预防

（1）人工自动免疫　对儿童、军人和其他易受外伤的人群有计划地进行类毒素预防注射,具有重要意义。

（2）人工被动免疫　注射破伤风抗毒素可获得被动免疫,用途有两点:一是紧急预防,一般肌内注射 1500～3000 单位;二是特异治疗,一般用 10 万～20 万单位,但使用 TAT 时应预防过敏反应。

3. 大剂量使用抗生素

四环素、红霉素类可以抑制破伤风梭菌在伤口局部繁殖。

知识拓展
9-1

二、产气荚膜梭菌

产气荚膜梭菌(*C. perfringens*)是气性坏疽的主要病原菌。气性坏疽是战时多见的一种严重的创伤感染,以局部水肿、产气、肌肉坏死及全身中毒为特征。病原菌有 6~9 种之多,常为混合感染。以产气荚膜梭菌为最多见(占 60%~90%)。

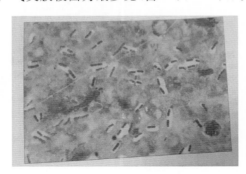

图 9-2 产气荚膜梭菌

(一)生物学性状

产气荚膜梭菌为革兰阳性粗大梭菌,(3~4) μm ×(1~1.5) μm。芽胞呈卵圆形,芽胞宽度不比菌体大,位于中央或末次端(图 9-2)。在脓汁、坏死组织或感染动物脏器的涂片上,可见有明显的荚膜,无鞭毛,不能运动。厌氧程度不如破伤风梭菌要求高。在血液琼脂平板上菌落较大、灰白色、不透明,边缘呈锯齿状,多数菌株有双层溶血环。在牛乳中分解糖产酸而使酪蛋白凝固,是由产生的气体冲击酪蛋白而形成的现象,称为"汹涌发酵",是本菌的特点之一。

(二)致病性

1. 致病物质

产气荚膜梭菌既能产生强烈的外毒素,又有多种侵袭性酶,并有荚膜,可构成强大的侵袭力,引起感染,从而致病。毒素的毒性虽不如肉毒毒素和破伤风毒素强,但种类多,外毒素有 α、β、γ 等 12 种,另外,产气荚膜梭菌具有多种酶,如卵磷脂酶、纤维蛋白酶、透明质酸酶、胶原酶和 DNA 酶等。根据细菌产生外毒素的种类差别,可将产气荚膜梭菌分成 A、B、C、D、E 五个型。对人致病的主要是 A 型,引起气性坏疽和食物中毒。C 型则引起坏死性肠炎。在各种毒素和酶中,以 α 毒素最为重要,α 毒素是一种卵磷脂酶,α 毒素能损伤多种细胞的细胞膜,引起溶血、组织坏死,血管内皮细胞损伤,使血管通透性增高,造成水肿。此外,θ 毒素有溶血和破坏白细胞的作用;胶原酶能分解肌肉和皮下的胶原组织,使组织崩解;透明质酸酶能分解细胞间质透明质酸,有利于病变扩散。

2. 所致疾病

本菌能引起人类多种疾病,其中最重要的是气性坏疽。

(1)气性坏疽 以局部剧痛、水肿、胀气、组织迅速坏死、分泌物恶臭,伴有全身毒血症的急性感染。潜伏期较短,一般只有 8~48 h。由于本菌分解组织中的糖,产生大量气体充塞组织间隙,造成气肿,挤压软组织,阻碍血液循环,进一步促使肌肉坏死。同时,毒素还可引起血管壁通透性增高,浆液渗出,形成扩散性水肿,用手触压肿胀组织可发生"捻发音"。疼痛剧烈,蔓延迅速,最后形成大块组织坏死。细菌一般不侵入血流,局部细菌繁殖产生的各种毒素以及组织坏死产生的毒性物质被吸收入血,引起毒血症而死亡。

(2)食物中毒 某些 A 型菌株能产生肠毒素,食其污染的食物后,可引起食物中毒。潜伏期短,8~22 h,发生腹痛、腹泻、便血等症状,较少呕吐,一般不发热,1~2 日内可自愈。

(3)急性坏死性肠炎 由 C 型产气荚膜梭菌引起,致病物质可能为 β 毒素。潜伏期不到 24 h,发病急,有剧烈腹痛、腹泻、肠黏膜出血性坏死,粪便带血;可并发周围循环衰竭、肠梗阻、腹膜炎等,病死率达 40%。

(三)防治原则

预防措施主要是早期及时彻底清创处理、扩创,破坏或消除厌氧环境,必要时截肢,防止病灶扩散,早期可用多价抗毒素血清,合并给予大剂量青霉素以杀灭细菌和其他混合感染细菌。

知识拓展
9-2

三、肉毒梭菌

肉毒梭菌(C. botulinum)为腐物寄生菌,广泛分布于土壤和动物粪便中。本菌在厌氧环境中能产生强烈的肉毒毒素,若误食此毒素污染的食物,可引起肉毒病,最常见的是肉毒中毒和婴儿肉毒病。

（一）生物学性状

革兰阳性粗大杆菌。单独或成双排列,芽胞椭圆形,大于菌体,位于次极端,使菌体似网球拍状,有周鞭毛,无荚膜。严格厌氧,在普通琼脂培养基上形成不规则的菌落,血液琼脂平板上有 β 溶血,能消化肉渣,使之变黑,有腐败恶臭。芽胞抵抗力甚强,可耐 100 ℃加热 1 h 以上,需经高压蒸汽 121 ℃灭菌 30 min 才能杀死。

（二）致病性

1. 致病物质

肉毒梭菌的致病,物质主要是其毒性强烈的外毒素。肉毒梭菌的外毒素是已知毒素中最强烈的一种神经外毒素,它比氰化钾毒力还大一万倍,对人致死量为 1～2 μg,纯化的肉毒毒素 1 mg 能杀死 2 亿只小鼠。与典型的外毒素不同,并非由活的细菌释放,而是待细菌死亡自溶后游离出来,经肠道中的胰蛋白酶或细菌产生的蛋白激酶作用后方具有毒性,且能抵抗胃酸和消化酶的破坏。根据毒素抗原性不同,可分为 A～G 型。其中主要引起人类食物中毒的为 A、B、E 型,各型之间抗原性不同,其毒性只能被相应的抗毒素中和。

2. 所致疾病

（1）食物中毒（肉毒中毒）　肉毒中毒的发生,主要由于豆类、肉类、腊肠及罐头食品等被肉毒梭菌或芽胞污染,在厌氧条件下繁殖产生外毒素,被人食入所引起。肉毒毒素经肠道吸收后进入血液,作用于脑神经核、神经接头处以及自主神经末梢,阻止乙酰胆碱的释放,妨碍神经冲动的传导而引起肌肉松弛性麻痹,出现全身无力、视物模糊不清、吞咽及呼吸困难,严重者可因呼吸衰竭或心力衰竭而死亡。因毒素不直接刺激肠黏膜,故无明显的消化道症状。

（2）婴儿肉毒病　由于婴儿肠道内缺乏能拮抗肉毒梭菌的正常菌群,食用被肉毒梭菌污染的食品后,芽胞在这种情况下定居于盲肠,繁殖产生毒素引起的感染性中毒。表现为便秘、吮乳无力、吞咽困难,眼睑下垂,全身肌张力减退。严重者因呼吸肌麻痹而造成猝死。主要见于一岁以下婴儿。

（三）防治原则

预防的原则是加强食品卫生的管理,特别是腊肉、罐头等腌制食品和发酵的豆、面制品制作和保存。禁止出售与食用变质食物,多价抗毒素血清可用于紧急预防和治疗。

第二节　无芽胞厌氧菌

在细菌引起的感染中,厌氧梭状芽胞杆菌所引起的感染早被临床重视。无芽胞厌氧菌感染却常被忽视,近年来发现无芽胞厌氧菌引起的感染逐年增加,引起临床广泛重视。

无芽胞厌氧菌主要寄生在人和动物的体内,尤以口腔、肠道和阴道内最多,与兼性厌氧菌共同构成体内的正常菌群,占正常菌群的 90% 以上。

一、无芽胞厌氧菌的种类及分布

无芽胞厌氧菌种类繁多,包括革兰阳性及革兰阴性的杆菌和球菌。常见的无芽胞厌氧菌的生物

【考点提示】
1. 简述破伤风梭菌的主要致病物质、致病条件、所致疾病及防治原则。
2. 简述产气荚膜梭菌的主要致病物质及所致疾病。

学性状及致病性见表 9-1。在所有临床厌氧菌感染中,以革兰阴性菌脆弱类杆菌感染最为常见。

表 9-1　常见的无芽胞厌氧菌的生物学性状及致病性

细菌种类	生物学性状	致病性
革兰阳性厌氧球菌		
消化球菌属	菌体圆形,成双、短链或成堆排列,厌氧培养 2~4 天形成光滑黑色小菌落,不溶血	引起腹腔感染、肝脓肿、盆腔感染等
消化链球菌属	球形或卵圆形,成双或短链排列,无鞭毛,无芽胞,专性厌氧,营养要求高	引起各种组织和器官感染
革兰阳性厌氧杆菌		
丙酸杆菌属	小杆菌,无荚膜,无芽胞,无鞭毛,能在普通培养基培养	引起痤疮、酒渣鼻、鼻窦炎等
双歧杆菌属	多形态,菌体着色不均,严格厌氧,耐酸,无荚膜,无芽胞,无鞭毛	人体正常菌群,基本不致病
真杆菌属	单一形态或多形态,严格厌氧,生长缓慢	部分菌种与感染有关
革兰阴性厌氧球菌		
韦荣菌属	成双、短链或成簇排列,无鞭毛,无芽胞,在血琼脂平板上生长良好,不溶血	多引起混合感染,但致病力不强

二、无芽胞厌氧菌的致病性

(一) 致病物质

有内毒素、荚膜、菌毛以及所产生的肝素酶和胶原酶。

(二) 致病条件

在下述条件下无芽胞厌氧菌才引起内源性感染。

(1) 因手术、拔牙等原因,使屏障作用受损致细菌侵入非正常寄居部位。

(2) 长期应用抗生素治疗使正常菌群失调。

(3) 机体免疫力减退。

(4) 局部组织供血不足、组织坏死,或有异物及需氧菌混合感染,形成局部组织厌氧微环境。

(三) 所致疾病

无芽胞厌氧菌的致病力往往不强,细菌的种类不同,其致病物质也不完全相同。无芽胞厌氧菌的感染往往无特定的病型,常引起局部的炎症、溃疡和组织坏死等,并可累及全身各个部位,其感染有如下特征。

(1) 感染部位接近黏膜表面,感染部位如口腔、鼻窦、鼻咽部、胸腔、腹腔和肛门、会阴附近。

(2) 分泌物为血性或黑色,并有恶臭。

(3) 分泌物涂片镜检可见到细菌,而一般培养则无细菌生长。

(4) 长期使用氨基糖苷类抗生素治疗无效。

三、预防原则

注意清洗伤口,去除坏死组织,维持局部良好的血液循环,防止局部形成厌氧的微环境,正确选用抗生素。

目标检测题

一、名词解释

1. 厌氧性细菌　　2. 肉毒毒素　　3. 痉挛毒素

二、简答题

1. 简述破伤风梭菌的致病条件。
2. 简述破伤风梭菌的致病机制。
3. 简述无芽胞厌氧菌的感染特征。

三、单项选择题

在线答题 **9**

（许　燕）

第十章 分枝杆菌属

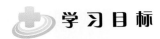 学习目标

1. 掌握:结核分枝杆菌的生物学性状、致病性和免疫性。
2. 熟悉:结核菌素试验概念、原理、结果分析及临床应用。
3. 了解:结核病的防治原则。

 案例引导

患者,女,19岁。就诊时主诉:近一个多月来咳嗽,痰中时有血丝,痰少,多为干咳,无胸痛,但有明显乏力,消瘦,食欲不振,盗汗,自觉午后微热,心悸。查体:T 38 ℃,慢性病容。实验室检查:血 WBC 12×10⁹/L。分类:杆状核 3%,分叶核 61%,淋巴细胞 33%,单核细胞 3%,红细胞沉降率为 70 mm/h。X 线透视右肺尖有小块阴影,边缘模糊。取痰液行抗酸染色,镜下见到红色细长弯曲的杆菌。请思考:①引起本病最可能的病原菌是什么?②还需做哪些微生物学检查以确定诊断?③该菌是如何传播的?

第一节 结核分枝杆菌

结核分枝杆菌(*M. tuberculosis*)是结核病的病原菌。本菌可侵犯全身各组织器官,但以肺部感染最多见。近年来,由于艾滋病流行以及结核分枝杆菌耐药菌株的出现,结核病的发病率又有升高趋势。为亟待解决的公共卫生问题。

一、生物学性状

(一)形态与染色

菌体细长微弯,$1.0 \sim 4.0 \ \mu m \times 0.3 \sim 0.6 \ \mu m$。常聚集成束状或分枝状排列(图 10-1)。有荚膜。抗酸染色阳性,呈红色,故又称抗酸杆菌。

(二)培养特性

营养要求高,专性需氧,最适 pH 6.5~6.9,最适温度 35~37 ℃,常用罗氏培养基培养。该菌生

长缓慢,分裂一代需 18~20 h,需 2~4 周才见菌落生成。典型菌落为粗糙型,乳白色,表面干燥,呈颗粒状或菜花样(图 10-2)。

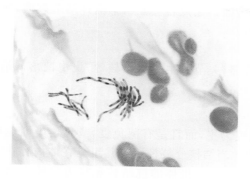

图 10-1 结核分枝杆菌

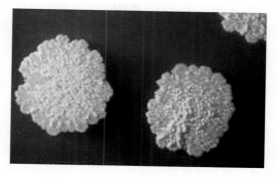

图 10-2 结核杆菌菌落

(三)变异性

结核分枝杆菌可发生形态、菌落、毒力和耐药性变异。卡介苗(BCG)就是牛型结核杆菌毒力减弱,保留免疫原性的变异株,广泛用于结核病的防治。

(四)抵抗力

该菌对干燥、酸碱和染料有较强抵抗力。如在干燥痰中活 6~8 个月;在空气中,传染性保持 8~10 天;在 6%H_2SO_4 或 4%NaOH 中 30 min 仍有活力。对 1:3000 孔雀绿或 1:75000 结晶紫有抵抗力,在培养基中加入上述染料可抑制杂菌生长。对湿热、紫外线、乙醇和抗结核药物敏感,如 60 ℃保持 30 min,紫外线照射 2~5 h 或 75%乙醇数分钟可将其杀死。

知识拓展
9-3

二、致病性与免疫性

(一)致病物质

结核分枝杆菌无内、外毒素,也不产生侵袭性酶,其致病作用与荚膜、脂质及蛋白质等菌体成分关系密切,特别是脂质。

1. 荚膜

主要成分是多糖,有抗吞噬及保护菌体的作用。

2. 脂质

占细胞壁干重的 60%,主要成分有磷脂、索状因子、蜡质 D、硫酸脑苷脂和分枝菌酸。磷脂可使结核杆菌在吞噬细胞内长期存活,促进结核结节的形成;索状因子可抑制白细胞游走,引起肉芽肿;蜡质 D 能引起迟发型超敏反应;硫酸脑苷脂使结核分枝杆菌易于胞内寄生;分枝菌酸是脂质的主要成分,与抗酸染色有关。

3. 蛋白质

免疫原性强,与蜡质 D 结合,使机体产生Ⅳ型超敏反应,促进结核结节形成。

(二)所致疾病

传染源主要是排菌的结核病患者。多途径引起多种组织器官结核病。

1. 肺内感染

结核分枝杆菌通过飞沫或尘埃进入呼吸道引起肺结核,临床最常见。由于机体免疫状态不同,分为原发感染和继发感染。

(1)原发感染 儿童多见,初次感染的机体缺乏特异性免疫力,原发灶内的结核杆菌可经过淋巴管扩散至肺门淋巴结,引起淋巴管炎和肺门淋巴结肿大,称原发综合征。

（2）继发感染　成人多见,病菌可以是外来的(外源性感染)或潜伏在病灶内的(内源性感染)。由于机体已有特异性细胞免疫,因此继发感染的特点是局部病症较重,形成结核结节和干酪样坏死,病变不易扩散。多数情况下病原菌很快被吞噬杀死后,病灶钙化愈合。如果干酪样结节破溃,排入邻近支气管,则可形成空洞并释放出大量结核杆菌至痰中。

2. 肺外感染

部分患者经血行播散引起脑膜、腹膜、膀胱、肾脏、骨骼、关节及生殖器结核等;痰中菌落入消化道可引起肠结核;经破损的皮肤感染可致皮肤结核。

（三）免疫性

人体对结核分枝杆菌有相当强的免疫力,以细胞免疫为主,而且是有菌免疫,或称传染性免疫,即机体的抗结核免疫产生于结核分枝杆菌的感染过程中。当结核分枝杆菌或其组分在体内存在时,机体对结核分枝杆菌有免疫力,当菌体或其组分从体内消失时,机体的抗结核免疫力也随之消失。机体在抗结核免疫过程中,效应 Th1 细胞释放多种细胞因子如 IFN-γ、IL-2、IL-6、TNF-α 等,活化巨噬细胞,增强其对结核分枝杆菌的吞噬消化、抑制繁殖、阻止扩散的能力,有效杀死和消化吞入的结核杆菌,同时也会导致组织损伤。所以抗结核分枝杆菌的细胞免疫与迟发型超敏反应伴行。

三、诊断方法

（一）涂片镜检

取标本直接厚膜涂片或浓缩集菌后涂片,做抗酸染色。若镜检找到抗酸阳性菌,可能是结核分枝杆菌,需进一步分离培养鉴定。

（二）血清学试验

用 ELISA 测定待检标本(脑脊液、血液或胸腹水)中的抗体,明显增高者有助于活动性结核病的诊断。

（三）结核菌素试验

结核菌素试验是一种通过局部注射结核菌素,来测定机体对结核分枝杆菌是否有免疫力的皮肤试验。

1. 原理

抗结核分枝杆菌的细胞免疫与迟发型超敏反应伴行。将一定量的结核菌素注入皮内,若机体感染过结核分枝杆菌,则 72 h 内,在注射部位出现Ⅳ型超敏反应性炎症,判为阳性;未感染过结核分枝杆菌的机体为阴性。

2. 方法

取 PPD 试剂 0.1 mL(含 5 单位结核菌素),注于前臂掌侧皮内,72 h 后观察。

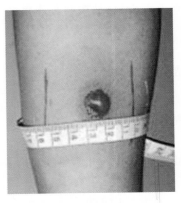

图 10-3　结核菌素试验阳性

3. 结果分析

（1）阴性　注射部位红肿硬结小于 5 mm,表明机体对结核分枝杆菌无Ⅳ型超敏反应和特异性细胞免疫。这部分人群应接种卡介苗。但应排除以下情况:使用免疫抑制剂、感染初期、老年人或严重结核病。

（2）阳性　红肿硬结为 5～15 mm,表明机体已感染过结核分枝杆菌或卡介苗接种成功,对结核分枝杆菌有Ⅳ型超敏反应和特异性免疫力(图 10-3)。

（3）强阳性　红肿硬结大于 15 mm 或局部发生水疱与坏死,表明有活动性结核病,应进一步检查。

4. 应用

（1）选择卡介苗接种对象及免疫效果的测定。

（2）用于辅助诊断婴幼儿结核病。

（3）测定机体细胞免疫功能状况。

（4）在未接种卡介苗人群中用于结核杆菌感染的流行病学调查。

四、防治原则

接种卡介苗（BCG）是预防最有效的措施。接种对象是新生儿和结核菌素试验阴性的儿童。在接种 6～8 周后结核菌素试验转为阳性者表示已获得免疫力，获得的免疫力可维持 3～5 年。阴性者需再次接种。常用药有利福平、异烟肼、对氨基水杨酸、乙胺丁醇、链霉素等。对患者要早期、联合、适量、规律和全程用药，联合应用不仅有协同作用，还能降低耐药性。

第二节　麻风分枝杆菌

麻风分枝杆菌，简称麻风杆菌，是麻风病的病原菌。其形态、大小、染色性与结核分枝杆菌相似，是典型的细胞内寄生菌，常在细胞内呈团状或束状排列，使细胞呈泡沫状，称麻风细胞，据此可与结核分枝杆菌相区别。麻风分枝杆菌至今不能在体外人工培养。

麻风病是一种慢性传染病，人类是麻风分枝杆菌的唯一宿主，瘤型麻风病患者是麻风病的主要传染源。患者的鼻腔分泌物、痰、阴道分泌物及精液中均可有麻风分枝杆菌排出。麻风病主要通过呼吸道、破损的皮肤、黏膜和密切接触等传播，以家庭内传播多见。本病潜伏期长，平均为 2～5 年，长者可达数十年。

根据患者的免疫状态、病理变化、临床表现和细菌学检查结果，可将大部分患者分为结核样型麻风病和瘤型麻风病，其中，前者病变部位发生于皮肤和外周神经，不侵犯内脏，结核样型麻风病患者的细胞免疫功能较强，传染性小，又称为闭锁性麻风病；后者病变部位累及神经系统，细胞免疫功能较差，病情严重，传染性强，又称为开放性麻风病。介于上述两型之间的少数患者又可分为两类，即界线类和未定类，界线类和未定类可向两型麻风病转化。

细菌涂片抗酸染色镜检是诊断麻风病的主要方法。目前，尚无特异性防治方法。可在流行病区定期进行普查，早发现、早隔离、早治疗。治疗药物主要有利福平等。

【考点提示】
1. 结核分枝杆菌的染色性、致病性。
2. 结核菌素试验的结果分析。

 目标检测题

一、名词解释

1. 卡介苗（BCG）　　2. 结核菌素试验　　3. 传染性免疫

二、简答题

1. 简述抗酸染色方法。

2. 简述结核菌素试验的原理及结果分析。

3. 简述结核菌素试验的实际应用。

三、单项选择题

在线答题 10

（许　燕）

第十一章　其他病原性细菌

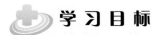 学习目标

1. 掌握：各种其他病原性细菌的致病性和免疫性。
2. 熟悉：其他病原性细菌的防治原则。
3. 了解：其他病原性细菌的生物学性状。

 案例引导

　　8 岁小女孩贝贝（化名）在外玩耍,回家后感到口渴,自行到厨房倒开水,在倒开水时不慎被开水烫伤腿部,1 周后贝贝出现高热,体温达 39～40 ℃,家长急忙送至医院。经检查,外周血白细胞 $20×10^9/L$,烧伤创面有淡绿色脓液。请思考:①应考虑何种细菌感染? ②该细菌的致病物质是什么? ③此细菌的致病特点有哪些?

案例答案

第一节　革兰阳性菌

一、白喉棒状杆菌

　　白喉棒状杆菌(C. chiphtheriae)俗称白喉杆菌,属于棒状杆菌属,是引起人类白喉的病原体,因患者咽喉部常出现灰白色假膜而得名。白喉呈世界性分布,我国由于广泛推行白喉类毒素免疫接种,现仅在未接种人群中偶有散发。

（一）生物学性状

　　革兰染色阳性,菌体细长微弯,末端膨大呈棒状,$2～5\ \mu m×0.5～1.0\ \mu m$。常排列成 V、L、X 等字母形状。奈瑟染色菌体呈黄褐色,异染颗粒为蓝色,有鉴定意义(图 11-1)。本菌对干燥、寒冷和日光抵抗力较其他无芽胞细菌强。在衣物、床单、儿童玩具等各种物品中生存数日至数周。60 ℃保持 10 min 或 100 ℃保持 1 min 即可杀死。对一般消毒剂敏感。

图 11-1　白喉棒状杆菌

对青霉素及多种广谱抗生素敏感。

（二）致病性与免疫性

1. 致病物质

（1）白喉外毒素　由携带 β-棒状杆菌噬菌体的白喉杆菌产生，具有强烈的细胞毒作用。由 A、B 两个亚单位构成，B 亚单位与易感细胞膜表面受体结合，使 A 亚单位进入细胞内。A 亚单位毒性作用是抑制细胞内蛋白质合成，破坏细胞生理功能，使组织细胞变性坏死。

（2）索状因子　菌体表面的一种毒性糖脂，能破坏哺乳动物细胞中的线粒体，影响细胞呼吸与磷酸化。

2. 所致疾病

在鼻、咽、喉部黏膜上繁殖并分泌外毒素，引起局部炎症及全身中毒症状。

（1）局部炎症　细菌和外毒素可使局部黏膜上皮细胞产生炎性渗出与坏死，形成灰白色假膜。白喉患者在早期可因为假膜脱落，阻塞呼吸道而窒息死亡。

（2）毒血症　本菌不侵入深部组织或血流，其外毒素入血，形成毒血症。毒素与易感组织细胞结合，引起细胞变性坏死。临床表现有心肌炎、软腭麻痹、声嘶、肾上腺功能障碍、血压下降和周围神经炎等症状。

3. 免疫性

在病后、隐性感染和预防接种后均可获得牢固的体液免疫。

（三）防治原则

1. 人工主动免疫

按国家儿童免疫程序，婴幼儿出生后 3 个月开始注射百白破疫苗，间隔不少于 28 天，连续接种 3 针，每次 0.5 mL；2 岁和 7 周岁各加强注射一次。

2. 人工被动免疫

患者或密切接触者，肌内注射白喉抗毒素，紧急预防，若用马血清，一定要先做皮试。

3. 治疗

尽早注射足量白喉抗毒素中和外毒素，抗菌治疗使用青霉素或红霉素。

二、炭疽芽胞杆菌

炭疽芽胞杆菌（B. anthracis）俗称炭疽杆菌，可引起人类炭疽病，是人类历史上第一个被发现的病原菌。牛羊等食草动物的发病率最高，人可通过摄食或接触患炭疽病的动物及畜产品而感染致病。传播方式多样，多见皮肤炭疽，也有肠炭疽、肺炭疽和脑膜炎炭疽等。

（一）生物学性状

炭疽杆菌是致病菌中最大的革兰阳性菌。菌体粗大呈杆状，大小为 5～10 μm×1～3 μm，两端截平，无鞭毛。新鲜标本直接涂片时常单个或呈短链状，经培养后则形成竹节样长链排列。在有氧且温度适宜的条件下，可形成椭圆形芽胞，位于菌体中央，其宽度小于菌体（图 11-2）。有毒菌株在机体内或含血清的培养基中形成荚膜。

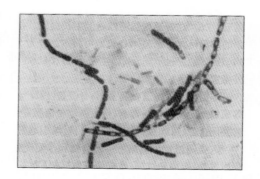

图 11-2　炭疽芽胞杆菌

知识拓展
11-1

本菌抵抗力很强，高压蒸汽灭菌法 121 ℃维持 15 min 能杀灭芽胞或干热 140 ℃维持 3 h 才能杀灭。芽胞对化学消毒剂的抵抗力也很强，如 5% 石炭酸需 5 天才可杀死。但对碘及氧化剂较敏感。细菌芽胞在干燥土壤或皮毛中能存活数年至 20 余年,牧场一旦被污染,传染性可持续数十年。本菌对青霉素类抗生素敏感。

（二）致病性和免疫性

炭疽芽胞杆菌主要致病物质是荚膜和炭疽毒素。

炭疽芽胞杆菌主要为食草动物(牛、羊、马等)炭疽病的病原菌,人因接触患病动物或受染毛皮而引起皮肤炭疽,食入未煮熟的病畜肉类、奶或被污染食物引起肠炭疽,或吸入含有大量病菌芽胞的尘埃可发生肺炭疽。上述三种类型均可并发败血症,偶见引起炭疽性脑膜炎,死亡率极高。

皮肤炭疽最为多见,细菌由颜面、四肢等皮肤小伤口侵入,经一天左右,局部出现小痂,继而周围形成水疱、脓疱,最后形成坏死、溃疡并形成特有的黑色焦痂,故名炭疽。肠炭疽出现连续性呕吐、肠麻痹及血便,但以全身中毒为主,2～3 天死于毒血症。肺炭疽出现呼吸道症状,很快也出现全身中毒症状而死亡。感染炭疽后可获得持久性免疫力。

炭疽的预防重点是控制家畜感染和牧场的污染。病畜应严格隔离或处死深埋。对易感染家畜应进行预防接种。

特异性预防用炭疽减毒活疫苗,皮肤上划痕接种,免疫力可持续 1 年。接种对象是疫区皮革、毛纺工人和牧民、屠宰牲畜人员、兽医等。治疗以青霉素为首选。

【考点提示】
1. 简述白喉棒状杆菌的致病物质和所致疾病。
2. 炭疽杆菌的传播途径及致病性。

第二节　革兰阴性菌

一、嗜肺军团菌

1976 年美国费城的一次退伍军人大会期间,暴发了一种原因不明的肺炎,当时称军团病,与会者 149 人发病,34 人死亡。其病原体于 1978 年被命名为嗜肺军团菌。该菌为革兰阴性短粗杆菌,有数根端鞭毛或侧鞭毛,有菌毛和微荚膜,无芽胞,专性需氧。喜湿,耐热水,怕干燥,对化学消毒剂敏感。该菌普遍存在于各种天然水源及人工冷、热水管道系统中。流行于夏秋季节,经飞沫传播,或气溶胶被直接吸入下呼吸道引起以肺为主的全身感染。临床表现有流感型、肺炎型和肺外感染型。嗜肺军团菌为胞内寄生菌,细胞免疫在抗菌感染过程中起重要作用。治疗可首选大环内酯类抗生素,如红霉素等。

二、百日咳鲍特菌

该菌为革兰阴性球杆菌,有荚膜和菌毛,无鞭毛和芽胞。专性需氧,营养要求较高,常用鲍-金培养基培养,生长缓慢,3 天形成细小的光滑菌落。致病物质主要有菌毛、荚膜、内毒素及外毒素。5 岁以下儿童易感。以阵发性痉挛性咳嗽为特征。病后可获牢固免疫力,主要是黏膜免疫起主要作用,再感染少见。利用百白破疫苗进行人工自动免疫预防,效果较好。治疗首选红霉素、氨苄青霉素等。

三、流感嗜血杆菌

该菌为革兰阴性短小杆菌。多数菌株有菌毛,有毒株可有荚膜。需氧或兼性厌氧,生长需 X 因子和 V 因子。在巧克力色平板上生长良好。与金黄色葡萄球菌在血琼脂平板上共同培养,可见卫星现象。致病物质主要是荚膜、菌毛及内毒素。引起原发或继发感染。原发感染以小儿多见,表现为脑膜炎、鼻咽炎、咽喉炎、关节炎、心包炎等急性化脓性炎症,甚至败血症;继发感染多见于成年人,引起慢性支气管炎、肺炎、中耳炎、鼻窦炎、脑膜炎、急性化脓性结膜炎等。治疗用氨苄青霉素、头孢菌素、喹诺酮类等抗菌药物。

四、铜绿假单胞菌

假单胞菌属是一大类革兰阴性杆菌,与人类关系较大的主要有铜绿假单胞菌,该菌能产生一种绿色的水溶性色素,感染伤口时形成绿色脓液,故名铜绿假单胞菌,俗称绿脓杆菌,是临床上较常见的条件致病菌。

(一)生物学性状

本菌为直形或稍弯、两端钝圆的杆菌,运动活泼,无芽胞,有荚膜和菌毛,革兰染色阴性。专性需氧,营养要求不高。菌落大小不一,圆形,常互相融合,产生水溶性色素,使培养基呈亮绿色。血平板上有溶血环。对多种消毒剂和抗生素不敏感。

(二)致病性和免疫性

铜绿假单胞菌的主要致病物质是内毒素。本菌为条件致病菌,是医院内感染的主要细菌之一。其致病特点是引起继发感染,多发生在机体免疫功能下降时,如大面积烧伤、长期接受化疗、免疫抑制剂治疗等;也可发生在医院某些诊疗措施中,如留置导尿、气管切开和插管等。感染部位可波及任何组织,临床常见的有皮肤和皮下组织感染、呼吸道感染、消化道感染、尿路感染、中耳炎、脑膜炎、菌血症、败血症等,此外,该菌引起的菌血症、败血症及婴儿严重的流行性腹泻也有报道。感染后机体产生特异性抗体,分泌型 IgA 在黏膜局部起一定抗感染作用。

铜绿假单胞菌分布广泛,可由多种途径传播,因此在医疗工作中必须严格执行无菌操作,防治医院感染。治疗可选用多黏菌素 B、庆大霉素。该菌易产生耐药性,治疗前须做药物敏感试验来指导临床用药。

五、鼠疫耶尔森菌

鼠疫耶尔森菌,俗称鼠疫杆菌,是鼠疫的病原菌。鼠疫是一种人兽共患的自然疫源性烈性传染病,人类鼠疫多为疫鼠的跳蚤叮咬而感染,是我国法定的甲类传染病。历史上某些侵略者也曾将该菌作为致死性生物武器。1894 年,由法国细菌学家耶尔森等在中国香港首次发现。历史上曾发生过三次世界性鼠疫大流行,我国 1949 年前曾发生过多次流行。至今,鼠疫依然威胁着人类,世界各地尚有散在病例发生。

(一)生物学性状

鼠疫耶尔森菌为革兰染色阴性短粗杆菌,菌体两端钝圆且浓染。无鞭毛,不形成芽胞,有荚膜(图11-3)。在陈旧培养物或在含 3% 氯化钠的高盐培养基中,菌体呈明显多形性,有球形、杆形、哑铃形等。鼠疫耶尔森菌对理化因素抵抗力较弱,湿热 70～80 ℃作用 10 min 或 100 ℃作用 1 min 死亡。

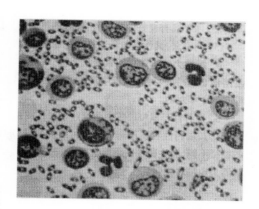

图 11-3　鼠疫耶尔森菌(两极浓染)

(二)致病性和免疫性

鼠疫耶尔森菌毒力很强,少数几个细菌即可使人致病,其致病性主要与 F1 抗原、V/W 和鼠毒素等相关。

鼠疫是自然疫源性传染病,鼠疫耶尔森菌主要寄生于啮齿类动物,传播媒介以鼠蚤为主。蚤因吸吮了受染动物的血液而变为有传染性。病菌在蚤肠内大量繁殖,直至蚤前胃腔全被病菌堵塞,而使食物无法通过,饿蚤极力吸血时,先将前胃内容物从吻注入宿主伤口,然后吸血,由此造成传播。在人类鼠疫流行之前,往往现有鼠类鼠疫流行,当大批病鼠死亡,鼠蚤失去原宿主而转向人类,引起人类鼠疫。人患鼠疫后,可通过人蚤或呼吸道途径使其在人群间流行。临床上常见的鼠疫类型有腺型、败血症型和肺型三种。

被鼠疫耶尔森菌感染后，能够获得牢固持久免疫力，再次感染者罕见。持久的免疫主要依靠细胞免疫作用。

灭鼠灭蚤是切断鼠疫传播环节、消灭鼠疫的根本措施。预防措施包括土埋病死动物，喷杀疫区跳蚤，提醒人们不要进入疫区。用抗生素治疗必须早期足量。

六、布鲁菌属

布鲁菌属细菌是一类人兽共患传染病的病原菌，共有 6 个生物种、19 个生物型。其中能使人致病的有牛布鲁菌、羊布鲁菌、猪布鲁菌和犬布鲁菌，在我国流行的主要是羊布鲁菌，其次是牛布鲁菌。

（一）生物学性状

革兰阴性短小球杆菌，两端钝圆，常单个存在，无芽胞，无鞭毛，光滑型菌落有微荚膜。本菌为需氧菌，最适 pH 6.6～6.8。营养要求较高，需在含血清或肝浸液培养基上培养，经 48 h 可形成光滑型菌落。其抵抗力较强。在土壤、皮毛、肉和乳制品及水中可生存数周至数月。但 60 ℃湿热或日光直接照射 20 min 均可致其死亡，3％来苏尔数分钟可将其杀死。

（二）致病性和免疫性

致病物质主要是内毒素，引起发热。此外，微荚膜和侵袭性酶（透明质酸酶和过氧化氢酶等）增强了该菌的侵袭力。布鲁菌感染家畜后，可引起母畜流产，病畜还可表现为睾丸炎、乳腺炎、子宫炎等。人类主要通过接触病畜或接触被污染的畜产品，细菌经皮肤黏膜、消化道、呼吸道等多种途径侵入人体。布鲁菌随血流侵入肝、脾、淋巴结和骨髓等处，形成新的感染灶。血液中的布鲁菌逐渐消失，体温也逐渐正常。细菌在新感染灶内繁殖到一定数量时，再进入血，又出现菌血症而致体温升高，患者的热型呈波浪式，临床上称为波浪热。因布鲁菌为胞内寄生菌，抗菌药物及抗体等不易进入细胞内，因此易转为慢性，在全身各处引起迁徙性病变，伴随发热、关节痛等症状。病程一般持续数周至数月。布鲁菌感染后，机体可形成以细胞免疫为主的带菌免疫。

预防本病的根本措施在于控制和消灭家畜布鲁菌病，切断传播途径。预防接种以畜群为主，疫区人群也应接种减毒活疫苗，有效期约 1 年。急性期患者治疗以抗生素为主，慢性期患者可使用抗生素，或进行脱敏和对症治疗。

目标检测题

一、名词解释
1. 白喉杆菌异染颗粒　　2. 卫星现象　　3. 百白破疫苗

二、简答题
1. 简述白喉棒状杆菌的致病物质。
2. 简述军团菌病的两种类型及各自主要特点。
3. 炭疽芽胞杆菌有哪些主要的鉴定试验？

三、单项选择题

在线答题 11

（许　燕）

第十二章　病毒学概论

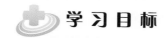

学习目标

1. 掌握:病毒的生物学性状。
2. 熟悉:病毒的感染途径及传播方式。
3. 了解:如何诊断病毒感染及其防治原则。

案例引导

患者,女性,12岁,两个月前,出现头痛、发热、乏力、咳嗽,并少量咳痰,不易咳出。在家自行服用退热消炎药两天,体温有所下降,但咳嗽却加重了,伴有气喘、呼吸困难、心慌、精神不佳的症状,去医院检查,诊断为病毒性肺炎,住院治疗一周,康复出院。请思考:①简述病毒性疾病的特点。②病毒性疾病如何诊断? ③如何预防病毒性疾病?

案例答案

病毒(virus)是最小的微生物,必须用电子显微镜放大几万至几十万倍后才可观察到。其结构简单,只含单一核酸(RNA或DNA),必须在活的易感细胞内寄生并以复制的方式进行增殖,为非细胞型微生物。具有病毒典型形态、结构及感染性的完整成熟的病毒颗粒称为病毒体(virion)。

病毒的发现由烟草花叶病毒开始。1892年,俄国学者伊凡诺夫斯基报道,烟草花叶病的病原体能通过细菌滤器,1898年,荷兰学者Beijerinck重复并证实了这一发现,命名此种病原体为病毒。

病毒在自然界分布广泛,人与动物、植物、藻类、真菌和细菌都有病毒感染。人类由病毒引起的传染病,约占全部传染病的75%,且具有传染性强、传播迅速、传播途径广泛、并发症复杂、后遗症严重、诊治困难、死亡率高等特点。病毒性感染的特异性预防是行之有效的,1980年,WHO宣告全世界范围内消灭了天花,脊髓灰质炎病毒也正在被消灭,随着计划免疫的推进,人类将会有效地控制病毒性疾病的发生和流行。

由于科学技术的发展,病毒的检测手段不断被改进,新病毒不断被发现。国际病毒分类委员会于1995年将病毒分为DNA病毒、RNA病毒、DNA和RNA逆转录病毒三大类。将4000余种病毒分成71个科或组,11个亚科,164个属。2002年国际病毒分类学委员会收录了使人类致病的病毒,有1200多种,分为29个科,7个亚科,53个属。

1971年以来,对病毒的认识突破了原先以核衣壳为病毒基本结构的传统观念,将仅具有病毒核酸或仅有蛋白质的感染性活体称为亚病毒因子,属于非寻常病毒,包括卫星病毒(Satellite virus)、类病毒(viroid)和朊病毒(virino)等。

Note

第一节　病毒的生物学性状

一、病毒的大小与形态

病毒体极微小，测量单位为纳米（nm，$1/1000\ \mu m$），必须用电子显微镜才能看到。各种病毒大小相差悬殊，最大病毒为痘病毒，直径约为 300 nm；最小的圆环病毒仅为 17 nm，大多数病毒直径在 150 nm 以下。病毒的形态有多种，多数病毒呈球状（图 12-1），少数为杆状、丝状，有的呈子弹状等。有的则表现为多形性，如副黏病毒和冠状病毒等。痘病毒为砖状，某些噬菌体为蝌蚪状。

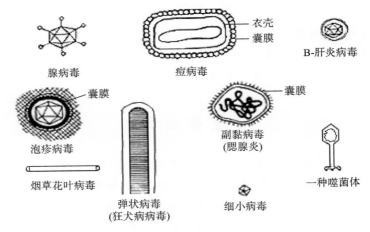

图 12-1　病毒的形态

二、病毒的结构

病毒体结构很简单（图 12-2），基本结构由核心（core）和衣壳（capsid）组成。两者构成核衣壳（nucleocapsid），即最简单的病毒颗粒（裸病毒）。有些病毒在衣壳外面还有一层包膜，有些包膜表面有刺突，统称为辅助结构。

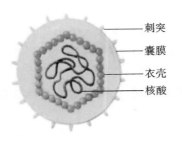

图 12-2　病毒的结构

（一）核心

核心为病毒的中心结构，其内只含有一种核酸（DNA 或 RNA），构成病毒的基因组。大多数病毒的核酸是完整的，有的病毒核酸是分节段的，如流感病毒。核酸分子量小，仅为细菌基因组的 $1/1000 \sim 1/10$，这些基因决定了病毒的感染、增殖、遗传和变异等特性。有些病毒除去蛋白质外壳，核酸仍具有感染性，进入宿主细胞后能增殖，称感染性核酸。感染性核酸不受衣壳蛋白和宿主细胞表面受体的限制，因而易感染细胞范围很广；但由于裸露核酸易被体液中核酸酶破坏，其感染性较完整的病毒体要弱。此外，核心尚有少数功能蛋白质，如某些病毒在早期复制时所需的核酸多聚酶、转录酶和逆转录酶等。

（二）衣壳

衣壳是包围在病毒核酸外面的一层蛋白质，其功能是保护病毒的核酸免受环境中核酸酶或其他影响因素的破坏，并能介导病毒核酸进入宿主细胞。衣壳蛋白具有抗原性，是病毒颗粒的主要抗原成分。衣壳系由一定数量的壳粒组成,每个壳粒又由一个或多个多肽分子组成。不同的病毒体,由于病毒核酸的螺旋构型不同,外被衣壳的壳粒数目与排列也不同,可作为病理鉴定及分类的依据。

根据壳粒数目和排列不同,病毒衣壳主要有螺旋状与 20 面体两种对称类型,少数为复合对称。

1. 螺旋对称形

壳粒呈螺旋形对称排列,中空。如流感病毒、正黏病毒和副黏病毒等。

2. 20 面体对称形

核酸浓集在一起形成球状或近似球状结构,衣壳围绕在外,壳粒排列成 20 面体对称形,是由 20 个等边三角形构成 12 个顶角、20 个面、30 条棱边的立体结构。壳粒数目随种而异,如腺病毒有 252 个,疱疹病毒有 162 个,小 RNA 病毒仅有 32 个,可作为鉴别病毒的依据。

3. 复合对称形

病毒体结构复杂,其壳粒排列既有螺旋对称形又有立体对称形,如噬菌体、痘病毒。

（三）包膜

有些病毒,其核衣壳外面还有一层包膜(envelop),称为包膜病毒。包膜是病毒在成熟过程中从宿主细胞获得的,含有宿主细胞膜或核膜的化学成分。有些包膜表面有包膜子粒或钉状突起。包膜与突起构成病毒颗粒的表面抗原,与宿主细胞嗜性、致病性和免疫原性有密切关系。包膜具有病毒种、型特异性,是病毒鉴定、分型的依据之一。有包膜的病毒称为包膜病毒,无包膜的病毒称为裸露病毒。

三、病毒的化学组成

病毒的化学组成包括三类物质:核酸、蛋白质及脂质与糖,前两者是最主要的成分。

（一）核酸

病毒的核酸分为两大类,DNA 或 RNA,二者不同时存在。病毒的核酸可分单股或双股、链状或环状、分节段或不分节段,分节段可称多分子,不分节段则为单分子。对于 RNA 病毒,以 mRNA 的碱基序列为标准,凡与此相同的核酸称为正链,与其互补的则为负链。

病毒核酸携带病毒全部的遗传信息,是病毒的基因组。由于病毒的基因组很小,为充分利用其核酸,病毒基因组中的多种基因常以互相重叠形式存在,即编码的几个开放阅读框间有重叠。病毒的核酸是决定病毒的感染性、复制特性、遗传特性的物质基础。病毒核酸作为模板可在细胞内复制合成子代病毒基因组,并最终形成完整的子代病毒。

（二）蛋白质

蛋白质是病毒的主要成分,约占病毒体总重量的 70%,由病毒基因组编码,具有病毒的特异性。病毒中的蛋白质可分为结构蛋白和非结构蛋白。

1. 结构蛋白

结构蛋白是组成病毒结构的蛋白质。结构蛋白主要构成全部衣壳成分和包膜的主要成分,具有保护病毒核酸的功能,从而可避免环境中核酸酶和其他理化因素对核酸的破坏。衣壳蛋白、包膜蛋白或纤突蛋白可特异性地吸附易感细胞受体并促使病毒传入细胞,是决定病毒对宿主细胞嗜性的重要因素。病毒中的蛋白质可激发机体产生免疫应答,是良好的抗原。

2. 非结构蛋白

由病毒基因编码的、不参与病毒体构成的蛋白质,是病毒复制过程中的某些中间产物,具有酶的活性或其他功能。它不一定存在于病毒体内,也可存在于感染细胞中。在一些病毒的感染过程中,非结构蛋白具有免疫原性,可诱导产生相应的特异性抗体。

（三）脂质与糖

脂质和糖均来自宿主细胞。脂质主要存在于包膜,主要是磷脂(50%～60%),其次是胆固醇

(20%~30%)。用脂溶剂可去除包膜中的脂质,使病毒失活。因此常用乙醚或氯仿处理病毒,再检测其活性,以确定该病毒是否具有包膜结构。

糖类一般以糖蛋白的形式存在,是某些病毒纤突的成分。如流感病毒的血凝素(HA)、神经氨酸酶(NA)等,与病毒吸附细胞受体有关。

四、病毒的增殖

由于病毒缺乏增殖所需的酶系统,不具有合成自身成分的原料和能量,也没有核糖体,因此只有当病毒进入易感活细胞内,由细胞提供病毒增殖所必需的原料和场所,才能进行增殖。病毒的这种增殖方式称为复制。病毒的复制周期包括吸附与穿入、脱壳、生物合成及组装与释放四个阶段(图12-3)。病毒完成一个周期约 10 h。

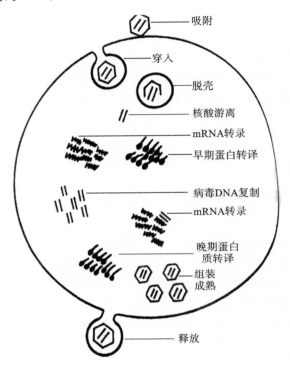

图 12-3　病毒增殖过程示意图

（一）吸附与穿入

病毒表面上的蛋白质与易感细胞膜上特定的病毒受体结合,然后通过一定的方式使核衣壳进入细胞内。穿入方式随病毒的特征的不同而异,至少有 3 种。无包膜病毒一般是经细胞膜内陷将病毒吞入,称为病毒胞饮;由于包膜与细胞膜具有同源性,所以有包膜的病毒,包膜与细胞膜可相互融合,使病毒核衣壳进入胞质内;有的病毒吸附后,细胞表面酶类协助病毒脱壳,可使病毒核酸直接进入宿主细胞内,如噬菌体。

（二）脱壳

穿入胞质中的核衣壳脱去衣壳蛋白,使基因核酸裸露的过程称为脱壳。不同病毒的脱壳方式不一,多数病毒脱壳靠细胞溶体酶的作用。

（三）生物合成及组装

生物合成及组装是指病毒基因组进入宿主细胞后,指令宿主细胞按照病毒基因分别进行病毒核酸复制和蛋白质合成的过程。此期用血清学方法和电镜检查,在细胞内不能找到病毒颗粒,故称为隐蔽期。以双链 DNA 病毒为例,以病毒核酸为模板,依靠宿主细胞内依赖 DNA 的 RNA 聚合酶,转录出 mRNA,负责编码早期蛋白(含复制子代病毒核酸所需的酶),随后复制出许多子代病毒核酸;又以子代病毒核酸为模板,转录出晚期 mRNA,再翻译出晚期蛋白。

新合成的子代核酸和蛋白质在宿主细胞内组合成病毒体的过程称为组装。DNA 病毒除痘类病毒外,均在细胞核内组装;RNA 与痘类病毒则在胞质组装。无包膜病毒组装成核衣壳即为成熟的病毒体;有包膜病毒组装成核衣壳后以出芽方式释放时再包上核膜或胞质膜后才成为成熟病毒。成熟病毒才是具有感染性的病毒。

(四) 释放

组装好的子代病毒颗粒从宿主细胞游离出来的过程称为释放。释放的方式因病毒不同而异,裸露病毒随宿主细胞破裂而全部释放,有包膜的病毒则以出芽方式释放到细胞外,宿主细胞通常不死亡。少数病毒通过细胞间桥或细胞融合方式在细胞间传播。

五、病毒的异常增殖

病毒在宿主细胞内复制时并非所有的病毒成分都能组装成完整的感染性病毒。常会出现某些异常增殖现象。

(一) 顿挫感染

在病毒进入宿主细胞后,宿主细胞缺乏病毒复制所需的酶、能量或必要的成分,使病毒在其中不能完成复制的过程,或虽已复制但却不能组装成完整病毒体,这种感染即为顿挫感染(abortive infection)。此类不能为病毒复制提供条件的细胞为非容纳细胞。

(二) 缺陷病毒

缺陷病毒(defective virus)是指基因组不完整或基因某一位点改变而不能进行正常增殖的病毒。但当与另一种病毒共同培养时,若后者能弥补缺陷病毒的不足,使缺陷病毒增殖出完整的病毒体,则这种有辅助作用的病毒称为辅助病毒(helper virus)。如丁型肝炎病毒(HDV)是缺陷病毒,只有与乙型肝炎病毒(HBV)共存时,HDV 才能复制,此时,HBV 是 HDV 的辅助病毒。

(三) 干扰现象

当两种病毒同时或先后感染同一细胞或机体时,可发生一种病毒抑制另一种病毒增殖的现象,称为病毒的干扰现象(interference)。干扰现象可发生在不同种病毒之间,也可发生在同种、同型、同株病毒之间,不仅在活病毒之间发生,灭活病毒也能干扰活病毒。为此,在预防病毒性疾病使用疫苗时,应注意接种时间和疫苗之间的搭配,避免由于疫苗病毒间的干扰或疫苗病毒被野毒株的干扰而影响疫苗的免疫效果。

六、病毒的变异

病毒的变异与其他微生物一样,可自然发生,亦可人工诱导。当病毒基因组发生改变(突变)或基因重组时,病毒表现为变异。在外界环境发生改变时,或受到理化因素作用(如温度、紫外线、γ 射线、亚硝酸盐)时,可增加病毒的突变率。

第二节　病毒的致病与免疫

病毒感染可对宿主组织和器官造成直接损伤从而致病,但也可能并无组织器官损伤,而致病理

知识拓展
12-1

【考点提示】
1. 病毒的增殖过程;
2. 干扰现象。

变化或易发生继发感染。病毒的感染是指病毒通过黏膜或破损皮肤等途径侵入机体，在局部或全身的易感细胞内复制增殖、造成机体不同程度的病理过程。引起免疫系统损伤是病毒致病的重要机制，它的增殖和生理活动均与宿主细胞有密切联系。病毒与宿主方面相互作用的结果，直接关系到疾病的发生和发展。

一、病毒的感染途径及传播方式

病毒传播方式有水平传播和垂直传播两类。

（一）水平传播

水平传播是指病毒在人群个体之间或受染动物与人群个体之间的传播方式。多数病毒按此方式传播。病毒通过水平传播而侵入机体的常见途径如下。①呼吸道传播：如流感病毒、麻疹病毒等。②消化道传播：如轮状病毒、甲型肝炎病毒、脊髓灰质炎病毒。③媒介昆虫叮咬传播：如流行性乙型脑炎病毒、森林脑炎病毒。④动物咬伤传播：如狂犬病病毒。⑤接触传播：如传染性软疣病毒。⑥性传播：如人类免疫缺陷病毒、人乳头瘤病毒。某些病毒可经多种途径感染，如乙型肝炎病毒可经手术、输血、注射、拔牙、共用餐具等传播。人类免疫缺陷病毒除性传播外，也可经输血、针刺等感染。

（二）垂直传播

垂直传播是指通过胎盘、产道或哺乳，直接将病毒由亲代直接传给子代的感染方式。这种传播方式是病毒感染的特点之一，其他微生物少见。如乙型肝炎病毒、风疹病毒、巨细胞病毒、单纯疱疹病毒、人类免疫缺陷病毒都可经此方式传播，可引起死胎、早产或先天畸形。因此，应注意预防，尤其是在妊娠期前3个月内。

二、病毒感染的类型

病毒入侵机体后，因病毒种类、毒力强弱和机体免疫力等不同，可表现出不同的感染类型，根据临床症状的有无，可分为隐性感染和显性感染。

（一）隐性感染

病毒进入机体后，不引起临床症状的称为隐性感染，又称为亚临床感染。其原因可能是因病毒毒力弱或机体防御能力强，结果使病毒不能大量增殖，不造成细胞、组织的严重损伤。或者病毒不能侵犯到达靶细胞，不表现临床症状。过去认为病毒感染主要以急性感染为主，事实上隐性感染也十分常见，易被漏诊或误诊。隐性感染者可向体外播散病毒而成为传染源，在流行病学上具有重要意义。

（二）显性感染

显性感染是指病毒在宿主细胞内大量增殖引起细胞破坏、死亡，使机体出现临床症状。显性感染可以是局部感染，也可以是全身感染。根据发病缓急及病毒在体内滞留时间的长短，可分为急性感染和持续感染。

1. 急性感染

急性感染也称病原消灭型感染。病毒侵入机体后，在细胞内增殖，经数日乃至数周的潜伏期后发病。在潜伏期内病毒增殖到一定水平，导致靶细胞损伤和死亡而造成组织器官损伤和功能障碍，出现临床症状。从潜伏期开始，宿主即动员非特异性和特异性免疫机制清除病毒。除死亡病例外，宿主一般能在出现症状后的一段时间内，把病毒清除掉而进入恢复期。其特点是潜伏期短、发病急、病程数日至数周，病后常获特异性免疫力。因此，特异性抗体可作为受过感染的证据。

2. 持续性感染

持续性感染是指病毒在机体持续存在数月至数年甚至终生，潜伏期长、发病慢、恢复也慢。可出现明显症状,也可不出现明显症状而长期携带病毒,成为重要的传染源。按不同的发病机制和临床表现,持续性感染可分为以下几种。

（1）慢性感染　病毒长期存在于血液或组织中并不断排出体外,机体表现出症状且迁延、反复发作,如慢性肝炎。

（2）潜伏感染　急性感染或隐性感染后,病毒核酸潜伏于一定组织或细胞内,但不能增殖产生感染性病毒。在某些条件下病毒被激活,发生增殖而引起临床症状,称急性发作,病毒仅在临床出现间歇性急性发作时才能被检出,如水痘-带状疱疹病毒、单纯疱疹病毒等。

（3）慢发感染　亦称迟发感染,是慢性发展的进行性加重的病毒感染,较为少见,但后果严重。病毒感染后,有很长的潜伏期,达数月、数年甚至数十年之久。一旦出现临床症状,多呈进行性发展,最终导致死亡。如麻疹病毒引起的亚急性硬化性脑炎,是儿童期感染麻疹病毒而到成年期才出现的中枢神经系统症状。

三、病毒的致病机制

（一）病毒对宿主的影响

不同种类的病毒与宿主细胞相互作用,可表现出不同的结果。

1. 杀细胞效应

病毒在细胞内增殖造成细胞溶解死亡称杀细胞效应。多见于无包膜病毒,如腺病毒、肠道病毒等。这些病毒感染细胞后可产生病毒核酸编码的早期蛋白,从而阻断细胞 DNA、RNA、蛋白质的合成而导致细胞死亡;某些衣壳蛋白对邻近细胞也有毒性作用;病毒感染可使细胞溶酶体膜功能改变,释放溶酶体酶,可促进细胞溶解;病毒在细胞内复制成熟,并于很短时间内大量增殖,也可导致细胞裂解,释放出病毒。

2. 包涵体形成

有些病毒感染细胞后,可在细胞内形成普通显微镜下可观察到的嗜酸性或嗜碱性、圆形或椭圆形或不规则的团块结构,称为包涵体。包涵体是病毒感染细胞的一个最具特征的形态改变,可作为病毒感染诊断的依据。

3. 稳定状态感染

稳定状态感染多见于有包膜病毒。这些病毒感染细胞后不阻碍细胞的代谢,不使细胞溶解死亡,成熟后以出芽方式释放,再感染邻近细胞。但病毒可引起宿主细胞膜的改变。

4. 细胞转化

有些病毒 DNA 或其片段整合到宿主细胞 DNA 后,使宿主细胞遗传性状发生改变,引起细胞转化。转化细胞增殖能力增强,形态发生变化,失去细胞间接触抑制而成堆生长,与肿瘤的发生发展密切相关。如乙型肝炎病毒、人乳头瘤病毒、EB 病毒,分别与肝细胞癌、宫颈癌、鼻咽癌相关。

5. 细胞凋亡

某些病毒感染细胞后,病毒本身或其编码的蛋白质间接地作为诱导因子激活细胞凋亡基因,导致细胞凋亡。如腺病毒、疱疹病毒。

（二）病毒感染对宿主细胞的免疫损伤

许多病毒感染能引起宿主免疫的功能抑制,如风疹病毒、麻疹病毒、巨细胞病毒等均可在淋巴细胞或经激活的淋巴细胞中增殖,从而导致机体免疫功能减弱。此外,有些病毒如人类免疫缺陷病毒感染可直接侵犯免疫细胞或免疫器官,导致免疫功能障碍。

【考点提示】
1. 病毒的传播方式;
2. 病毒的感染类型。

第三节　病毒感染的检查及防治原则

一、病毒感染的检查

病毒感染十分常见，病毒性感染的检查不仅用于临床疾病的评估，而且也用于流行病学调查，为病毒性疾病的预防和治疗提供科学依据。

（一）标本的采集与送检

病毒感染检查的结果与标本的正常采集与运送关系密切。因此作为临床护理人员必须掌握这些知识，指导患者正确留取标本、合理送检。

1. 标本采集

标本采集适当与否，直接影响病毒的检测结果。一般根据临床评估及病期采集不同的标本。如呼吸道感染一般采集鼻咽洗漱液或痰液；肠道感染采集粪便；脑内感染取脑脊液；病毒血症时期取血液；做病毒分离或病毒抗原检查的标本，应在发病初期或急性期采集，因为此时病毒在体内大量增殖，检出率高。病毒分离标本的采取，最好在发病1～2天内进行。取材时应尽量避免外界污染，对有菌的标本，可根据细菌种类选择合适的抗菌药物杀菌。血清学诊断在发病初期和恢复期各取一份血液标本，对比双份血清中的抗体效价。

2. 标本处理

标本采取必须严格无菌操作。对于本身就带有杂菌的标本，如粪便、咽嗽液、痰液等，应加入高浓度青霉素、链霉素、庆大霉素等处理。大多数病毒对甘油有抵抗力，送检组织、粪便标本等可置于含抗生素的50％甘油缓冲盐水中，低温保存送检。

3. 标本送检与保存

病毒在室温下很快灭活，标本采集后应立即送到病毒实验室，如实验室距离较远或一时无法立即送时，应将标本装在有冰块的冰壶内，最好在1～2 h内送到实验室，立即进行检查或分离培养。暂时不能检查或分离培养的，应将标本存放在－70 ℃低温冰箱内保存。

（二）病毒的形态学检查

1. 光学显微镜检查

用光学显微镜可直接观察痘类病毒以及某些病毒感染宿主中的包涵体，并根据包涵体的特点，作出辅助诊断。

2. 电子显微镜检查

电子显微镜可直接观察到所有病毒颗粒，对病毒感染的早期诊断有重要意义。

（三）病毒的分离培养

病毒必须在活的细胞内才能增殖，具有严格的细胞内寄生性，因此病毒分离培养的技术要比细胞高得多。实验室分离培养病毒的主要方法有三种：动物接种、鸡胚接种和组织细胞培养。

1. 动物接种

这是最原始的病毒分离方法，根据病毒种类不同，选择敏感的动物及适宜接种部位。如嗜神经病毒（乙脑病毒、狂犬病病毒）可先选小白鼠脑内接种，以使病毒增殖，并根据动物出现的症状特征协助诊断。

2. 鸡胚接种

鸡胚对多种病毒敏感，一般采用孵化9～12天的鸡胚，根据病毒的特性将病毒标本接种于鸡胚的不同部位。例如,流感病毒初次分离接种于羊膜腔,传代培养则接种于尿囊腔内。

3. 组织细胞培养

这是目前分离培养病毒的主要方法。将离体活组织块或分散的活细胞加以培养,统称组织细胞培养,后者又称单层细胞培养。通常用人胚肾细胞、人胎盘羊膜细胞、人胚二倍体细胞、鸡胚等原代细胞以及传代细胞(如 KB 细胞)等制备单层细胞培养基。

(四)其他检查方法

1. 病毒感染的血清学检查

应用血清学方法诊断病毒感染或进行流行病学调查就是利用抗原与抗体能特异性结合的原理,用已知的病毒的特异性抗体检测患者标本新分离的病毒株制备的抗原,或用已知的病毒抗原检测患者血清中有无相应抗体。但患者恢复期血清的抗体效价必须比急性期高 4 倍以上才有诊断意义。血清学检查方法以 ELISA 最为常用。

2. 病毒核酸杂交技术

病毒核酸杂交技术是近几年迅速发展起来的一项技术,具有快速、特异、敏感等特点,能进行定量分析和分型。其原理是:用一条已知的单链 DNA,标记上放射性核素作为探针,与固定在硝酸纤维膜上的待测单股 DNA 进行杂交,再用放射自显影技术检测,以确定有无病原体存在。

3. 聚合酶链反应

聚合酶链反应是一种快速体外扩增特异性 DNA 片段的技术,能在一至数小时内通过简单的酶促反应使待测的 DNA 扩增至数百万倍,然后取反应产物进行琼脂糖凝胶电泳,即可观察到核酸类型,不需放射性核素标记,具有特异、敏感、快速、简便等突出优点。该技术可用于病毒、细菌等微生物的疾病诊断。

4. 基因芯片技术

一种快速高效的核酸分析手段,已开始应用于病毒性疾病的检测,如 H1N1 甲型流感病毒、SARS 冠状病毒等的检测。

二、病毒感染的防治原则

由于病毒感染缺乏特效药物治疗,因此进行特异性疫苗注射是最有效的预防病毒性疾病的手段。另外,干扰素、中草药在治疗病毒性疾病中也有一定效果。

(一)病毒感染的预防

1. 人工自动免疫

目前应用各种灭活疫苗或减毒活疫苗进行人工自动免疫。灭活疫苗常用的有流行性乙型脑炎疫苗、狂犬病疫苗、流感灭活疫苗等。减毒活疫苗常用的有脊髓灰质炎疫苗、麻疹疫苗、流感疫苗、流行性腮腺炎疫苗、风疹疫苗以及一些联合疫苗(如麻疹、风疹、腮腺炎联合疫苗)等。

2. 人工被动免疫

常用的人工被动免疫制剂有免疫血清、胎盘球蛋白、人血球蛋白,以及与细胞免疫有关的转移因子等。

(二)病毒感染的治疗

1. 干扰素

干扰素(IFN)是机体受到病毒或其他干扰素诱生剂刺激,由巨噬细胞、淋巴细胞等多种细胞所产生的一种糖蛋白。干扰素具有广谱的抗病毒作用。人类干扰素根据抗原性不同分为 α、β、γ 三种,α、β 干扰素又称 Ⅰ 型干扰素,γ 干扰素又称为 Ⅱ 型干扰素。Ⅱ 型干扰素对免疫细胞的调节作用强于 Ⅰ 型干扰素,而抗病毒作用,Ⅰ 型干扰素比较强。

2. 化学药物

由于病毒只能在活细胞内增殖,故对病毒有效的化学治疗剂多数对机体细胞有一定损伤作用,因此尚不能广泛应用于临床。目前治疗效果好、毒性小的药物有盐酸金刚烷胺、阿糖腺苷、无环鸟苷、丙氧鸟苷及疱疹净等。金刚烷胺对甲型流感病毒感染有预防和治疗效果。其他几种药物对疱疹类病毒有一定疗效。

3. 中草药

近年来,国内开展了很多中草药抗病毒作用的实验研究,也有不少临床应用有效的报道。如板蓝根、大青叶、甘草甜素等能抑制多种病毒,苍术、艾叶在组织培养细胞内能抑制腺病毒、鼻病毒、疱疹病毒和流感病毒等。但真正有效的中草药还不多,有待进一步发掘。

 目标检测题

一、名词解释

1. 病毒   2. 缺陷病毒   3. 干扰素

二、简答题

1. 简述病毒的干扰现象。

2. 简述病毒的复制周期。

3. 简述病毒标本的采集与送检。

三、单项选择题

在线答题 12

(潘美娟)

【考点提示】
1. 病毒标本的采集;
2. 病毒感染的防治。

第十三章　常见侵犯人类的病毒

学习目标

1. 掌握：流感病毒、脊髓灰质炎病毒、乙型肝炎病毒、狂犬病病毒等的生物学特性、致病性及防治原则。

2. 熟悉：乙型脑炎病毒、人类免疫缺陷病毒、水痘-带状疱疹病毒、EB病毒、朊病毒等的生物学特性、致病性及防治原则。

3. 了解：麻疹病毒、轮状病毒、丁型肝炎病毒等的生物学特性、致病性及防治原则。

案例引导

案例答案

　　患者，男，32岁，以"反复性乏力、食欲不振3年，加重1年"来诊。该患者3年前开始，时感全身无力、食欲不振，时有恶心，但无呕吐。查体：面黄、体瘦，肝区叩、触痛（＋），肝大，右肋缘下2.5 cm。实验室检查：乙型肝炎病毒标志物HBsAg（＋），HBeAg（＋），抗HBc（＋）。肝功能：ALT 171 U/L，AST 120 U/L。既往：慢性乙肝病史不详，父亲、两个姐姐均患有慢性乙型肝炎，其父亲已经肝硬化。请思考：①该患者患有哪种疾病？②大三阳的概念。③说出其病原体及传播途径。

第一节　呼吸道感染病毒

呼吸道感染病毒是指一大类主要以呼吸道为侵入门户，侵犯呼吸道黏膜上皮细胞，并引起呼吸道局部感染或呼吸道以外组织器官病变的病毒。据统计，90％以上急性呼吸道感染由病毒引起。包括正黏病毒科中的流感病毒，副黏病毒科中的副流感病毒、呼吸道合胞病毒、麻疹病毒、腮腺炎病毒，以及其他病毒科中的一些病毒，如腺病毒、风疹病毒、鼻病毒、冠状病毒和呼肠病毒。多数呼吸道病毒具有传播快、传染性强、潜伏期短、发病急和易继发细菌性感染等特点。

一、流行性感冒病毒

流行性感冒病毒(influenza virus)，简称流感病毒，是流行性感冒（流感）的病原体，有甲（A）、乙（B）、丙（C）三型，可引起人和动物（猪、马、海洋动物和禽类等）流行性感冒（简称流感）。

Note

（一）生物学性状

1. 形态与结构

流感病毒呈球形或丝状,丝状多见于新分离株,球形直径 80～120 nm。其核酸为单链分节段的RNA,核衣壳呈螺旋对称,有包膜。结构由内向外可分为三层(图 13-1)。

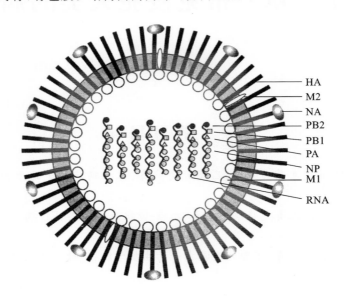

图 13-1　流感病毒结构模式图
NA,神经氨酸酶;M1,基质蛋白;HA,血凝素;M2,膜蛋白;NP,核蛋白

（1）内层　为病毒的核心,含病毒核酸、核蛋白(NP)和 RNA 多聚糖(PB1、PB2、PA)。核酸分节段,其中甲型、乙型流感病毒分 8 个节段,丙型流感病毒为 7 个节段。每个 RNA 节段结合有 RNA多聚酶,分别控制编码 1～2 个结构或功能蛋白,核酸分节段这一结构特点使流感病毒在复制中易发生基因重组,导致新病毒株的出现。

（2）中层　为病毒基因编码的基质蛋白(M 蛋白),位于包膜与核心之间,其抗原结构较稳定,具有型特异性。主要作用为保护病毒核心并维持病毒外形与结构的完整性。

（3）外层　是源于宿主细胞膜的脂质双层膜,包膜内嵌膜蛋白 M2,构成膜通道,利于病毒的脱壳及血凝素的产生。包膜表面镶嵌两种突出于包膜表面的刺突:一种呈柱状的为血凝素(hemagglutinin,HA),另一种呈蘑菇状的为神经氨酸酶(neuraminidase,NA)。HA 与病毒的吸附、穿入有关,NA 有利于成熟病毒的释放和集聚病毒的扩散,故两者与病毒感染有关。这两种刺突具有亚型和株的特异性,是流感病毒划分亚型的依据。

2. 抗原结构与分型

流感病毒主要有两种抗原。①核心抗原:由核蛋白和 M 蛋白组成,其抗原结构稳定,很少发生变异,具有特异性。根据核心抗原的不同,流感病毒可分为甲(A)、乙(B)、丙(C)型。②表面抗原:由HA 和 NA 组成,其中甲型流感病毒的 HA 和 NA 极易变异,据其免疫原性不同可分为若干亚型。

3. 抗原变异与流行

流感病毒的 HA 和 NA 有两种抗原变异形式,即抗原漂移和抗原转移。抗原漂移的变异幅度小,HA、NA 氨基酸的变异率小于 1%,属量变,即亚型内变异,由基因组自发的点突变所造成的,引起甲型和乙型流感周期性的局部中、小型流行。抗原转移的变异幅度大,HA 氨基酸的变异率为20%～50%,属质变,由基因组发生重新排列所造成,导致新亚型的出现,由于人群完全失去原有的免疫力,所以极易造成新型流感的世界性暴发流行。甲型流感病毒迄今已经历的大变异见表 13-1。丙型流感病毒的抗原结构稳定,极少引起流行。

知识拓展
13-1

表 13-1　甲型流感病毒抗原转移引起的世界性流行

流行年代	抗原结构	亚型名称	代表株
1930—1946	H0N1	原甲型	A/PR/8/34
1946—1957	H1N1	亚甲型	A/FM/1/47
1957—1968	H2N2	亚洲甲型	A/Singapore/1/57
1968—1977	H3N2	香港甲型	A/Hongkong/1/68
1977—	H3N2、H1N1	香港甲型与新甲型	A/USSR/90/77

4. 培养特性

流感病毒可在鸡胚和培养细胞中增殖,均不引起明显的病变,需用红细胞凝集试验或吸附试验以及免疫学方法证实病毒的存在。

5. 抵抗力

流感病毒抵抗力较弱,不耐热,56 ℃保持 30 min 被灭活,0~4 ℃能存活数周,－70 ℃以下可长期保存,室温下传染性很快丧失,对干燥、紫外线、甲醛、乳酸等敏感。

（二）致病性与免疫性

流感病毒的传染源主要是患者,传染性强,温带地区冬天为流行季节。病毒主要经飞沫或气溶胶传播而侵入易感者呼吸道黏膜上皮细胞,引起细胞空泡变性,纤毛丧失,最终坏死脱落。流感一般不产生病毒血症。潜伏期 1~4 天,突然发病,患者有畏寒、发热、头疼、肌痛、厌食、乏力、鼻塞、流涕、咽痛和咳嗽等症状。持续 1~5 天,平均 3 天。病毒仅在局部增殖,一般不入血。全身症状与病毒感染刺激机体产生的干扰素和免疫细胞释放的细胞因子有关。婴幼儿或年老体弱者易继发感染,导致肺炎。

病后机体可获得对同型病毒的牢固免疫。对不同型流感病毒无交叉保护作用,对新出现的亚型也无抵抗力,故病后免疫力不牢固。

（三）微生物学检查

流行期间根据典型症状可以作出临床诊断。实验室通常取患者急性期和恢复期双份血清进行抗体检测,若恢复期血清抗体效价较急性期升高 4 倍或以上即有诊断意义。

（四）防治原则

预防流感除加强自身体育锻炼增强体质外,流行期间应尽量避免前往公共场所,必要时戴口罩,保持室内通风。接种疫苗可明显降低发病率和减轻症状。但由于流感病毒不断发生变异,只有及时掌握流感病毒变异的动态,选育新流行病毒株,才能及时制备出有特异性预防效果的疫苗。

二、麻疹病毒

麻疹病毒(measles virus)是引起麻疹的病原体。麻疹病毒可感染任何年龄段的易感人群,但儿童感染最为常见,全世界每年大约有 1.3 亿儿童患病。我国自应用麻疹减毒活疫苗以来,其发病率已显著下降。

（一）生物学性状

麻疹病毒多呈球形,直径 120~250 nm。核心为完整的单股 RNA,不分节段。核衣壳为螺旋对称;包膜表面有血凝素(HA)和融合因子(F)两种刺突,前者与病毒吸附宿主细胞有关,后者具有溶血和使细胞发生融合形成多核巨细胞的作用。病毒对理化因素抵抗力较弱,56 ℃保持 30 min 可被灭活,对脂溶剂、一般消毒剂、日光和紫外线敏感。

（二）致病性与免疫性

人是麻疹病毒唯一的自然宿主。传染源是急性期患者，在出疹前、后4～5天传染性最强，易感者接触后几乎全部发病。病毒通过飞沫直接传播或鼻腔分泌物污染玩具、用具等感染易感人群。冬春季发病率最高。病毒首先侵入呼吸道上皮细胞内进行增殖，继而入血形成第1次病毒血症。病毒随血流到达全身淋巴组织中大量增殖，再次入血形成第2次毒血症。此时患者颈、躯干、四肢的皮肤相继出现红色斑丘疹，出疹期病情最严重，病程1周左右。无并发症的患者大多可自愈，但有些年幼体弱的患儿易并发细菌性肺炎，这是麻疹患儿死亡的主要原因之一。

人体感染麻疹病毒后可获得持久免疫力，一般为终生免疫。6个月内的婴儿因从母体获得IgG抗体，不易感染，但随着年龄的增长，抗体逐渐消失，自身免疫尚不健全，易感性也随之增加。故麻疹多见于6个月至5岁的婴幼儿。

三、其他呼吸道病毒

（一）腮腺炎病毒

腮腺炎病毒（mumps virus）是流行腮腺炎的病原体。在世界各地均有流行，是儿童多发的一种常见呼吸道传染病。

病毒呈球形，直径100～200 nm，核酸为单负链RNA，衣壳呈螺旋对称形。包膜表面有血凝素-神经氨酸酶（HN）和融合因子（F）两种刺突。抗原结构稳定，只有一个血清型。

腮腺炎病毒主要通过飞沫传播，传染源是患者和病毒携带者，人是其唯一宿主，易感者为学龄前儿童，好发于冬春季节。该病传染性强，潜伏期一般为1～3周。病毒侵入呼吸道上皮细胞和面部局部淋巴结内增殖后入血，再通过血液侵入腮腺及睾丸或卵巢等其他器官。临床表现主要为一侧或双侧腮腺肿大、疼痛，伴发热、乏力等，若无合并感染，持续1～2周后自愈。青春期感染者，男性易合并睾丸炎；女性易合并卵巢炎。腮腺炎病毒感染是导致男性不育和儿童获得性耳聋的常见原因。病后或隐性感染后，可获得牢固免疫力。

预防流行性腮腺炎应及时隔离患者，防止传播，但最有效的措施还是接种减毒活疫苗。

（二）风疹病毒

风疹病毒（rubella virus）是风疹的病原体，为不规则球形，直径50～70 nm。核心为单正链RNA，核衣壳呈20面体立体对称形，有包膜，包膜刺突具有凝血和溶血活性。只有一个血清型。抵抗力弱，56 ℃作用30 min、脂溶剂、紫外线可使其灭活。

人是风疹病毒的唯一自然宿主。病毒主要通过呼吸道传播。人群均可感染本病毒，但易感者主要是儿童。病毒在上呼吸道黏膜上皮内增殖后入血引起病毒血症。患者主要临床症状为，先是全身不适，继而出现发热、耳后及枕部淋巴结肿大，并有淡红色细点状丘疹，短期内扩展到全身，奇痒难耐或微痒，多在2～3天内消退，并发症少。成人感染后症状较重，可出现关节炎、血小板减少性紫癜等。

风疹病毒易发生垂直感染，若孕妇妊娠早期感染风疹病毒，病毒可通过胎盘感染胎儿，引起胎儿畸形、死亡，也可导致胎儿发生先天性风疹综合征。其主要表现为先天性心脏病、白内障和神经性耳聋。

风疹病毒感染后可获得牢固免疫力。

【考点提示】
流行性感冒患者的护理，流行性腮腺炎患者的护理。

第二节　肠　道　病　毒

肠道病毒是一大类通过胃肠道感染和传播的病毒，主要通过粪-口途径传播。种类较多，分类学上主要归属微小 RNA 病毒科的肠道病毒属和引起急性胃肠炎的相关病毒,前者主要有骨髓灰质炎病毒、柯萨奇病毒、埃可病毒及新型肠道病毒等,后者常见的为轮状病毒。肠道病毒具有共同特性:①病毒体呈球形,直径 20～30 nm,为单股正链 RNA,衣壳为 20 面体对称结构,无包膜。②耐乙醚、耐酸,在 56 ℃环境中 30 min 可使病毒灭活,对紫外线、干燥环境敏感,在污水或粪便中可存活数月。③主要经粪-口途径传播,临床表现多样化,可引起人类肠道内或肠道外的多种疾病,如麻痹、无菌性脑炎、心肌损伤、腹泻和皮疹等。

一、脊髓灰质炎病毒

脊髓灰质炎病毒(poliovirus)是脊髓灰质炎的病原体,病毒常侵犯中枢神经系统,损害脊髓前角运动神经细胞,导致肢体弛缓性麻痹,故又名小儿麻痹症,多见于儿童。世界卫生组织(WHO)把脊髓灰质炎列为继天花之后的第二种将被消灭的传染病。

（一）生物学性状

脊髓灰质炎病毒具有与典型肠道病毒相同的理化生物特征,在电镜下呈球形颗粒,相对较小,直径为 20～30 nm,核心为单股正链 RNA,长为 7200～8500 bp,衣壳呈 20 面体立体对称形,无包膜。

脊髓灰质炎病毒有三个血清型,即Ⅰ、Ⅱ、Ⅲ型,三种类型病毒之间中和试验无交叉反应。

病毒抵抗力较强,对酸不敏感,常温下在粪便和污水中可存活数月,对热和化学消毒剂敏感。

（二）致病性

脊髓灰质炎病毒的传播途径为粪-口途径,传染源为患者或隐性感染者。

脊髓灰质炎温带多见,终年散发,以夏秋为多,可呈小流行或酿成大流行;热带则四季发病率相似。世界各国都有发病,但在普种疫苗地区发病率大大减少,流行时以无症状的隐性感染及不发生瘫痪的轻症较多。

脊髓灰质炎病毒经消化道侵入人体后,先在咽部扁桃体和肠道下段上皮细胞和肠道结合淋巴结中增殖,90％以上感染者表现为隐性感染或轻微感染,如咽红、低热、腹部不适等;少数感染者病毒进一步侵入血流引起第一次病毒血症,患者可出现发热、头痛、恶心、腹痛、腹泻等症状,此时体内已产生中和抗体,感染可终止为顿挫感染。如体内病毒量过大、病毒致病能力较强或免疫力低下时,病毒随血流播散至各处非神经组织,如呼吸道、肠道、皮肤黏膜、心、肾、肝、胰、肾上腺等处淋巴组织增殖,再次大量进入血液循环引起第二次病毒血症,血液中病毒可突破血脑屏障侵犯脊髓灰质前角运动神经,引起脊髓灰质炎或无菌性脑膜炎,1％～2％的患者出现暂时性或永久性肢体麻痹。

显性或隐性感染后,可获得对同型病毒的牢固免疫力,主要为体液免疫。SIgA 在黏膜局部可阻止病毒的侵入,血清中的中和抗体 IgG、IgM、IgA 可阻止病毒散播,母体的 IgG 抗体可以通过胎盘保护 6 个月内的婴儿免受感染,也可通过初乳中的 SIgA 使婴儿获得自然被动免疫。

（三）微生物学检查

通过取患者发病早期含漱液或粪便标本进行分离鉴定、血清学试验或核酸检测可确诊。

（四）防治原则

一般性预防应加强粪便、饮用水管理,搞好个人卫生和饮食卫生。发现患者时及时隔离,对患者所用物品和排泄物要及时消毒。目前尚无特异的治疗脊髓灰质炎病毒感染的药物,对该病的控制主要依赖于疫苗的使用,目前多采用口服脊髓灰质炎三价混合减毒活疫苗(OPV),免疫效果好,使用时应注意在冬、春季进行并忌用热开水溶化或送服,也不要在哺乳前后使用。对于与脊髓灰质炎病毒感染者的密切接触者,则可用人免疫球蛋白来被动免疫,免疫效果保持 3～5 周。

二、柯萨奇病毒与埃可病毒

柯萨奇病毒(coxsackie virus)是 1948 年首次从美国纽约州柯萨奇镇 2 名疑似脊髓灰质炎患儿

的粪便中分离出来的,因此得名。埃可病毒(enteric cytopathogenic human orphan virus,ECHO)全称为人肠道致细胞病变孤儿病毒。

柯萨奇病毒和埃可病毒经口侵入,继而入血,分布于多种器官,引起多种不同的临床表现。同一种病毒可引起不同临床表现,而同一临床表现可由不同病毒所致。

柯萨奇病毒和埃可病毒呈球形,内含单股正链 RNA,直径为 17～30 nm,无包膜。

本病遍及世界各地,多散发,夏秋发病率高。传染源为患者、隐性感染者及带毒者,显性及隐性感染比例达 1∶(50～100)。日常生活中经口感染是主要传播途径,亦可通过饮用水、食物及呼吸道传播和经胎盘由母体传给胎儿。柯萨奇病毒根据其引起的病理变化不同分为 A、B 两组,两组共有29 个血清型(A 组 23 个、B 组 6 个);埃可病毒有 31 个血清型。病毒经口进入机体,在咽部及肠道淋巴组织中增殖,经两次病毒血症侵入靶器官,引起继发性感染。其中柯萨奇病毒 A 组可引起以下病症。①上呼吸道感染症状:发热、打喷嚏、流涕、咳嗽等。②疱疹性咽峡炎:在咽部、舌、软腭等处出现小疱疹,可伴有扁桃体肿大。③皮疹:主要分布在面部、手指、足趾等处,为疱疹和斑丘疹。④可有脑膜炎及病毒性心肌炎。柯萨奇病毒 B 组引起特征性传染性胸肋痛,同时可伴发发热、心肌炎、脑膜脑炎等。

柯萨奇病毒与埃可病毒感染后取患者体液(脑脊液、疱疹液、心包液、胸腔积液等)分离出病毒,恢复期血液出现抗体,或双份血清抗体效价增高 4 倍以上即可确诊。

目前尚缺乏有效的抗病毒药,应注意休息,针对临床表现进行对症治疗,预防继发感染。

三、轮状病毒

人类轮状病毒(rotavirus)是秋、冬季婴幼儿腹泻的主要病原体(常见于 6 个月～2 岁的婴幼儿)。全世界因急性胃肠炎而住院的儿童中,有 40%～50% 为轮状病毒所引起。

(一) 生物学性状

病毒体呈圆球形,有双层衣壳,每层衣壳呈 20 面体对称形。内衣壳的壳微粒沿着病毒体边缘呈放射状排列,形同车轮辐条。完整病毒直径为 70～75 nm,无外衣壳的粗糙型颗粒为 50～60 nm。具双层衣壳的病毒体有传染性。病毒体的核心为双股 RNA,由 11 个不连续的节段组成。在轮状病毒外衣壳上具有型特异性抗原,在内衣壳上有共同抗原。根据病毒 RNA 各节段在聚丙烯酰胺凝胶电泳中移动距离的差别,可将人类轮状病毒分为至少四个血清型,引起人类腹泻的主要是 a 型和 b 型。轮状病毒的抵抗力较强,在粪便中可存活数天或数周,在室温中其传染性能保持 7 个月,能抵抗胃内的酸性环境。轮状病毒生长对环境要求严格,不易培养。

(二) 微生物学检查

轮状病毒在一般组织培养中不适应,需选用特殊的细胞株培养(如恒河猴胚肾细胞 ma104 株和非洲绿猴肾传代细胞 cv-1 株)。培养前应先用胰酶处理病毒,以降解病毒多肽 vp3,该多肽能限制病毒在细胞中的增殖,在培养时细胞维持液中也应含有一定浓度的胰蛋白酶。

(三) 致病性与免疫性

人类轮状病毒的传染源为患者和无症状携带者,以粪-口途径传播为主,潜伏期为 1～4 天,温带地区以秋、冬为流行季节。病毒侵入人体后造成小肠黏膜绒毛萎缩、变短、脱落至肠腔释放大量病毒,随粪便排出。腺窝细胞增生、分泌增多,导致电解质平衡失调,大量水分进入肠腔,引起严重水样腹泻。起病突然并伴有发热、呕吐、腹痛等症状。腹泻严重者,可出现脱水、酸中毒而导致死亡。轻者病程 3～5 天,可完全恢复。

轮状病毒呈世界性分布,A～C 组轮状病毒能引起人类和动物腹泻,D～G 组只引起动物腹泻。A 组轮状病毒最为常见,主要流行的血清型为 G1P8、G2P4、G3P8 和 G4P8,是引起 6 个月～2 岁婴幼儿严重胃肠炎的主要病原体,占病毒性胃肠炎的 80% 以上,是导致婴幼儿死亡的主要原因之一。年长儿童和成人常呈无症状感染。

B组病毒可在年长儿童和成人中暴发流行,但至今仅在我国有过报道。1982—1983年,该组病毒在我国东北、西北矿区青壮年工人中引发了大规模霍乱样腹泻流行,患者达数十万人。C组病毒对人的致病性类似A组,但发病率很低。感染后机体可产生型特异性抗体IgM和IgG,对同型病毒有保护作用,特别是肠道SIgA;对异型只有部分保护作用,细胞免疫亦有交叉保护作用。

目前,2个月～3岁婴幼儿,可口服轮状病毒活疫苗,免疫接种后,可刺激机体产生对A群轮状病毒的免疫力,用于预防婴幼儿A群轮状病毒引起的腹泻。

四、其他肠道病毒

由于肠道病毒比较多,本章以简表的形式介绍其他常见肠道病毒的主要特征(表13-2)。

表13-2　其他常见肠道病毒的主要特征

代表种(型)	主要生物学特点	致病性	主要传播途径
肠道病毒68型	RNA、球形、包膜RNA	支气管肺炎、支气管炎	飞沫传播
肠道病毒70型	球形、RNA、无包膜	急性出血性结膜炎	粪-口途径
肠道病毒71型	球形、RNA、无包膜	无菌性脑膜炎、脑膜脑炎	粪-口途径

【考点提示】
肠道病毒感染患者的护理,小儿麻痹症患者的护理。

第三节　肝 炎 病 毒

肝炎病毒(hepatitis virus,HV)是指侵害以肝为主,引起病毒性肝炎的一组病原体。病毒性肝炎发病率高、传染性强、流行范围广,属于全球性的传染病之一。目前公认的人类肝炎病毒至少有5种型别,包括甲型肝炎病毒、乙型肝炎病毒、丙型肝炎病毒、丁型肝炎病毒及戊型肝炎病毒。近年来还发现一些新的与人类肝炎相关的病毒,但由于致病性尚不明确,未被列入肝炎病毒中。此外,还有巨细胞病毒、EB病毒等也可引起肝炎,但仅属其全身感染的一部分,故不列入肝炎病毒范畴。

一、甲型肝炎病毒

甲型肝炎病毒(hepatitis A virus,HAV)是1973年Feinstone用免疫电镜技术在急性期患者的粪便中发现并分离出来的,曾归类于微小RNA病毒科,新型肠道病毒72型,后独立成属,为小RNA病毒科肝病毒属。

(一)生物学性状

病毒呈球形,直径为27～32 nm,核心为单股正链RNA,无包膜,衣壳呈20面体立体对称形,有HAV的特异性抗原(HAVAg),抗原结构稳定,除决定病毒的遗传特性外,兼具信使RNA的功能,有传染性。

常采用黑猩猩和狨猴作为动物感染模型,可致动物肝炎,并可在其粪便中检出病毒颗粒,血清中出现相应抗体。细胞培养采用非洲绿猴肾细胞、人肝癌细胞系、人胚肾细胞以及人胚肺二倍体细胞。HAV生长缓慢,一般不引起细胞病变。

HAV对乙醚、60 ℃加热1 h及pH 3的环境均有相对强的抵抗力(在4 ℃可存活数月)。但加热至100 ℃并持续5 min或经甲醛溶液、氯等处理,可使之灭活,紫外线照1 h可破坏其传染性。

(二)致病性与免疫性

HAV主要通过粪-口途径传播,传染源为患者和隐性感染者。在潜伏期末以及急性期HAV随患者粪便排出体外，通过污染水源、食物、海产品（如毛蚶）、食具等的传播可造成散发性流行或大流行。HAV 的潜伏期为 15～45 天，病毒常在临床症状出现前的 5～6 天就从感染者粪便中排出；发病 2～3 周之后，随着血清中特异性抗体的产生，血液和粪便的传染性也逐渐消失。长期携带病毒者极罕见。

HAV 经口侵入机体，先在口咽部或唾液腺中增殖，后经肠黏膜和局部淋巴结增殖后引起短暂的病毒血症，最终侵入靶器官肝脏，在肝细胞内增殖。主要侵犯儿童及青年，发病率随年龄的增长而递减。临床表现多从发热、疲乏和食欲不振开始，继而出现肝大、压痛、肝功能损害，部分患者可出现黄疸，甲型病毒性肝炎（简称甲型肝炎）预后良好，一般能完全恢复。

在甲型肝炎的显性感染或隐性感染过程中，机体都可产生抗 HAV 的 IgM 和 IgG 抗体，前者在急性期和恢复期出现，后者在恢复后期出现，并可维持多年，对同型病毒的再感染有免疫力。

（三）微生物学检查

HAV 感染者可采集粪便进行病毒抗原检测，一般不做病毒分离，也可采集患者急性期与恢复期的双份血清。HAV 感染后早期产生 IgM 型抗体，是新近感染的证据，是早期诊断甲型肝炎最简便而可靠的血清学标志；抗 HAV IgG 出现稍晚，于 2～3 个月达到高峰，是过去感染的标志，可持续多年或终生。

（四）防治原则

对于 HAV 的预防，应搞好饮食卫生，保护水源，加强粪便管理，并做好卫生宣教工作。注射丙种球蛋白及胎盘球蛋白，对应急预防甲型肝炎有一定效果。我国生产的甲型肝炎减毒活疫苗只注射一次即可获得持久免疫力，基因工程疫苗研制亦已成功。

二、乙型肝炎病毒

乙型肝炎病毒（hepatitis B virus，HBV）是乙型病毒性肝炎（简称乙型肝炎）的病原体，是一种 DNA 病毒，属于嗜肝 DNA 病毒科（hepadnaviridae）。

HBV 感染是全球性的公共卫生问题。随着基因工程疫苗的生产和投入，乙肝疫苗的普及率逐年上升，感染率呈下降趋势。

（一）生物学性状

1. 形态与结构

HBV 在感染者血清中主要以三种形式存在（图 13-2）。①大球形颗粒：完整的 HBV 颗粒，也称 Dane 颗粒，呈球形，直径约 42 nm，Dane 颗粒是有感染性的完整 HBV 颗粒，具有双层衣壳和核心两部分，外衣壳相当于一般病毒的包膜，含蛋白质和脂质双层，HBsAg 镶嵌于脂质双层中；内衣壳呈 20 面体立体对称形，直径为 28 nm，内含核心蛋白（即乙型肝炎核心抗原，HBcAg），核心由环状双股 HBV-DNA 多聚酶组成。②小球形颗粒：直径约为 22 nm，是组装过剩的 HBsAg，不含核酸，无传染性。③管形颗粒：直径约为 22 nm，长度为 100～1000 nm，由小球形串联而成，也不含核酸，无传染性。

2. HBV 的基因

HBV 的基因组为双股环形 DNA 结构，较短的为正链，较长的为负链，内含 HBV 全部遗传信息，编码全部已知的 HBV 蛋白质，共有四个开放读码框架（ORF），分别为 S、C、P 和 X 区（图 13-3），S 区可分为两部分，即 S 基因和前 S 基因。S 基因能编码病毒体表上的蛋白质，S 基因之前是一个能编码 163 个氨基酸的前 S 基因，编码前 S_1 和前 S_2 蛋白；C 区基因包括前 C 基因和 C 基因，分别编码 HBeAg 和 HBcAg；P 区最长，占基因组 75% 以上，编码病毒体 DNA 多聚酶；X 区能编码有 154 个氨基酸的碱性多肽，可能与肝癌的发生及发展有关。

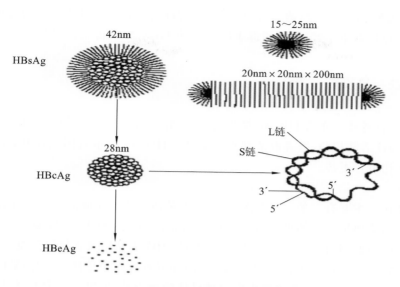

图 13-2　HBV 三种颗粒示意图

3. HBV 抗原组成

（1）表面抗原（HBsAg）　存在于大球形颗粒、小球形颗粒及管形颗粒上，是 HBV 感染的主要标志，HBsAg 具有抗原性，可引起机体产生特异保护性的抗 HBs，也是制备疫苗的最主要成分。已知 HBsAg 有不同的亚型，各亚型均有共同抗原表位（a 抗原），此外还有两组互相排斥的亚型抗原表位（d/y 和 w/r），按不同的组合形式，构成 HBsAg 四个基本亚型，即 adr、adw、ayr、ayw。HBsAg 亚型的分布有明显的地区差异，我国汉族以 adr 多见，少数民族多为 ayw。PreS1 及 PreS2 抗原可吸附于肝细胞受体的表面，其抗原性比 HBsAg 更强，抗 PreS2 及抗 PreS1 能通过阻断 HBV 与肝细胞结合而起抗病毒作用。

（2）核心抗原（HBcAg）　存在于 Dane 颗粒核心结构的表面，为内衣壳成分，其外被 HBsAg 所覆盖，

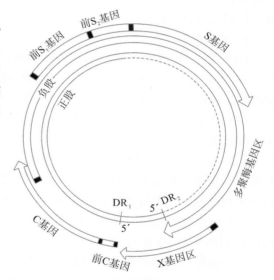

图 13-3　HBV 基因结构示意图

故不易在血液循环中检出。HBcAg 的抗原性强，能刺激机体产生抗 HBc，抗 HBcIgG 在血中持续时间较长，为非保护性抗体；抗 HBcIgM 的存在常表示 HBV 处于复制状态。HBcAg 可在感染的肝细胞表面存在，能被杀伤性 T 细胞识别，在清除 HBV 感染细胞中有重要作用。

（3）e 抗原（HBeAg）　由 PreC 及 C 基因编码，整体转录及转译后成为 e 抗原（如仅由 C 基因转录，转译则为 HBcAg）。HBeAg 为可溶性蛋白质，游离于血中，其消长与病毒体及 DNA 多聚酶的消长基本一致，故可作为 HBV 复制及具有强感染性的一个指标。HBeAg 可刺激机体产生抗 HBe，抗 HBe 能与受感染肝细胞表面的 HBeAg 结合，通过补体介导破坏感染的肝细胞，故对 HBV 感染有一定保护作用。抗 HBe 的出现是预后良好的征象，对抗 HBe 阳性的患者应注意检测其血中的病毒 DNA，以全面了解病情以判断预后。

4. 抵抗力

HBV 对外界环境的抵抗力较强，对低温、干燥、紫外线均有耐受性。HBV 不被 70% 乙醇灭活，因此这一常用的消毒方法并不能用于 HBV 的消毒；100 ℃ 加热 10 min 和环氧乙烷等均可灭活

HBV;0.5％过氧乙酸、5％次氯酸钠亦可用于消毒。但应指出，在对外界抵抗力方面，HBV 的传染性和 HBsAg 的抗原性并不一致，上述消毒手段仅能使 HBV 失去传染性，但仍可保留 HBsAg 的抗原性。

（二）致病性与免疫性

1. 传染源

主要传染源是患者或无症状 HBsAg 携带者，乙型肝炎的潜伏期较长（30～160 天），不论在潜伏期、急性期，还是慢性活动初期，患者血清都有传染性。HBsAg 携带者因无症状，不易被察觉，作为传染源，其危害性比患者更甚。

2. 传播途径

HBV 的传播途径主要有三条。①血液、血制品等传播：HBV 在血流中大量存在，而人对之极易感，故只需极少量污染血进入人体即可导致感染。输血、注射、外科手术、针刺、共用剃刀或牙刷、皮肤黏膜的微小损伤等均可致传播。唾液中曾被检出过 HBV DNA，其含量仅为血清的万分之一至百分之一。医院内污染的器械（如牙科、妇产科器械等）亦可致医院内传播。②母-婴传播：主要是围产期感染，即分娩经产道时，通过婴儿的微小伤口被母体的病毒感染；哺乳也是传播 HBV 的途径。有些婴儿在母体子宫内已被感染，表现为出生时已呈 HBsAg 阳性。③性接触传播：HBV 可经唾液、精液、阴道分泌物传播。

3. 致病机制

HBV 的致病机制尚不清楚，乙型肝炎的临床表现呈多样性，可由无症状带病毒至急性肝炎、慢性肝炎、重症肝炎等。病毒不仅存在于肝内，也存在于脾脏和血细胞中。病毒在体内的增殖，除对肝细胞有直接损害作用外，还可引起机体产生免疫病理损害。

（1）病毒致机体免疫应答下降　HBV 感染后，诱导干扰素产生能力下降，且使靶细胞的 HLA-Ⅰ类抗原表达下降。因此杀伤 T 细胞（CTL）破坏受染细胞时需要有 HLA-Ⅰ类抗原的参与，如靶细胞 HLA-Ⅰ抗原表达下降，则 CTL 作用减弱。此外，感染 HBV 后机体 IL-2 产生减少，这与 HBV 可在淋巴细胞中存在有关。患儿感染 HBV 后，因免疫系统尚未发育成熟，可对病毒形成免疫耐受，从而不出现或仅出现低度的抗病毒体液与细胞免疫，病毒可长期存在于体内。

（2）病毒发生变异　HBV 的 PreC 基因可发生变异，从而不能正确转译出 HBeAg，使病毒逃逸机体对 HBeAg 的体液与细胞免疫。近年来还发现 HBVPreC 区及 C 区的变异株可引起重症肝炎。

（3）细胞介导的免疫病理损害　HBV 在肝细胞内增殖可使细胞膜表面存在 HBsAg、HBeAg 和 HBcAg，病毒抗原致敏的 T 细胞对细胞膜表面带有病毒抗原的靶细胞可起杀伤效应以清除病毒。这种由 CTL 介导的效应有双重性：既清除病毒，又造成肝细胞的损伤。细胞免疫应答的强弱与临床过程的轻重及转归有密切关系；当病毒感染波及的肝细胞数量不多，免疫应答处于正常范围时，特异的 CTL 可摧毁病毒感染的细胞，释放至细胞外的 HBV 则可被抗体中和而清除，临床表现为急性肝炎，并可较快恢复痊愈；相反，若受染的肝细胞为数众多，机体的细胞免疫应答超过正常范围，迅速引起大量细胞坏死，肝功能衰竭时，可表现为重症肝炎。当机体免疫功能低下，病毒在感染细胞内复制，受到 CTL 的部分杀伤作用，而又无有效的抗体中和病毒时，病毒可持续存在并再感染其他肝细胞，造成慢性肝炎，慢性肝炎造成的肝病变又可促进成纤维细胞增生，引起肝硬化。

（4）免疫复合物引起的病理损伤　在部分乙型肝炎患者血液循环中，常可检出 HBsAg 及抗 HBs 的免疫复合物。免疫复合物可沉积于肾小球基底膜、关节滑液囊等，激活补体，导致Ⅲ型超敏反应，故患者可伴有肾小球肾炎、关节炎等肝外损害；免疫复合物大量沉积于肝内，可使肝毛细管栓塞，并可诱导产生肿瘤坏死因子（TNF），导致急性肝坏死，临床表现为重症肝炎。

（5）自身免疫反应引起的病理损害　HBV 感染肝细胞后，细胞膜上除有病毒特异性抗原外，还会引起肝细胞表现自身抗原发生改变，暴露出肝特异性脂蛋白抗原（LSP）。LSP 可作为自身抗原诱导机体产生针对肝细胞组分的自身免疫反应,通过 CTL 的杀伤作用或释放淋巴因子的直接或间接作用,损害肝细胞。自身免疫反应引起的慢性肝炎患者血清中,常可测及 LSP 抗体或抗核抗体、抗平滑肌抗体等自身抗体。

4. 免疫性

受乙型肝炎病毒感染后,机体可产生三种抗体,抗 HBs、抗 HBc、抗 HBe。抗 HBs 一般在感染 HBV 后 4 周出现,对乙型肝炎有保护作用;但抗 HBs 仅能作用于细胞外的 HBV,在预防感染上较重要,而在疾病恢复时尚需细胞免疫协同作用。

（三）微生物学检查

1. 血清学检验抗原、抗体

目前常用 ELISA 法检测 HBsAg、HBcAg、HBeAg 及其抗体系统(俗称两对半)(表 13-3),该方法敏感、简便、实用。

表 13-3　乙型肝炎两对半常见模式及临床意义

HBsAg	抗 HBs	HBeAg	抗 HBe	抗 HBc	临 床 意 义
＋	－	＋	－	＋	急性或慢性乙型肝炎(大三阳)
＋	－	－	－	＋	急、慢性乙型肝炎,传染性弱
－	－	－	＋	＋	急性乙型肝炎趋向恢复,传染性弱
－	＋	－	－	＋	乙型肝炎恢复期,已经具有免疫力
－	－	－	＋	＋	既往感染或急性 HBV 感染恢复期
－	－	－	－	＋	既往感染过 HBV
－	＋	－	－	－	既往感染或疫苗接种后
－	＋	－	＋	＋	乙型肝炎恢复期
－	－	－	－	－	过去和现在均未感染过 HBV

2. DNA 和 DNA 多聚酶检测

血清中存在 HBV DNA 是诊断 HBV 感染的最直接证据。

（四）防治原则

加强对供血员的筛选,以降低输血后乙型肝炎的发生率。患者的血液、分泌物和排泄物,用过的食具、药杯、衣物及注射器和针头等,均须煮沸消毒 15～30 min,或用 3％漂白粉澄清液、5％过氧乙酸、1.2×10^{-3} 的二氯异氰脲酸钠、0.2％新洁尔灭等浸泡后洗涤、消毒,提倡使用一次性注射器。

对高危人群应采取特异性预防措施:主动免疫注射乙肝疫苗是最有效的预防方法;紧急情况下,立刻注射乙型肝炎免疫球蛋白(HBIg),在 8 天之内均有预防效果,两个月后需重复注射一次。

三、丙型肝炎病毒

丙型肝炎病毒(hepatitis C virus,HCV)是引起丙型肝炎的病原体,曾被称为肠道外传播的非甲非乙型肝炎病毒。

（一）生物学性状

HCV 病毒呈球形,直径约 50 nm,为单股正链 RNA 病毒,有包膜,包膜上有刺突。编码包膜蛋白的基因容易发生变异,导致包膜蛋白的免疫原性变异而不被原有的抗包膜抗体识别,病毒得以持续存在,是丙型肝炎慢性化的主要原因。

黑猩猩对 HCV 敏感,HCV 在黑猩猩体内连续传代,引起慢性肝炎,但血液中病毒含量较少。

Note

（二）致病性与免疫性

丙型病毒肝炎(简称丙型肝炎)的传染源主要为急性临床型和无症状的亚临床患者,HCV 主要靠血源传播,国外 30%～90% 输血后肝炎为丙型肝炎,我国输血后肝炎中丙型肝炎占 1/3,此外还可通过其他方式如母婴垂直传播和性传播。同性恋者、静脉药物依赖者以及接受血液透析的患者为高危人群。

人感染 HCV 后所产生的保护性免疫力不强,多数患者可不出现症状,直接表现为慢性过程,甚至部分还会导致肝硬化及肝细胞癌。

（三）微生物学检查

由于 HCV 核心抗体出现较早,因此,酶联免疫吸附试验(ELISA)法检测抗 HCV 的检出率高,可用于快速筛选献血员,并可用于诊断丙型肝炎;此外,还可用重组免疫印迹试验(western blotting)及聚合酶链反应进行病毒核酸检测。

（四）防治原则

丙型肝炎的预防方式基本与乙型肝炎的相同,我国预防丙型肝炎的重点应放在对献血员的管理上,应加强消毒隔离制度,防止医源性传播。

四、丁型肝炎病毒

丁型肝炎病毒(hepatitis D virus,HDV)是引起丁型肝炎的病原体,它是一种缺陷病毒,必须在 HBV 或其他嗜肝 DNA 病毒的辅助下才能复制增殖。

HDV 体形细小,直径为 35～37 nm,核心含单股负链共价闭合的环状 RNA 和 HDV 抗原(HDVAg),其外包以 HBV 的 HBsAg。经核酸分子杂交技术证明,HDV RNA 与 HBV DNA 无同源性,也不是宿主细胞的 RNA。HDV-RNA 的分子量很小,只有 $5.5×10^5$,这决定了 HDV 的缺陷性,不能独立复制增殖。

HDV 感染呈世界性分布,但主要分布于意大利南部和中东等地区。其传播方式与 HBV 相似,主要通过输血或使用血制品,也可通过密切接触与母婴间垂直感染等方式传播,高危人群包括药瘾者及多次受血者。

HDV 的感染需同时或先有 HBV 或其他嗜肝 DNA 病毒感染的基础,HDV 感染常可导致 HBV 感染者的症状加重与病情恶化,因此在暴发型肝炎的发生中起着重要作用。例如,HBsAg 携带者重新感染 HDV 后,常可表现为急性发作,病情加重,且病死率高。

HDV 的致病机制与免疫性还不清楚。一般认为 HDV 对肝细胞有直接的致细胞病变作用。在 HDV 感染黑猩猩的动物实验中,HDV-RNA 的消长与肝脏损害的程度相关。HDVAg 主要存在于肝细胞核内,随后出现 HDVAg 血症,可用免疫荧光、放射免疫或酶联免疫吸附试验以及核酸杂交技术进行检测。但患者标本应先经去垢剂处理,除去表面的 HBsAg 以暴露出 HDVAg,才能检测到。HDVAg 可刺激机体产生特异的抗 HDV,先是 IgM 型,随后是 IgG 型抗体的出现。在慢性感染过程中所检出的抗体常以 IgG 为主。

迄今,对 HDV 感染尚无特效治疗药物。有报道,长疗程的干扰素治疗可改善患者的症状。切断 HDV 的传播途径是主要预防措施之一,如尽量避免反复输血或使用血制品,戒除药瘾,认真做好患者的早期诊断与隔离,患者排泄物与用品的消毒等。此外,防止医源性传播对本病的预防也很重要。

五、戊型肝炎病毒

戊型肝炎病毒(hepatitis E virus,HEV)是戊型病毒性肝炎(简称戊型肝炎)的病原体。戊型肝炎是一种经粪-口途径传播的急性传染病,小儿戊型肝炎的发病率低,孕妇患戊型肝炎病死率高为本型肝炎的特点。

HEV 为球形,直径为 27～34 nm,RNA 型小病毒,无包膜,核衣壳呈 20 面体立体对称形。HEV 基因组长 7.6 kb,3′端有 poly A 尾,有三个开放阅读框架(ORF),ORF1 位于 5′端(约 2 kb),是非结构蛋白基因,含信赖 RNA 的 RNA 多聚酶序列;ORF2 位于 3′端(2 kb),是结构蛋白的主要部分,可编码核衣壳蛋白;ORF3 与 ORF1 和 ORF2 有重叠(全长 369 bp),也是病毒结构蛋白基因,可编码病毒特异性免疫反应抗原。

目前尚不能在体外组织培养,但黑猩猩、食蟹猴、恒河猴、非洲绿猴、白须猕猴对 HEV 敏感,可用于分离病毒。HEV 在碱性环境中稳定,有镁、锰离子存在的情况下可保持其完整性,对高热敏感,煮沸可将其灭活。

HEV 主要经粪-口途径传播,病毒随患者粪便排出,污染食物、水源,引起散发或暴发流行,发病高峰多在雨季或洪水后。潜伏期为 2～11 周,平均 6 周,临床患者多为轻、中型肝炎,常为自限性,不发展为慢性。HEV 主要侵犯青壮年,儿童感染表现亚临床型较多,成人病死率高于甲型肝炎,尤其孕妇患戊型肝炎病情严重,在妊娠的后 3 个月发生感染的病死率达 20％。HEV 感染后可产生免疫保护作用,防止同株甚至不同株 HEV 再感染,绝大部分患者康复后血清中抗 HEV 抗体持续存在 4～14 年。

实验诊断中,可通过电镜从粪便中找病毒颗粒,通过 RT-PCR 检测粪便、胆汁中 HEV-RNA,及用重组 HEV 谷胱甘肽-S-转移酶融合蛋白作为抗原,用 ELISA 法检查血清中抗 HEV IgM、IgG 抗体等。

戊型肝炎一般预防与乙型肝炎相同,用普通免疫球蛋白做紧急被动免疫无效。

【考点提示】
病毒性肝炎患者的护理,乙型肝炎两对半。

第四节　逆转录病毒

人类免疫缺陷病毒(human immunodeficiency virus,HIV),是含有逆转录酶的 RNA 病毒,可引起人类获得性免疫缺陷综合征,即艾滋病(AIDS)。1981 年,HIV 在美国首次发现。HIV 有两个型别,即 HIV-1 和 HIV-2,AIDS 由 HIV-1 引起,HIV-2 只在西非流行,且毒力较弱。

知识拓展

一、生物学性状

HIV 呈球形,直径 100～120 nm,病毒核心由两条相同的单股正链 RNA 及逆转录酶、整合酶、蛋白酶组成;衣壳呈圆锥形,由衣壳蛋白 P24 组成;外被包膜,包膜上镶嵌有 gp120 和 gp4l 两种特异性糖蛋白,其中 gp20 能识别宿主细胞膜上的 CD4 分子,与 HIV 引起的免疫缺陷有关(图 13-4)。

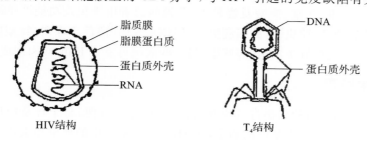

图 13-4　HIV 结构模式图

对外界环境的抵抗力较弱,不耐高温,离开人体不易生存,常温下,在体外的血液中只能存活数小时;对热敏感,在 56 ℃条件下 30 min 即失去活性,且病毒在离开体外的瞬间失去传染性,故日常生活接触中不会感染。

Note

二、致病性

1. 传播途径

HIV感染者是传染源，曾从血液、精液、阴道分泌液、乳汁等分离得到HIV，握手、拥抱、蚊虫叮咬、共用餐具等日常接触不会传播。

HIV的传播方式要有三种。①性接触传播：HIV存在于感染者精液和阴道分泌物中，性行为很容易造成细微的皮肤黏膜破损，病毒即可通过破损处进入血液而感染。②血液传播：人体被输入含有HIV的血液制品、静脉吸毒、移植感染者或患者的组织器官都有感染艾滋病的危险性。③母婴传播：感染了HIV的妇女在妊娠及分娩的过程中，也可将病毒传给胎儿，感染的产妇还可通过母乳喂养将病毒传给吃奶的孩子。

2. 致病机制

HIV进入人体后，首先遭到巨噬细胞的吞噬，随后HIV选择性地侵犯带有CD4分子的细胞（主要有CD4淋巴细胞、单核-巨噬细胞、树突状细胞等）。细胞表面CD4分子是HIV受体，通过HIV包膜上的蛋白gp120与细胞膜上CD4结合后，gp120构象改变，使gp41暴露，gp41在其中起着桥梁的作用，利用自身的疏水作用介导病毒包膜与细胞膜融合，最终造成细胞被破坏。

3. 临床表现

艾滋病潜伏期长短不一，可短至数月，长达15年。从初始感染HIV到终末期，是一个较为漫长的复杂过程，在全程的不同阶段，与HIV相关的临床表现呈多样性。我国艾滋病的诊疗标准和指南中将艾滋病分为急性期、无症状期和艾滋病期。

（1）急性期　通常发生在初次感染HIV的2～4周，部分感染者出现HIV病毒血症和免疫系统急性损伤所产生的临床症状，大多数患者临床症状轻微，持续1～3周后缓解。临床表现以发热最为常见，可伴有全身不适、头痛、盗汗、恶心、呕吐、腹泻、咽痛、肌痛、关节痛、皮疹、淋巴结肿大及神经系统症状等。此期血清可检出HIV RNA及P24抗原，而HIV抗体则在感染后数周才出现。$CD4^+$ T细胞计数一过性减少，同时CD4/CD8比例倒置，部分患者可有轻度白细胞和（或）血小板减少、肝功能异常。

（2）无症状期　可从急性期进入此期，或无明显的急性期症状而直接进入此期。此期持续时间一般为6～8年，时间长短与感染病毒的数量、型别、感染途径、机体免疫状况的个体差异，营养及卫生条件和生活习惯有关。由于HIV在感染者体内不断复制，$CD4^+$ T细胞计数逐渐下降，此期具有传染性。

（3）艾滋病期　感染HIV后的最终阶段，患者$CD4^+$ T细胞计数明显下降，HIV血浆病毒载量明显升高。此期主要的临床表现为HIV相关症状、各种机会性感染及肿瘤。HIV相关症状：主要表现为持续一个月以上的发热、盗汗、腹泻；体重减轻10%以上；部分患者表现为神经精神症状，如记忆减退、精神淡漠、性格改变、头痛、癫痫及痴呆等；艾滋病患者由于免疫功能严重缺损，常合并严重的机会性感染，常见的有细菌、原虫（卡氏肺囊虫、弓形体）、真菌（白色念珠菌、新型隐球菌）、病毒（巨细胞病毒、单纯疱疹病毒、乙型肝炎病毒）等感染，另一些病例可发生Kaposi肉瘤或恶性淋巴瘤。

三、微生物学检查

检测HIV感染者体液可检出病毒抗原和抗体，操作方法方便，易于普及应用，其中抗体检测尤其普遍，但HIV P24抗原和病毒基因的测定，在HIV感染检测中的地位和重要性也日益受到重视。

四、防治原则

AIDS是一种全球性疾病，蔓延速度快、病死率高，又无有效的治疗方法，HIV的疫苗还在研制过程中。因此，WHO和包括我国在内的许多国家都制定了预防和控制AIDS感染与传播的措施。

【考点提示】
艾滋病患者的护理，艾滋病的传播。

预防原则包括控制传染源、切断传播途径和保护易感人群,具体内容如下:①广泛地开展宣传教育,普及预防知识,认识 HIV 传染源、传播方式及结局;②建立 HIV 感染和 AIDS 监测系统,掌握流行动态,对高危人群实行监测,严格管理 AIDS 患者及 HIV 感染者;③对供血者进行 HIV 抗体检测,确保输血和血液制品安全;④加强国境检疫,防止 AIDS 的传入。

第五节　其　他　病　毒

一、虫媒病毒

虫媒病毒(arbovirus)是一类以节肢动物(蚊、蜱等)为媒介传播的病毒,具有自然疫源性。虫媒病毒的共同特点如下:①呈直径 30～70 nm 的球形,核心含单股正链 RNA,衣壳为 20 面体立体对称形,包膜上镶嵌有糖蛋白组成的刺突;②对热、脂溶剂等多种理化因素敏感;③在细胞质中增殖,宿主范围广,易感动物为乳鼠;④节肢动物既是传播媒介,又是储存宿主,故所致疾病具有明显的季节性和地域性;⑤致病性强,所致疾病潜伏期短、发病急、病情重。在我国主要流行的虫媒病毒有流行性乙型脑炎病毒、森林脑炎病毒、登革热病毒等。

(一)流行性乙型脑炎病毒

流行性乙型脑炎病毒(epidemic type B encephalitis virus)简称乙脑病毒,属于虫媒病毒黄病毒科黄病毒属,是流行性乙型脑炎(简称乙脑)的病原体。

乙脑病毒是单股正链 RNA 病毒,衣壳立体对称,直径为 35～50 nm,有包膜,包膜上含糖蛋白与膜蛋白;乙脑病毒抗原单一且稳定,疫苗接种效果好;对乙醚、氯仿等敏感,不耐热,对低温、干燥环境抵抗力强。

乙脑病毒主要通过三带喙库蚊传播,蚊虫叮咬猪、羊、牛等动物,当带病毒的蚊虫叮咬人体时,则引起人体感染。病毒感染人体后,主要在人体毛细血管内皮细胞和局部的淋巴结中增殖,随后入血,引起第一次病毒血症;随血入肝脏、脾,再次增殖,再次入血,引起第二次病毒血症。患者可出现发热、寒战及全身不适等症状,若不再继续发展者,即成为顿挫感染,数日后可自愈;但少数患者(0.1%)体内的病毒可通过血脑屏障进入脑内增殖,引起脑膜及脑组织炎症,造成神经元细胞变性坏死、毛细血管栓塞、淋巴细胞浸润,甚至出现局灶性坏死和脑组织软化。临床上表现为高热、意识障碍、抽搐、颅内压升高及脑膜刺激征。重症患者可能死于呼吸循环衰竭,部分患者病后遗留失语、强直性痉挛、精神失常等后遗症。人受乙脑病毒感染后,大多数为隐性感染及部分顿挫感染,仅少数发生脑炎(0.01%),这与病毒的毒力、侵入机体内数量及感染者的免疫力有关。中和抗体约在病后 1 周出现,于 5 年内维持高水平,甚至维持终生。

对于乙脑的早期快速诊断通常采集急性期患者血清或脑脊液特异性 IgM,可做 RT-PCR 检测标本中的病毒核酸片段,一般 6 h 可初步报告结果。常规血液学试验,需取双份血清,同时做对比试验,当恢复期血清抗体滴度不小于急性期的 4 倍时,有辅助诊断意义,可用于临床回顾性诊断。

预防本病的有效措施是防蚊灭蚊。对 10 岁以下儿童进行乙脑灭活疫苗的接种。

(二)登革热病毒

登革热病毒是小型黄病毒,属于黄热病毒属,通常由埃及伊蚊和白纹伊蚊传播,能引起登革热。

登革热病毒直径约为 50 nm,属于 RNA 病毒,有包膜。登革热病毒的基因组包被在蛋白质外壳中,周围包着一层脂膜。登革热病毒置于 4 ℃冰箱中可保存数星期,用冰冻干燥法可以保存数年,对紫外线比较敏感,数分钟就可灭活。

登革热是热带地区的一种地方病,能够引起一系列临床症状,包括有生命危险的失血性休克综合征和较少见的伴有肝衰竭与脑病的急性肝炎。感染登革热病毒轻则突然发热、剧烈肌肉疼痛、骨关节痛,重则广泛出血、迅速休克,预后良好,病死率为3/10000。

(三) 森林脑炎病毒

森林脑炎病毒(简称森脑病毒)由蜱传播,在春夏季节流行于俄罗斯及我国东北森林地带。

森林脑炎病毒呈球形,直径为30~40 nm,衣壳呈20面体立体对称形,外有包膜,含血凝素糖蛋白,核酸为单股正链RNA,抗原结构与中欧蜱传脑炎病毒相似,可能为同一病毒的两个亚型。该病毒在牛奶中65 ℃作用15 min才能被灭活。

该病毒储存宿主为蝙蝠及哺乳动物(刺猬、松鼠、野兔等),蜱既是森林脑炎病毒的传播媒介,又是长期宿主。人被带有病毒的蜱叮咬后,易感染发病,潜伏期为8~14天,而后出现肌肉麻痹、萎缩、昏迷致死,少数痊愈者常遗留肌肉麻痹。居住在森林疫区的人,因受少量病毒的隐性感染,血中有中和抗体,对病毒有免疫力,病愈后皆产生持久的牢固免疫力。

病毒分离方法及血清学检验方法与乙脑相同。在疫区内调查森林脑炎病毒时,可将小白鼠、小鸡、地鼠或猴关在笼内,置于森林,引诱蜱来叮咬而感染,动物感染后虽可能不发病,但可通过测定血中有无产生特异抗体而加以验证。

(四) 出血热病毒

出血热病毒可引起病毒性出血热,世界各地发现了十几种由病毒引起的出血热,病原分属于4科,即披膜病毒科、布尼亚病毒科、沙粒病毒科和Filo(线状)病毒科。

出血热是一组由虫媒病毒所引起的自然疫源性疾病,以发热、出血和休克为主要临床特征。此类疾病在世界上分布很广,临床表现也有一些差异,并常在一定地区流行。

常见病毒性出血热包括克里米亚-刚果出血热、埃博拉出血热、马堡出血热、拉沙热、裂谷热、登革出血热、黄热病及天花等。又可按肾损害的有无分为两类,其中,有肾损害的称为肾综合征出血热。

各种病毒性出血热,临床表现虽有差异,但都有以下几种基本表现。①发热:这是本组疾病最基本的症状,不同的出血热,发热持续时间和热型不完全相同。以蚊为媒介的出血热多为双峰热,各种症状随第二次发热而加剧,流行性出血热,则多为持续热。②出血及发疹:各种出血热均有出血、发疹现象,但出血、发疹的部位、时间和程度各不相同,轻者仅有少数出血点及皮疹,重者可发生胃肠道、呼吸道或泌尿生殖系统大出血。③低血压休克:各种出血热均可发生休克,但发生的频率和程度有很大的差异,流行性出血热休克发生最多而且严重。④肾功能衰竭:以流行性出血热的肾损害最为严重,其他出血热也可有不同程度的肾损害,但多轻微,仅表现为轻到中度的蛋白尿。

各种出血热的确诊需要依靠病原学和血清学检查。这些病都无特效疗法,一般采用对症和支持疗法,纠正水和电解质紊乱,必要时补液、输血和抗休克治疗。有肾病者,在无尿期可做肾透析疗法。防止和消灭传播媒介和储存寄主是重要的防治措施。

二、狂犬病病毒

狂犬病病毒(rabies virus,RV)属于弹状病毒科(Rhabdoviridae)狂犬病病毒属(lyssavirus)。

(一) 生物学特性

外形呈弹状,直径为65~80 nm,长130~240 nm,核衣壳呈螺旋对称形,内含有单链RNA,表面具有包膜,是引起狂犬病的病原体。该病毒主要在野生动物及家畜中传播,人被病兽咬伤后感染。狂犬病是一种中枢神经系统的急性传染病,至今尚无有效的治疗方法,一旦发病,病死率近乎100%。狂犬病病毒具有两种主要抗原:一种是病毒外膜上的糖蛋白抗原,能与乙酰胆碱受体结合,使病毒具有神经毒性,并使体内产生中和抗体及血凝抑制抗体,中和抗体具有保护作用;另一种为内层的核蛋白抗原,可使体内产生补体结合抗体和沉淀素,无保护作用。狂犬病病毒不耐热,56 ℃作用 15～30 min 或 100 ℃作用 2 min 即可灭活;对酸、碱、新洁尔灭、甲醛等消毒药物敏感;日光、紫外线、超声波、70%乙醇、0.01%碘液和 1%～2%的肥皂水等亦能使病毒灭活,但在冷冻或冻干状态下可长期保存。

（二）致病性

狂犬病病毒进入人体,沿周围传入神经而到达中枢神经系统,因此头、颈、上肢等处咬伤和创口面积大而深者发病概率高。狂犬病病毒主要存在于患病动物的延脑、大脑皮层、小脑和脊髓中。唾液腺和唾液中也常含有大量病毒,人被患狂犬病的动物咬伤、抓伤或经黏膜感染均可引起狂犬病,在特定条件下也可以通过呼吸道气溶胶传染。在狂躁型狂犬病患者中,可出现恐水和（或）怕风症状,故又称恐水症（hydrophobia）。

多数动物实验证明,在潜伏期和发病期间不出现病毒血症,狂犬病的发病过程分为三个阶段。

1. 前驱期

在兴奋状态出现前,大多数患者有低热、食欲不振、恶心、头痛（多在枕部）、倦怠、周身不适等症状,酷似“感冒”;继而出现恐惧不安,对声、光、风、痛等较敏感,并有喉头紧缩感。较有诊断意义的早期症状是伤口及其附近感觉异常,有麻、痒、痛及蚁走感等,此乃病毒繁殖刺激神经元所致,见于 80% 的病例,本期持续 2～4 天。

2. 兴奋期

患者逐渐进入高度兴奋状态,突出表现为极度恐怖、恐水、怕风、发作性咽肌痉挛、呼吸困难、排尿排便困难及多汗、流涎等。

恐水是本病的特殊症状,是咽肌痉挛所致,但不一定每例均有,也不一定在早期出现。典型患者见水、闻流水声、饮水,均可引起严重咽喉肌痉挛。患者虽渴极而不敢饮,即使饮后也无法下咽,常伴声嘶及脱水。本期持续 1～3 天。

3. 麻痹期

痉挛停止,患者渐趋安静,但出现弛缓性瘫痪,尤其以肢体软瘫最为多见。眼肌、颜面部肌肉及咀嚼肌也可受累,表现为斜视、眼球运动失调、下颌下坠、口不能闭、面部缺少表情等。

患者的呼吸渐趋微弱或不规则,并可出现潮式呼吸;脉搏细速,血压下降,反射消失,瞳孔散大,可因呼吸和循环衰竭而迅速死亡,临终前患者多进入昏迷状态。本期持续 6～18 h。

（三）微生物学检查

狂犬病检查方法如下。①病毒分离:可从可疑患者唾液腺、脑脊液及尿沉渣等或死者尸体的脑组织内分离出病毒,以脑组织阳性率最高。②动物接种和内基氏小体检查:感染动物与人的脑组织内可发现内基氏小体。

（四）防治原则

由于狂犬病病毒产生的危害较为严重,因此应当做好防范工作,对犬、猫等宠物应严加管理,定期进行疫苗注射;人被患狂犬病的动物咬伤,应立即清洗伤口,可用 20%肥皂水、去垢剂、含胺化合物或清水弃分洗涤。清洗后,尽快注射狂犬病病毒免疫血清,接种狂犬疫苗。

三、疱疹病毒

疱疹病毒（herpes virus）是一群中等大小的双股 DNA 病毒,有 100 个以上成员,根据其理化性质分 α、β、γ、未分类疱疹病毒四个亚科。α 疱疹病毒（如单纯疱疹病毒、水痘-带状疱疹病毒等）增殖速度快,引起细胞病变;β 疱疹病毒（如巨细胞病毒等）,生长周期长,感染细胞形成巨细胞。疱疹病毒（如 EB 病毒类）,感染的靶细胞是淋巴样细胞,可引起淋巴增生。疱疹病毒感染的宿主范围广泛,可感染人类和其他脊椎动物。

疱疹病毒主要侵犯外胚层来源的组织,包括皮肤、黏膜和神经组织。感染部位和引起的疾病多种多样,并有潜伏感染的趋向,严重威胁人类健康。目前发现的疱疹病毒有以下 8 种(表 13-4)。

表 13-4　人类疱疹病毒种类及所致的主要疾病

病　　毒		导致主要疾病
单纯疱疹病毒Ⅰ型(人疱疹病毒)	1 型	龈口炎、唇疱疹、角膜结膜炎、疱疹炎、脑炎
单纯疱疹病毒Ⅱ型	2 型	生殖器疱疹、新生儿疱疹、宫颈癌
水痘-带状疱疹病毒	3 型	水痘-带状疱疹
EB 病毒	4 型	传染性单核细胞增多症、B 细胞瘤、T 细胞瘤、鼻咽癌、Burkitt 淋巴瘤
巨细胞病毒	5 型	巨细胞包涵体病、输血后单核细胞增多症、先天畸形、肝炎、间质性肺炎、视网膜炎
人疱疹病毒	6 型	婴儿急疹、幼儿急性发热病、间质性肺炎
	7 型	未确定
	8 型	卡波西肉瘤(Kaposi 肉瘤)

(一) 单纯疱疹病毒

单纯疱疹病毒(herpes simplex virus,HSV)呈球形,病毒直径为 150~200 nm,完整病毒由核心、衣壳、被膜(tegument)及囊膜组成,核心含双股 DNA,衣壳呈 20 面体立体对称形,由 162 个壳微粒组成,衣壳外覆盖一层被膜,厚薄不匀,最外层为典型的脂质双层囊膜,上有突起。有囊膜的 HSV 可在多种细胞中生长,常用的细胞系有 BHK 细胞、Vero 细胞、Hep-2 细胞等。病毒初次分离时,原代乳兔肾细胞、人胚肺细胞较敏感。HSV 感染动物范围广泛,多种动物脑内接种可引起疱疹性脑炎。HSV 有两个血清型,即 HSV-1 和 HSV-2,HSV-1 原发感染常发生于 1~15 岁,常见的有以下几种。龈口炎:在口颊黏膜和齿龈处发生成群疱疹,破裂后,多盖一层坏死组织;可引起唇疱疹、湿疹样疱疹、疱疹样角膜炎、疱疹性脑炎等;生殖器疱疹:多见于 14 岁以后,由 HSV-2 引起,比较严重,局部剧痛,伴有发热、全身不适及淋巴结炎。

HSV-2 可通过胎盘感染,易发生流产,造成胎儿畸形、智力低下等先天性疾病。一些调查研究表明,HSV-1 和 HSV-2 可能分别与唇癌、外阴癌及子宫颈癌有关。

(二) 水痘-带状疱疹病毒

水痘-带状疱疹病毒(varicella-zoster virus,VZV),在儿童初次感染引起水痘,恢复后病毒潜伏在体内脊髓后根神经节或脑部感觉神经节中,少数患者在成人后病毒再发而引起带状疱疹,故称为水痘-带状疱疹病毒。

VZV 在形态上与 HSV 相同。仅有一个血清型,培养 VZV 常用人成纤维细胞以及猴的多种细胞,3 天至 2 周左右出现典型的细胞病变,如细胞核内包涵体以及多核巨细胞的形成等。病毒在细胞与细胞间扩散,再感染邻近细胞。

人是 VZV 唯一的自然宿主,皮肤是病毒的主要靶器官。VZV 感染人有两种类型,即原发感染水痘(varicella)和复发感染带状疱疹(zoster)。儿童感染 VZV 后 2 周左右,全身皮肤可出现丘疹、水疱,有的因感染发展成脓疱疹。皮疹呈向心分布,躯干比面部和四肢多。带状疱疹是由潜伏病毒被激活所致,疱疹串连成带状。孕妇患水痘可导致胎儿畸形、流产或死亡。

人感染 VZV 后可产生持久免疫力,对限制 VZV 扩散以及水痘和带状疱疹痊愈起重要作用,但不能阻止带状疱疹的发生。

临床对于典型的水痘-带状疱疹,一般不需要实验室诊断;但对不典型的 VZV 感染,可应用疱疹液做电镜快速检查等明确诊断。

（三）巨细胞病毒

巨细胞病毒(cytomegalo virus,CMV)亦称细胞包涵体病毒,由于感染的细胞肿大,并具有巨大的内包涵体,故名。

CMV 的 DNA 结构与 HSV 相似,但比 HSV 大 5%,只能感染人,能在人成纤维细胞中增殖。病毒在细胞培养中增殖缓慢,复制周期长,初次分离培养需 30~40 天才出现细胞病变,其特点是细胞肿大变圆,核变大,核内出现周围绕有一轮"晕"的大型嗜酸性包涵体。

CMV 极易感染人类,人感染 CMV 后,多为隐性感染或潜伏感染而无临床症状。巨细胞病毒可从感染者唾液、尿液、子宫颈分泌液等排出体外,因此通过密切接触如性生活、接吻等方式传播,CMV 经胎盘垂直传播可引起胎儿先天畸形。

CMV 感染后,可刺激机体产生持久免疫力,但免疫力不强,在机体内可出现抗体与病毒同时存在的情况。

临床上可通过包涵体检查、核酸检测及血清学试验诊断 CMV 感染。

（四）EB 病毒

EB 病毒(epstein-barr virus,EBV)是由 Epstein 和 Barr 于 1964 年首次成功地从非洲儿童淋巴瘤细胞中分离出来的一种新的疱疹病毒,并命名为 EB 病毒。

EBV 的形态与其他疱疹病毒相似,圆形,直径为 180 nm,含核样物,在囊膜与衣壳之间有一层蛋白囊膜。EBV 仅能在 B 细胞中增殖,可使其转化,能长期传代。

EBV 在人群中广泛感染,根据血清学调查,我国 3~5 岁儿童 EBV vca-IgG 抗体阳性率达 90%以上,幼儿感染后多数无明显症状,或引起轻症咽炎和上呼吸道感染;青年期发生原发感染,约有 50%出现传染性单核细胞增多症,主要通过唾液传播,也可经输血传播。EBV 在口咽部上皮细胞内增殖,然后感染 B 细胞,这些细胞大量进入血液循环而造成全身性感染,并可长期潜伏在人体淋巴组织中,当机体免疫力低下时,潜伏的 EBV 活化形成复发感染。人由 EBV 感染引起或与 EBV 感染有关的疾病主要有传染性单核细胞增多症、非洲儿童淋巴瘤(即 Burkitt 淋巴瘤)、鼻咽癌。

人体感染 EBV 后能诱生抗 EBNA 抗体、抗 EA 抗体、抗 VCA 抗体及抗 MA 抗体。

用免疫酶染色法或免疫荧光技术可在 EBV 近期感染者血清中检出 EBV IgG 抗体。在鼻咽癌血清中测出 vca-IgG 抗体达 90%时,提示病情好转。

四、朊病毒

朊病毒又名朊粒,是一种不含核酸和脂质,对蛋白酶有抗性的感染性蛋白质,本质为动物(包括人类)细胞在正常的蛋白质的生成过程中,或正常的蛋白质生成后,由于某一异常因素导致蛋白质空间结构变异形成的异常蛋白质。

朊病毒的传播途径包括:食用动物肉骨粉饲料、牛骨粉汤;医源性感染,如使用脑垂体生长激素、促性腺激素和硬脑膜移植、角膜移植、输血等。朊病毒特点是耐受蛋白酶的消化和常规消毒作用,它不含核酸,用常规的 PCR 技术无法检测出来。朊病毒存在变异和跨种族感染,具有大量的潜在感染来源,主要为牛、羊等反刍动物,未知的潜在宿主可能很广,传播的潜在危险性不明,很难预测和推断。朊病毒可感染多个器官,已知的主要为脑髓,但在潜伏期内除中枢神经系统外,各种组织器官均有感染,且感染途径多,除消化道外,神经系统、血液均可感染,预防难度大,人畜一旦发病,6 个月至 1 年全部死亡。

朊病毒的防治原则:一是堵漏洞,严禁从疯牛病疫区采购动物源性饲料、生物制品和与牛相关制品;二是查内源,加强对本土羊瘙痒病的筛查,监测疯牛病,预防医源感染;三是强基础,加强对朊病毒发病机制、传染途径、灭活消毒手段的研究。

目标检测题

一、名词解释

1. 抗原漂移　　2. 大球形颗粒　　3. 朊病毒

二、简答题

1. 简述呼吸道感染病毒的传染源、传播途径、所致疾病和特异性预防原则。

2. 人被狗咬伤后应采取什么措施?

3. 简述 AIDS 传播途径、临床表现及 HIV 主要致病机制。

三、单项选择题

在线答题 13

(潘美娟)

第十四章 真 菌

案例答案

真菌在生物学分类上属于真菌界真菌门，是一类没有根茎叶的真核细胞型微生物。真菌广泛分布于自然界，种类繁多，与人类关系密切。绝大多数真菌对人类有利，如酿酒制酱、发酵饲料、农田增肥、生产抗生素等；只有少数真菌引起人类疾病，称为病原性真菌。近年来，真菌的感染率逐年上升，特别是条件致病性真菌感染尤为常见，这与抗生素的滥用引起菌群失调，经常使用激素和免疫抑制剂、抗癌药物等引发机体免疫力下降有关，应引起足够的重视。

第一节 概　述

一、生物学性状

（一）形态与结构

真菌比细菌大几倍至几十倍，结构也比细菌复杂，在放大几百倍的光学显微镜下清晰可见。真菌的形态呈多样性。真菌细胞壁主要成分为多糖〔主要有几丁质（甲壳质）、纤维素、葡聚糖、甘露聚糖等〕，其次为蛋白质、类脂。因细胞壁中不含肽聚糖，因此真菌不受青霉素或头孢菌素的作用。真菌经革兰染色后均呈革兰阳性。

真菌有单细胞和多细胞两种。①单细胞真菌：又称酵母菌，有圆形、卵圆形、哑铃形、三角形、圆柱形等多种形态，以出芽方式繁殖，其芽生孢子成熟后脱离母细胞，可成为一个新的独立个体。临床

Note

105

常见致病性真菌是白假丝酵母菌和新生隐球菌。②多细胞真菌：由菌丝和孢子构成，多呈丝状物，故又称霉菌或丝状菌。

菌丝和孢子的形态随真菌种类不同而异，是鉴别真菌的重要标志。

1. 菌丝

由孢子在适宜的条件下以出芽的形式萌发出芽管，逐渐延长、分支形成丝状的结构，即为菌丝。菌丝继续生长、交织成团，形成菌丝体。一部分菌丝深入培养基内部或蔓延在表面用以吸收营养物质，称为营养菌丝；部分菌丝伸出培养基外向空气中生长，称为气生菌丝；气生菌丝中部分菌丝能产生孢子，称为生殖菌丝。根据菌丝中有无横隔，真菌菌丝分为有隔菌丝和无隔菌丝。①无隔菌丝：菌丝中无横隔分段，整条菌丝就是一个细胞，在一个细胞内含有许多核，是一个多核单细胞。如低等真菌中的根霉、毛霉、水霉等的菌丝。②有隔菌丝：菌丝具有很多横隔壁，将其分隔成多个细胞，每个细胞中有1个、2个或多个细胞核，如高等真菌中的青霉、曲霉、蘑菇等的菌丝，菌丝形态各异，有球拍状菌丝、破梳状菌丝、结节状菌丝、鹿角状菌丝、螺旋状菌丝、关节状菌丝等。因此，根据菌丝形态可帮助鉴定真菌的种类（图14-1）。

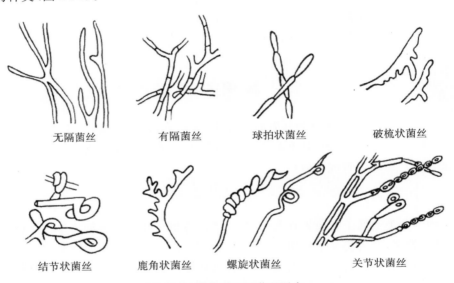

图 14-1　真菌的各种菌丝形态

2. 孢子

真菌的繁殖结构，是真菌在不适宜条件下所形成的一种细胞形态。一条菌丝可以形成多个孢子，在适宜条件下，孢子又可发育成菌丝体。真菌孢子与细菌芽胞不同，抵抗力不强，加热至60～70 ℃短时间即可死亡。细菌芽胞为细菌的休眠状态，与细菌繁殖无关，且抵抗力强。

真菌孢子分为有性孢子（两个细胞融合经减数分裂形成）和无性孢子（直接由菌丝上的细胞分化或出芽生成）两种。无性孢子主要有分生孢子、叶状孢子和孢子囊孢子三种。分生孢子分为大分生孢子和小分生孢子。叶状孢子分为芽生孢子、厚膜孢子和关节孢子（图14-2）。

（二）培养特性

真菌营养要求不高，常用沙保弱培养基进行分离培养。适宜的生长温度为22～28 ℃，但某些深部致病性真菌则以37 ℃为宜。有的真菌可在0 ℃以下生长，从而引起冷藏物品腐败。真菌最适pH为4.0～6.0，高湿高氧环境下易生长。真菌以出芽、形成菌丝、产生孢子、菌丝断裂等方式进行繁殖，繁殖能力强，但生长速度缓慢，一般需1～2周长出菌落，如皮肤癣菌；深部致病真菌1～2天即可生长，如类酵母菌。真菌形成的菌落形态有三种：①酵母型菌落：与细菌菌落类似，菌落光滑、湿润、柔软，在光镜下可见单细胞性的芽生孢子，无菌丝，如新生隐球菌。②类酵母型菌落：外观似酵母菌落，

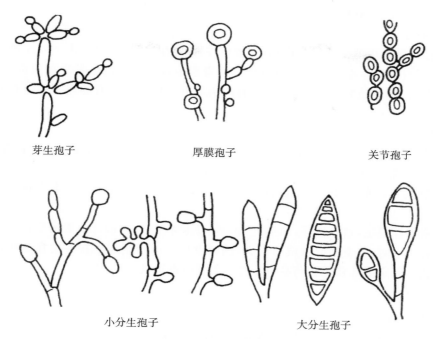

芽生孢子   厚膜孢子   关节孢子

小分生孢子   大分生孢子

图 14-2 真菌的各种孢子

但可见伸入培养基中的假菌丝，它是由伸长的芽生孢子形成，如白色念珠菌。③丝状菌落：多细胞真菌的菌落形式，由许多菌丝体组成，可见气生菌丝、生殖菌丝和营养菌丝。丝状菌落呈棉絮状、绒球状、粉末状或石膏粉样，在培养基正面和背面可显示各种不同色素，如白色、黄色、红色、紫色和灰色等，常作为鉴定菌种的参考。

（三）抵抗力

真菌对干燥、日光、紫外线和一般消毒剂有较强的抵抗力。但不耐热，60 ℃作用 1 h 即可杀死真菌的菌丝和孢子。对 2.5％碘酊、1％～3％石炭酸、0.1％升汞和 10％甲醛比较敏感，一般可用甲醛熏蒸被真菌感染的房间。真菌的孢子耐受紫外线的能力比芽胞强几十倍。对常用抗生素不敏感。酮康唑、伊曲康唑、制霉菌素、两型霉素 B 等对真菌有抑制作用。

二、真菌感染与免疫

（一）真菌的感染

致病性真菌可通过多种方式致病，主要有以下几种。

1. 致病性真菌感染

主要是外源性感染，引起皮肤、皮下和全身性真菌感染。根据感染部位可分为深部真菌感染和浅部真菌感染。深部感染时，由于真菌在吞噬细胞内生存、繁殖，引起组织慢性肉芽肿性或组织溃疡坏死。浅部寄生的真菌有嗜角质特性，侵犯皮肤、指甲、毛发等组织，顽强繁殖，通过机械性刺激和产生代谢产物的作用，引起局部炎症和病变。浅部感染多有传染性。

2. 条件致病性真菌感染

常见于内源性感染，如白假丝酵母菌、隐球菌等，亦有一些外源性感染，如曲霉菌。这些真菌的致病力不强，可在机体免疫力下降（如肿瘤、免疫缺陷、糖尿病等）或滥用抗生素引起菌群失调时发生，也可发生于手术过程中的导管等处。

3. 真菌超敏性疾病

过敏体质的人可因吸入或食入某些真菌的菌丝或孢子而出现各种类型的超敏反应，如哮喘、过敏性鼻炎、过敏性皮炎、荨麻疹等。

4. 真菌性中毒

真菌毒素是真菌产生的毒性代谢产物，一般在谷物、花生、豆类等粮食未干入库或受潮发生霉变后产生。人、畜误食了发生霉变的食品可发生真菌毒素中毒症。目前已发现真菌毒素有100多种，因毒素致病机制各异，导致临床表现多样化，有的引起肝、肾的损害，有的侵害神经系统，引起抽搐、昏迷等症状，有的引起血液系统的改变。

5. 真菌毒素与肿瘤

已证实有些真菌毒素与肿瘤有关。研究最多的是黄曲霉毒素。该毒素是毒性最强的真菌毒素，可引起肝脏变性、细胞坏死及肝硬化，甚至诱发肝癌。大鼠试验饲料中含有 0.015×10^{-6} g/g 即可诱发肝癌。在肝癌高发区的玉米、花生、粮油作物中，黄曲霉污染率很高，毒素含量可高达 1×10^{-6} g/g。

黄曲霉毒素毒性稳定，耐热性强，加热至 280 ℃ 以上才被破坏，因此一般的烹饪方法不能去除毒性。由于黄曲霉毒素对人、畜的健康威胁很大，因此世界各国都制定了在各类食品和饲料中的最高允许量标准。我国规定婴儿食品和药品中不得检出黄曲霉毒素。

（二）免疫性

1. 非特异性免疫

人类对真菌感染有天然免疫力，屏障结构是机体抗真菌感染的第一道防线。皮肤通过分泌短链脂肪酸和乳酸发挥抗菌作用，血液中转铁蛋白扩散至皮肤角质层发挥抑制真菌的作用，这些屏障结构一旦被破坏，例如受创伤或放置导管，真菌即可侵入。儿童由于皮脂腺发育不全，分泌的脂肪酸量较少，因此易患头癣。成人的趾间、足底缺乏脂腺，故成人易患足癣。长期使用广谱抗生素导致菌群失调，或恶性疾病及长期使用免疫抑制剂后，机体免疫力下降，均可引起继发性真菌感染。此外，中性粒细胞和单核-巨噬细胞的吞噬作用，以及正常菌群的生物拮抗作用都具有杀菌或抑菌作用。

2. 特异性免疫

真菌的特异性免疫以细胞免疫为主。真菌抗原刺激特异性淋巴细胞增殖，分泌淋巴因子，激活巨噬细胞、NK细胞和CTL细胞等，参与对真菌的杀灭。同时，T细胞介导的迟发型超敏反应引起免疫病理损伤能局限和消灭真菌，终止感染。体液免疫对部分真菌有一定的保护作用。

三、真菌感染的微生物学检查

真菌的形态结构有一定的特点，可通过直接镜检和分离培养进行鉴定。

（一）标本的采集

浅部真菌感染可取病变部位的皮屑、毛发、指（趾）甲屑等标本检查。深部感染的真菌检查可根据病情取痰液、血液、脑脊液、分泌物、排泄物等标本。

（二）显微镜检查

采集病变部位的标本，制片后用显微镜检查有无菌丝及孢子存在，对浅部真菌病的诊断有重要意义。本法迅速简便，是临床真菌检验最常用的方法。取皮屑、指（趾）甲、头发，置载玻片上，加10%KOH并加盖玻片，微加热消化后，先用低倍镜检查，见到可疑菌丝、孢子后，再转换至高倍镜下予以证实。皮屑、甲屑阳性标本，常可见有分支的菌丝。毛发标本，不同菌种导致的毛发真菌感染，可见发内或发外有特征性的菌丝和（或）孢子等，即可初步诊断有皮肤癣菌感染，但一般不能确定其菌种。脑脊液、分泌物等标本可直接涂片，革兰染色后镜检。若疑为隐球菌感染，则取脑脊液，离心后取沉淀物经墨汁负染后镜检，见菌体外围绕着厚厚的荚膜即可作出诊断。

（三）分离培养

直接镜检不能确诊或需确定感染真菌的种类时应做真菌培养。皮肤、毛发和甲屑等标本需经

75%乙醇或 2%苯酚浸泡 2～3 min,杀死杂菌后再接种于含抗生素的沙保弱培养基上进行培养。血液和脑脊液标本需先增菌再分离培养。浅部真菌感染于 22～28 ℃、深部真菌于 37 ℃培养数日至数周,观察菌落特征和镜下菌丝、孢子的特征,进一步通过生化反应鉴定菌种。

四、防治原则

真菌病目前尚无疫苗,强调预防。浅部真菌易在潮湿温暖的环境中繁殖,因此浅部真菌感染的预防主要通过做好皮肤清洁卫生,保持鞋袜干燥,避免与患者接触,从而防止真菌孳生。深部真菌感染的预防主要以提高机体的免疫力为主,避免外源性感染。合理使用抗生素,防止菌群失调,增强机体免疫力。对免疫抑制剂使用者、肿瘤及糖尿病患者、HIV 感染者、年老体弱者更应注意防止真菌感染。

浅部真菌感染可选用达克宁霜剂、克霉唑软膏、咪康唑霜等。深部真菌感染常用两性霉素 B、酮康唑、伊曲康唑、氟康唑等。

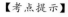

第二节　主要致病性真菌

一、浅部感染真菌

(一)皮肤癣菌

皮肤癣菌为多细胞真菌,包括表皮癣菌属、毛癣菌属和小孢子癣菌属三个属。皮肤癣菌在沙保弱培养基上生长良好,形成丝状菌落。针对菌落的形态、颜色和所产生的大分生孢子,可对皮肤癣菌作出初步鉴定。

皮肤癣菌主要引起皮肤等浅部感染,因具有嗜角质蛋白的特性,使其侵犯部位局限于角化的表皮、毛发和指(趾)甲,从而引起各种癣病。其病理变化是由真菌的增殖及其代谢产物刺激引起的。

皮肤癣菌感染属外源性感染,通过接触患者、患病动物或染菌物体而感染。已有证据表明,潮湿、温暖、皮肤的皮质成分、出汗、年轻和遗传因素均可增加宿主对皮肤癣菌的易感性。在高温和高湿度的季节,或拥挤的居住条件下,癣病的发病率增高。人与人之间可经直接接触或通过毛巾、衣服、公用的淋浴间等途径相互传播。一种皮肤癣菌可在不同部位引起病变,相同部位的病变也可由不同的皮肤癣菌引起。其中手足癣为人类最常见的真菌病。如表 14-1 所示,毛癣菌属和表皮癣菌属可侵犯指(趾)甲,引起甲癣(俗称灰指甲),使指(趾)甲增厚变形,失去光泽。毛癣菌属和小孢子癣菌属还可侵犯毛发,引起头癣。

表 14-1　皮肤癣菌侵犯部位

属名	侵犯部位		
	皮肤	指(趾)甲	毛发
毛癣菌属	+	+	+
表皮癣菌属	+	+	-
小孢子癣菌属	+	-	+

(二)角层癣菌

寄生于人体皮肤角层或毛干表面,此类癣菌分为两型,角层型和毛发型。主要有秕糠状鳞斑癣菌和何德毛结节菌、白吉利毛孢子菌等。秕糠状鳞斑癣菌引起皮肤表面出现黄褐色的花斑癣,俗称

【考点提示】

真菌的特征:分为单细胞真菌和多细胞真菌两大类。单细胞真菌以出芽方式繁殖;多细胞真菌又称为霉菌,由菌丝和孢子构成,孢子是繁殖结构。真菌的培养特征:营养要求不高,常用沙保弱培养基培养。

汗斑,好发于颈、胸、腹、背和上臂等部位皮肤角质层,是我国主要的表面感染真菌。白吉利毛孢子菌可引起毛干感染,主要在毛发周围形成白色小结节。何德毛结节菌可引起毛发感染,形成硬的黑色结节,呈砂粒状。

（三）皮下组织真菌

皮下组织感染真菌主要包括着色真菌和孢子丝菌,一般为外伤感染,在局部皮下组织繁殖,可缓慢向周围组织扩散,或经淋巴液、血液向全身扩散。

1. 申克孢子丝菌

申克孢子丝菌为腐生性真菌,广泛存在于自然界,从土壤尘埃和植物表面可分离到该菌。申克孢子丝菌是二相性真菌,在自然界或沙保弱培养基上 25~28 ℃培养呈丝状菌落,在营养丰富的培养基 35 ℃培养为酵母型菌落。此菌可经微小创伤侵入皮下组织、淋巴管,形成亚急性或慢性肉芽肿,使淋巴管出现链状硬结,称为孢子丝菌性下疳,在我国传播较广,以东北地区多见。该菌亦可经口进入肠道或经呼吸道进入肺,再经血行播散至其他器官引起深部感染。

2. 着色真菌

着色真菌亦为自然界腐生菌,感染均发生在暴露部位,病损处皮肤变黑,故名。主要侵犯皮肤,好发于肢体暴露部位,免疫功能低下时也可侵犯中枢神经,或经血行播散。潜伏期一般为 1 个月至 1 年,病程可达几年。早期皮肤患处出现丘疹,丘疹逐渐增大形成结节,结节融合成疣状或菜花状。随着病情发展,原病灶结疤愈合,新病灶又在周围产生。日久瘢痕广泛,影响淋巴回流,形成肢体象皮肿。

二、深部感染真菌

深部感染真菌是指侵犯深部组织、内脏以及全身的真菌,主要有白假丝酵母菌、新生隐球菌、曲霉菌和毛霉菌等。多为条件致病菌,当机体免疫力下降或菌群失调时,可引起内源性感染。近年来,随着广谱抗生素、激素以及免疫抑制剂的大量使用,消耗性疾病、衰老等因素的影响,深部真菌感染病例日益增多,已成为导致危重患者死亡的重要原因。

（一）白假丝酵母菌

白假丝酵母菌俗称白色念珠菌,通常存在于正常人口腔、上呼吸道、肠道及阴道,一般正常机体中数量少,不引起疾病,为条件致病菌。当机体发生菌群失调或免疫力下降时,本菌大量繁殖并改变生长形式侵入细胞引起疾病。

1. 生物学性状

本菌细胞呈卵圆形或卵圆形,直径 3~6 μm,比葡萄球菌大 5~6 倍,革兰染色阳性,着色不均匀。在病灶材料中常见细胞出芽生成假菌丝,假菌丝长短不一,并不分支,假菌丝断裂又成为芽生孢子。在血琼脂和沙保弱培养基上,37 ℃或室温培养 2~3 天长出类酵母型菌落,呈灰白色或奶油色,光滑、湿润,有浓厚的酵母气味。在玉米培养基上可长出厚膜孢子,在血清培养基中形成芽管。因此厚膜孢子和芽管有助于鉴定。

2. 致病性

白假丝酵母菌可侵犯人体许多部位,引起各种念珠菌病。主要有以下几种感染类型。

（1）皮肤念珠菌病　好发于皮肤潮湿、皱褶处,如腋窝、腹股沟、肛门周围、会阴部及指（趾）间,引起湿疹样皮肤念珠菌病。

（2）黏膜念珠菌病　引起鹅口疮、口角炎、阴道炎等,其中以鹅口疮最常见,多见于体质虚弱的初生婴儿。

（3）内脏及中枢神经念珠菌病　可由黏膜皮肤等处病菌播散引起,有肺炎、肠胃炎、心内膜炎、脑膜炎等,偶尔可发生败血症。

3. 微生物学检查

采集标本直接检查可见卵圆形细胞,有芽生孢子和假菌丝,接种沙保弱培养基后长出类酵母型菌落。

4. 防治原则

念珠菌病预防主要是个人清洁,合理使用抗生素、激素,增强机体免疫力。治疗浅表感染可局部应用甲紫、制霉菌素、两性霉素 B 等,全身性感染可静脉滴注两性霉素 B、大蒜素,口服 5-氟胞嘧啶、克霉唑等。

（二）新生隐球菌

新生隐球菌广泛存在于自然界,以鸽子粪中最多见。正常人的口腔、皮肤也可分离到此菌。一般为外源性感染,但也可能为内源性感染,它通常是条件致病菌。

1. 生物学性状

本菌为圆形、酵母型真菌,细胞壁外有肥厚的荚膜,折光性强,无菌丝,有的可见圆形芽管。一般染色不易着色,难以发现,用印度墨汁染色做负染色检查,可见透明荚膜包裹。非致病性的隐球菌无荚膜。

在沙保弱培养基或血琼脂平板上,经 35 ℃培养 3～5 天形成酵母型菌落,表面黏稠,最初为乳白色,1 周后转变为橘黄色,最后形成棕褐色,有的菌落日久液化,可以流动。本菌能分解尿素,以此与白假丝酵母菌鉴别。

2. 致病性

荚膜多糖为重要的致病因素。本菌一般为外源性感染,主要经呼吸道吸入至肺部引起轻度感染,能自愈。亦可由破损的皮肤或肠道传入。当机体免疫功能下降时,可向全身播散,主要侵犯中枢神经系统,发生脑膜炎、脑炎、脑内肉芽肿等。此外,也可侵入骨骼、肌肉、淋巴结、皮肤黏膜,引起慢性炎症和脓肿。

3. 微生物学检查

脑脊液检查可见圆形厚壁荚膜的酵母样细胞。在沙保弱培养基上形成棕黄色黏液样菌落。脑内或腹腔注射小白鼠可导致死亡。用血清学方法检查隐球菌荚膜多糖抗原,对该病的诊断可提供重要帮助。

4. 防治原则

预防本菌感染,除应增强机体免疫力外,还应避免创口接触土壤或鸟粪等。治疗药物可选用碘化钾或碘化钠、大蒜素、两性霉素 B、酮康唑、伊曲康唑,亦可联合使用两性霉素 B 与 5-氟胞嘧啶。

（三）曲霉菌与毛霉菌

1. 曲霉菌

广泛分布于自然界中,在沙保弱培养基中生长迅速,形成丝状菌落,最初为白色,后转为黄绿色。对人致病的多为烟曲霉菌、黄曲霉菌等。烟曲霉菌主要由呼吸道入侵,引起支气管哮喘或肺部感染。黄曲霉菌能产生黄曲霉毒素,食入后引起中毒,甚至致癌。

2. 毛霉菌

广泛存在于自然界,在沙保弱培养基中生长迅速,形成丝状菌落,最初为白色,后逐渐变为灰黄色或灰黑色。此菌一般为面包、水果和土壤中的腐生菌。机体免疫力下降或经医源性输液和污染的绷带等导致感染。侵犯耳、鼻、上颌及眼眶形成肉芽肿,累及脑、肺等引起脑膜炎、肺炎,易侵犯血管,形成栓塞,死亡率较高。

目标检测题

一、名词解释

1. 真菌　　2. 丝状菌　　3. 菌丝

二、简答题

1. 简述真菌致病的类型。

2. 浅部感染真菌有哪些？可引起哪些疾病？

3. 深部感染真菌有哪些？可引起哪些疾病？

三、单项选择题

在线答题 14

（张海艳）

第十五章　其他原核细胞型微生物

学习目标

1. 掌握：支原体、衣原体、立克次体和螺旋体所引起的临床疾病。
2. 熟悉：支原体、衣原体、立克次体和螺旋体所引起疾病的防治原则。
3. 了解：支原体、衣原体、立克次体和螺旋体的典型生物学性状和微生物学检查方法。

案例引导

　　患者，女性，25岁，无过敏史。于1个月前感觉自己眼睛发痒，见光流泪，有黏液脓性分泌物，眼中带有红色血丝。看电视时眼睛不适感更强，感觉眼睛里有东西，把上眼皮翻过来，可见凹凸不同的隆起，形似砂砾，还有类似滤泡样的小白点。经检查，患者眼睑红肿，结膜高度充血，睑结膜粗糙不平，上下穹窿部结膜满布滤泡，合并有弥漫性角膜上皮炎及耳前淋巴结肿大。综合上述情况，请思考：①医生诊断患者为哪种疾病？②该病的传播途径如何？③该病如何预防？

案例答案

第一节　支　原　体

　　支原体（mycoplasma）是一类没有细胞壁、高度多形性、能通过滤菌器、可在无生命培养基中生长繁殖的最小的原核细胞型微生物。支原体广泛分布于自然界，也可存在于人、家禽、家畜及实验动物体内，大多不致病。对人致病的主要有肺炎支原体、溶脲脲原体、人型支原体和生殖道支原体等。

一、生物学性状

（一）形态与染色

　　支原体的体积微小，直径一般在0.2～0.3 μm，没有细胞壁，呈高度多形性，有球形、丝状、环状、杆状、分支状等多种形态。革兰染色阴性，但不易着色，姬姆萨染色呈淡紫色。细胞膜中胆固醇含量较高，因此作用于胆固醇的抗菌物质如二性霉素B、皂素、毛地黄苷等，均可破坏支原体的细胞膜，使之死亡。有的支原体细胞膜外有一层荚膜，有毒性，与支原体的致病性相关。

（二）培养特性

支原体主要以二分裂的方式繁殖，也可以出芽、分支等方式繁殖。支原体的营养要求比一般细菌高，培养基中须加入 10%～20% 人或动物血清，pH 7.8～8.0。支原体生长缓慢，2～3 天后培养基中出现菌落，典型菌落呈"油煎蛋样"，需用低倍镜观察。菌落中央部分较厚，向下长入培养基，四周为一薄层透明的颗粒区。

（三）抵抗力

支原体对理化因素的抵抗力比一般细菌弱，55 ℃维持 5～15 min 即死亡。支原体因无细胞壁，故对干扰细胞壁合成的抗生素如青霉素、头孢霉素等耐药，对感染蛋白质合成的抗生素如多西环素、氯霉素、红霉素、螺旋霉素、链霉素等敏感。

二、致病性

支原体一般不侵入血液，只在黏膜细胞表面感染。它能选择性地黏附在呼吸道或泌尿生殖道的上皮细胞表面，使细胞受损。有的支原体可产生外毒素或过氧化氢等，也可引起细胞损伤。

（一）肺炎支原体

人类原发性非典型肺炎的病原体，约占非细菌性肺炎的 50%。它主要通过呼吸道传播，多发生于 5～19 岁的人群中，以夏末秋初多见。临床症状一般较轻，可出现咳嗽、发热、头痛等症状，X 线检查肺部有明显浸润。个别患者可伴有呼吸道外的并发症，如心血管神经症状和皮疹。有的患者感染后出现 Ⅰ 型超敏反应，促使哮喘病急性发作。

由于支原体肺炎有传染性，应注意隔离。治疗可选用红霉素类抗生素。

（二）溶脲脲原体

人类泌尿生殖道感染重要病原体之一，是引起人类非淋球菌性尿道炎的主要病原体，检出率达 13%～15%。主要通过性接触或母婴传播，引起前列腺炎、附睾炎、尿道炎、阴道炎、盆腔炎等，可通过胎盘感染胎儿，引起流产、早产和新生儿呼吸道感染。溶脲脲原体还可吸附于精子表面，阻碍精子与卵子的结合，从而引起不育。

（三）其他致病性支原体

人型支原体和生殖器支原体的致病性与溶脲脲原体相似，因可引起泌尿生殖道感染，均被列为性传播疾病的病原体。穿透支原体为条件致病菌，能黏附、穿入淋巴细胞和单核吞噬细胞中大量复制，导致宿主细胞受损和死亡。能促进 HIV 的复制和病程的发展，是艾滋病的辅助致病因素。

【考点提示】
支原体的特点：无细胞壁，多形性，在无生命培养基上生长的最小微生物。主要的致病性支原体及所致疾病：肺炎支原体经呼吸道传播，引起原发性非典型性肺炎。

第二节 衣 原 体

衣原体（chlamydia）是一类能通过滤菌器，严格细胞内寄生，有独特发育周期的原核细胞型微生物。衣原体广泛寄生于人和动物，大多数不致病，仅少数致病。其中引起人类疾病的有沙眼衣原体、肺炎衣原体等。

一、生物学性状

（一）发育周期与形态染色

衣原体在细胞内增殖时有独特的发育周期。用普通光学显微镜观察，可观察到两种形态，即原体（elementary body，EB）和始体（initial body）。①原体：体积小，直径 0.2～0.4 μm，呈球形、椭圆形或梨形,有细胞壁,是发育成熟的衣原体,姬姆萨染色呈紫色。原体有高度的感染性,但无繁殖能力,能吸附于易感细胞表面,经宿主细胞的吞饮作用进入胞内。②始体:原体感染宿主细胞后,被细胞膜包围形成空泡,原体在空泡内体积逐渐增大发育成始体。始体呈球形,无细胞壁,体积较大,直径0.5～1.0 μm,电子致密度低,呈纤维网状结构,故又称网状体(reticulate body,RB)。始体无感染性,以二分裂方式繁殖并发育为许多子代原体,子代原体成熟后从宿主细胞内释放出来,再感染新的易感细胞(图15-1)。

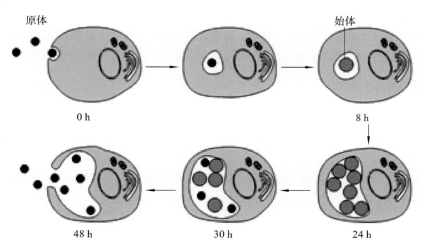

图 15-1　衣原体生活周期

（二）培养特性

专性细胞内寄生,不能在无生命培养基上生长。大多数衣原体可在6～8日龄鸡胚卵黄囊中生长繁殖,形成始体、原体和包涵体。

（三）抵抗力

耐冷不耐热,56～60 ℃仅存活5～10 min,常用的化学消毒剂如0.5%苯酚30 min或2%来苏尔5 min可灭活衣原体。大环内酯类、四环素、红霉素等抗生素可抑制衣原体的繁殖。

二、致病性

（一）致病物质

衣原体能产生与革兰阴性菌内毒素相似的毒性物质,可抑制宿主细胞代谢。衣原体主要外膜蛋白能阻止吞噬体与溶酶体的融合,有助于衣原体在宿主细胞内繁殖而破坏宿主细胞。

（二）所致疾病

1. 沙眼

由沙眼衣原体的沙眼亚种引起。主要通过眼—眼或眼—手—眼途径传播。沙眼衣原体侵入眼结膜上皮细胞,引起炎症,早期出现流泪、结膜充血、滤泡增生和黏液脓性分泌物等。后期炎症灶出现纤维组织增生,结膜瘢痕,引起眼睑内翻、倒睫及角膜损伤,影响视力,甚至导致失明。据统计,沙眼居致盲病因的首位。

2. 包涵体结膜炎

由沙眼衣原体沙眼亚种的某些血清型引起。新生儿经产道感染,引起化脓性结膜炎,不侵犯角膜。成人可因性接触、经手至眼感染,也可因接触污染的游泳池水而感染,引起滤泡性结膜炎。

3. 泌尿生殖道感染

主要由沙眼衣原体沙眼亚种的某些血清型引起。经性接触传播。男性大多表现为非淋球菌性尿道炎，女性表现为尿道炎、宫颈炎、盆腔炎及输卵管炎，如输卵管炎反复发作，可导致不孕或宫外孕等严重并发症。

4. 性病淋巴肉芽肿

由沙眼衣原体的性病淋巴肉芽肿亚种引起。主要通过性接触传播。在男性主要侵犯腹股沟淋巴结，引起化脓性淋巴结炎和慢性淋巴肉芽肿，常形成瘘管。女性则多侵犯会阴、肛门、直肠，引起会阴—肛门—直肠狭窄。

5. 呼吸道感染

主要由肺炎衣原体引起。经呼吸道传播，可引起肺炎、支气管炎、鼻咽炎等。沙眼衣原体亦可引起婴幼儿肺炎。研究发现，肺炎衣原体的感染与动脉粥样硬化及冠心病密切相关。

三、防治原则

目前，预防沙眼尚无特异性方法，仍以预防为主。预防沙眼应注意个人卫生，不使用公共毛巾及脸盆，避免接触传染源。预防泌尿生殖道衣原体感染应广泛开展宣传教育，避免不洁性行为，积极治疗患者和带菌者。

沙眼治疗常用药有磺胺醋酰钠、利福平、酞丁胺或新霉素等。泌尿生殖道感染的治疗可使用四环素、红霉素、利福平、诺氟沙星等抗生素。

第三节 立克次体

立克次体（rickettsia）是一类以节肢动物作为传播媒介，严格细胞内寄生的原核细胞型微生物。在形态结构、化学组成及代谢方式等方面均与细菌类似。立克次体是引起斑疹伤寒、恙虫病等传染病的病原体。其名称是为纪念首先发现并在研究斑疹伤寒时不幸牺牲的美国医生 Howard Taylor Ricketts 而命名的。

立克次体的共同特点：①大多为人兽共患病原体。②与节肢动物关系密切，节肢动物可作为寄生宿主或储存宿主或传播媒介。③大小介于细菌和病毒之间，普通光学显微镜可以观察到。④形态多样，主要为球杆状，革兰染色阴性。⑤专性活细胞内寄生，以二分裂方式繁殖。

一、生物学性状

立克次体呈多形态，多为球杆状，大小为 $0.3\sim0.6\ \mu m \times 0.8\sim2.0\ \mu m$。革兰染色阴性，但不易着色，常用姬姆萨染色，前者将立克次体染成紫色，后者将立克次体染成红色。

大多数立克次体只能在活细胞内生长，以二分裂的方式繁殖，生长速度较慢。常用的培养方法有动物接种、鸡胚接种和细胞培养。

除 Q 热柯克斯体外，立克次体对理化因素的抵抗力与细菌繁殖体相似。对低温、干燥抵抗力强，如在干燥的虱粪中能保持半年以上的感染性。对消毒剂和抗生素敏感。磺胺类药物不仅对立克次体无抑制作用，反而能刺激其生长。

斑疹伤寒立克次体等与普通变形杆菌的某些菌株菌体 O 抗原具有共同的耐热多糖抗原成分，临床上常用变形杆菌某些菌株（OX_{19}、OX_K、OX_2）代替相应的立克次体抗原进行交叉凝集反应，检测患者血清中有无立克次体的抗体。这种交叉凝集反应称为外斐反应（Weil-Felix reaction），可作为立克次体病的辅助诊断。

二、致病性

由立克次体引起的疾病称为立克次体病,立克次体的致病物质有内毒素和磷脂 A 等。人类感染立克次体主要通过虱子、跳蚤、蜱虫、螨的叮咬或其粪便经伤口等途径进入人体。

（一）流行性斑疹伤寒

普氏立克次体是流行性斑疹伤寒的病原体。患者是唯一的传染源,体虱是主要的传播媒介,传播方式为虱—人—虱。当受染虱子叮咬人体后,排粪于皮肤上,人体因抓痒使虱粪中的立克次体从伤口进入体内。此外,虱粪中的立克次体也可经呼吸道和眼结膜使人感染。潜伏期大约二周,主要表现为高热、头痛、皮疹等,有时伴有神经系统、心血管系统的损伤。该病的流行与生活条件拥挤、卫生状况不佳有关,因此多发生于战争、饥荒及自然灾害期间。

（二）地方性斑疹伤寒

斑疹伤寒立克次体是地方性斑疹伤寒的病原体。以鼠蚤为媒介,由鼠传给人。受染鼠蚤叮咬人后,可将立克次体传染给人,同时蚤粪中的立克次体可经破损的皮肤或经口、鼻、眼结膜进入人体而致病。该病的病情较轻,且很少累及神经系统和心血管系统,比流行性斑疹伤寒症状轻、病程短。

（三）恙虫病

恙虫病立克次体是该病的病原体,以恙螨为传播媒介。恙虫病主要流行于啮齿类动物。野鼠和家鼠为主要传染源。人通过受感染恙螨幼虫叮咬后感染。临床主要特征是高热,叮咬处先出现红色丘疹,再变成水疱并破裂,中央溃疡形成黑色焦痂。

（四）Q 热

Q 热柯克斯体是 Q 热的病原体。牛、绵羊等家畜是主要传染源和储存宿主,动物感染后多无症状,但排泄物中可长期带有病原体。在动物间传播媒介是蜱,感染动物的尿、粪便污染环境后,可经呼吸道、消化道或接触等途径使人感染。乳牛感染可发生慢性乳腺炎,因此未经消毒的牛乳制品也可引起传播。患者出现发热、头痛、腰痛等症状,轻者可自愈,严重者可发生心内膜炎。

三、防治原则

灭虱、灭蚤、灭鼠、灭螨及消除家畜的感染,防止节肢动物叮咬及注意个人卫生是预防立克次体病的有效措施。特异性预防主要采用灭活疫苗,如预防斑疹伤寒的鼠肺疫苗、鸡胚疫苗等。治疗采用氯霉素、四环素类抗生素(包括多西环素),磺胺类药物不能抑制立克次体生长,反而促进其繁殖,因此禁用磺胺类药物。

【考点提示】
立克次体病的辅助诊断手段为外斐反应,立克次体所致疾病。

第四节　螺　旋　体

螺旋体是一类细长、柔软、弯曲呈螺旋状、运动活泼的原核细胞型微生物。其基本结构与细菌类似,有细胞壁、核质。以二分裂方式繁殖,对抗生素敏感。

螺旋体广泛存在于自然界和动物体内,种类繁多,与人类疾病相关的主要有三个属。①疏螺旋体属:螺旋稀疏,不规则,呈波浪状,对人致病的有回归热螺旋体、伯氏疏螺旋体等。②密螺旋体属:螺旋细密,规则,两端尖。对人致病的主要是梅毒螺旋体等。③钩端螺旋体:螺旋更细密、规则,一端或两端弯曲呈钩状。对人致病的主要有问号钩端螺旋体等(图 15-2)。

钩端螺旋体病(简称钩体病)是由各种不同型别的致病性钩端螺旋体(简称钩体)所引起的一种

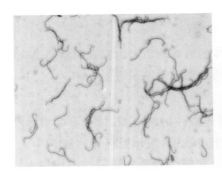
钩端螺旋体

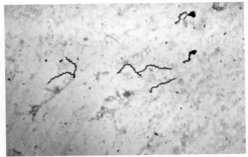
梅毒螺旋体

图 15-2 钩端螺旋体和梅毒螺旋体

急性全身性感染性疾病,1886 年外耳氏(A. weil)曾描写一种流行性急性传染性黄疸病,并报告了四例;其主要临床症状为骤起的寒战、发热、全身无力、黄疸、出血、肝脾肿大及肾功能衰竭等。自此以后,在一般医学文献中也称本病为外耳氏病(weil's disease)。其流行几乎遍及全世界,在东南亚地区尤为严重。我国大多数省、市、自治区都有本病的存在和流行。钩端螺旋体病属自然疫源性疾病,鼠类和猪是两大主要传染源。危险性最大的有两类人群:生活在城市贫民区的人群和仅能维持生活的农民。

一、钩端螺旋体

钩端螺旋体简称钩体,种类较多,可分为致病性和非致病性两大类。致病性钩端螺旋体主要是问号钩端螺旋体,可引起人类及动物钩端螺旋体病。该病呈世界性分布,我国以南方各省多见。

（一）生物学性状

1. 形态与染色

钩端螺旋体呈圆柱形,长 6～20 μm,直径 0.1～0.2 μm,一端或两端呈钩状,呈 C、S 或"8"字形。螺旋盘曲细密、规则,形似细小珍珠排列的细链,运动活泼。革兰染色阴性,但不易着色。常用 Fontana 镀银染色法,钩端螺旋体染成棕褐色。

2. 培养特征

钩端螺旋体是唯一可用人工培养基培养的螺旋体,其营养要求高,需氧或微需氧,常用柯索夫(Korthof)培养基(10％兔血清、磷酸盐缓冲液、蛋白胨)培养。最适 pH 为 7.2～7.4,最适生长温度为28～30 ℃,生长缓慢。接种后 1～2 周,在液体培养基中呈半透明云雾状生长。

3. 抗原结构与分类

包括属特异性抗原、群特异性抗原和型特异性抗原。目前全世界已发现至少 25 个血清群,273 个血清型,其中我国已发现 19 血清群,161 个血清型。

4. 抵抗力

在水或湿土中可存活数周至数月,这在疾病的传播上有重要意义。4 ℃可存活 1～2 周,对干燥、日光、热、酸的抵抗力弱,对常用消毒剂如 5％来苏尔、1％漂白粉、1％碳酸敏感,对青霉素、多西环素等敏感。

（二）致病性

1. 致病物质

（1）溶血素:能破坏红细胞膜导致溶血。注入小羊体内,可引起贫血、肝大、坏死、出血、黄疸与血尿等。

（2）细胞毒因子:注入小鼠脑内,出现肌肉痉挛,呼吸困难,甚至死亡。

（3）内毒素样物质：不同于细菌内毒素，是脂多糖样物质，能引起动物发热、炎症和坏死。

2. 所致疾病

钩端螺旋体病属人兽共患病，以鼠类和猪为主要的传染源和储存宿主。动物感染后呈带菌状态，钩端螺旋体可在动物肾内大量繁殖，并不断随尿排出，污染水源和土壤。人与污染的水或土壤接触后，钩端螺旋体可通过破损甚至完整的皮肤或黏膜侵入人体。亦可通过胎盘感染胎儿。

钩端螺旋体侵入人体后，在局部繁殖，并经淋巴系统进入血液循环引起钩端螺旋体血症。临床表现主要为发热、恶寒、全身酸痛、头痛、乏力、眼结膜充血、腓肠肌压痛、浅表淋巴结肿大等，随后钩端螺旋体随血液侵入肝、脾、肺、心、淋巴结及中枢神经系统等组织器官，引起相关脏器和组织的损害。根据损伤的脏器不同将钩端螺旋体病分为流感伤寒型、黄疸出血型、肺出血型、脑膜脑炎型、肾功能衰竭型及胃肠炎型等。

病后机体可获得对同型钩端螺旋体的持久免疫力，以体液免疫为主。

（三）微生物学检查

1. 病原学检查

发病 1 周内取血液，2 周后取尿液，有脑膜刺激症状者取脑脊液。

（1）直接镜检　将标本离心后用暗视野显微镜检查或用镀银染色法镜检，也可用免疫荧光或免疫酶染色后镜检。

（2）分离培养与鉴定　将标本接种于柯索夫培养基，28～30 ℃培养 2～4 周，如有生长则培养基可变浑浊。用暗视野显微镜检查有无钩端螺旋体的存在，如有钩端螺旋体，则用血清学方法鉴定其群和型。

2. 血清学检查

一般在发病初期及病后 2～4 周采血一次进行下列试验。

（1）显微镜凝集试验　若单份血清凝集效价在 1∶400 以上或双份血清效价增长 4 倍以上，有诊断意义。

（2）其他方法　用间接凝集试验或 ELISA 检测血清中相应钩端螺旋体抗体。

（四）防治原则

钩端螺旋体病的预防主要是防鼠、灭鼠，加强对带菌家畜的管理，保护水源，避免或减少与污染的水或土壤接触，对易感人群接种钩端螺旋体多价全细胞灭活疫苗。我国研制的钩端螺旋体外膜疫苗获得了满意的效果。治疗首选青霉素，也可用庆大霉素、多西环素等。

二、梅毒螺旋体

梅毒螺旋体因其透明，不易着色，故又称苍白密螺旋体，是引起人类梅毒的病原体，人是其唯一宿主。梅毒是一种广泛流行的性病，近年来我国发病率又有所升高。

（一）生物学性状

梅毒螺旋体细长，两端尖直，运动活泼。普通染料不易着色，用 Fontana 镀银染色法染成棕褐色。梅毒螺旋体至今尚未人工培养成功。近年来研究证明，有些梅毒螺旋体株能在家兔睾丸或眼前房内缓慢生长，但培养条件高，难于推广。

梅毒螺旋体抵抗力弱，对温度和干燥特别敏感，血液中的梅毒螺旋体，离体后 1～2 h、放在 4 ℃置 3 天、50 ℃维持 5 min 均可发生死亡。对化学消毒剂敏感，对砷剂、青霉素、红霉素、四环素敏感。

（二）致病性与免疫性

1. 致病物质

主要有荚膜样物质和透明质酸酶。荚膜样物质可黏附于宿主细胞。透明质酸酶可分解组织、细

知识拓展

15-1

胞基质和血管基底膜的透明质酸,有利于梅毒螺旋体的扩散。

2. 所致疾病

人是梅毒的唯一传染源,根据感染方式不同,梅毒分为先天性梅毒和获得性梅毒两种。

(1)先天性梅毒 梅毒螺旋体经母体胎盘进入胎儿血液循环,引起先天性梅毒,导致流产、早产或死胎。出生的梅毒儿表现为锯齿形牙、间质性角膜炎、马鞍鼻、神经性耳聋等特殊症状。

(2)获得性梅毒 出生后感染所致,其中95%获得性梅毒是由性接触感染的,少数经输血等间接途径感染。临床上把获得性梅毒分为三期。①一期梅毒:梅毒螺旋体侵入机体3周左右,患者外生殖器出现无痛性硬下疳,其溃疡渗出物中含有大量梅毒螺旋体,传染性极强。1个月后下疳常自愈,经2～3月无症状的潜伏期后进入第二期。②二期梅毒:全身皮肤黏膜常出现梅毒疹,淋巴结肿大,也可累及骨、关节、眼及其他器官。在梅毒疹及肿大的淋巴结中含有大量的梅毒螺旋体,如不治疗,一般1～3月后症状消退,但常发生复发性二期梅毒。③三期梅毒:一般发生在感染的两年。患者皮肤黏膜出现溃疡性坏死病灶,梅毒螺旋体侵犯内脏组织或器官,严重者经10～15年后,心血管及中枢神经系统出现病变,导致动脉瘤、骨髓瘤或全身麻痹等,肝、脾及骨骼常被累及。此期病灶中不易找到梅毒螺旋体,传染性小,但病程长,破坏性大,可危及生命。

3. 免疫性

梅毒的免疫为感染性免疫,即有梅毒螺旋体感染时才有免疫力,一旦梅毒螺旋体被杀灭,其免疫力也随之消失。体液免疫和细胞免疫均发挥作用,但以细胞免疫为主。

(三)微生物学检查

1. 病原学检查

一期梅毒取硬下疳渗出液,二期梅毒取梅毒疹渗出液或局部淋巴结抽出液。在暗视野显微镜下检查或镀银染色后镜检,若发现密螺旋体有助于诊断。

2. 血清学检查

有非密螺旋体抗原试验和密螺旋体抗原试验。

(1)非密螺旋体抗原试验 用正常牛心肌的心脂质作为抗原,测定患者血清中的反应素。国内常用不加热血清反应素试验(USR)和快速血浆反应素环状卡片试验(RPR)。这两种试验为非特异性试验,方法简便、快捷,适用于初步筛查。

(2)密螺旋体抗原试验 抗原为梅毒螺旋体,检测患者血清中的特异性抗体。目前采用的方法有荧光密螺旋体抗体吸收试验(FAT-ABS)、梅毒螺旋体制动试验(TPI)、梅毒螺旋体血凝试验(TPHA)。此类试验特异性与敏感性均较高。

(四)防治原则

梅毒是一种性病,预防的主要措施是加强性卫生宣传教育和社会管理。梅毒患者确诊后,应及早彻底治疗,治疗时首选青霉素,足量、全程用药,以患者反应素转阴为治愈指标。

三、伯氏疏螺旋体

莱姆病的病原体,因1977年在美国康涅狄格州莱姆镇首次发现而得名。

螺旋稀疏不规则,两端直而尖,在暗视野显微镜下可见扭曲、翻转、运动活泼。革兰阴性,但不易着色。姬姆萨染色为淡紫色,镀银颜色呈棕褐色。营养要求高,常用BSK(含有牛血清白蛋白和加热灭活的兔血清等),最适生长温度为35 ℃,生长速度缓慢,一般需培养2～3周才长出小菌落。

伯氏疏螺旋体的致病机制至今尚无定论,其致病可能与黏附素、内毒素样物质等有关。硬蜱为主要传播媒介,引起莱姆病。蜱叮咬人体后,螺旋体随其唾液侵入皮肤,在局部繁殖,经3～30天潜伏期,在叮咬部位可出现一个或数个慢性游走性红斑,一般经2～3周自行消退。螺旋体也可经血液或淋巴液扩散至全身多器官,早期表现为发热、头痛、乏力、肌肉及关节炎等,如不经治疗,大约80%

的患者可发展为晚期,主要表现为慢性关节炎、心内膜炎、神经系统与皮肤异常等。

由于伯氏疏螺旋体在莱姆病的整个病程中菌血症期较短,菌数量较少,因此直接镜检和分离培养一般不做,微生物学检查主要依靠血清学试验和分子生物学技术来诊断该病。

四、回归热螺旋体

回归热螺旋体以人虱为传播媒介,自然宿主是人,引起流行性回归热。回归热是一种以周期性反复发作为特征的急性传染病。

回归热螺旋体侵入人体后,在血液中大量繁殖,患者出现高热、头痛、肝大,持续 3～4 天后退热,间隔 1 周左右,又出现高热,如此反复发作 3～9 次或更多。

发热期间采集患者血液,制成厚血涂片,用暗视野显微镜或姬姆萨染色后镜检,可见形似卷曲毛发的螺旋体。

目标检测题

一、名词解释

1. 支原体　　2. 外斐反应　　3. 衣原体

二、简答题

1. 主要的致病性支原体种类有哪些?所致疾病是什么?
2. 梅毒的传播途径有哪些?临床上把获得性梅毒分为几期?每期的致病情况如何?
3. 沙眼衣原体能引起哪些疾病?

三、单项选择题

在线答题 15

（张海艳）

【考点提示】

钧端螺旋体形态、常用的染色方法、培养情况:螺旋体常呈 C 或 S 状,常用镀银染色法,在柯索夫培养基中生长缓慢,最适温度为 28～30 ℃。钧端螺旋体的致病情况:钧端螺旋体病传染源为鼠类和猪,经破损甚至完整的皮肤或黏膜侵入引起钧端螺旋体病。钧端螺旋体病发病 1 周内取血液,2 周后取尿液进行微生物学检查。常用血清学检查法和显微镜凝集试验。

第十六章　人体寄生虫学总论

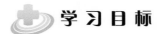
人体寄生虫学（human parasitology）是一门研究与医学有关的寄生虫及其与宿主关系的科学。主要研究寄生虫的形态结构、生活规律，重点研究寄生虫与人体及外界因素的相互关系，并从病原学和病原种群动力学角度，揭示寄生虫病发病机制及流行规律，为控制、消灭与预防寄生虫病提供病原学的依据。

人体寄生虫学由医学原虫学（medical protozoology）、医学蠕虫学（medical helminthology）和医学节肢动物学（medical arthropodology）三部分组成，研究对象包括寄生原虫、吸虫、绦虫、线虫及医学节肢动物等。

第一节　寄生现象、寄生虫、宿主及生活史

自然界中的生物在各自的演化过程中逐步形成了自己的生活方式，有些生物种群间形成了相互依存的关系。

一、寄生现象

在自然界中，不同的生物都以不同的生活关系生存着，根据不同的利害关系，将生物之间共同生活的现象分为寄生、共栖和互利共生。

（一）共栖

两种不同的生物生活在一起，其中一方受益，另一方既不受益，也不受害，这种现象称为共栖。例如，寄生在肠腔内的结肠阿米巴以肠内细菌为食，对宿主既无利也无害。阿米巴也不被宿主伤害。

（二）互利共生

两种不同的生物生活在一起，对双方都有益，称为互利共生。例如，牛、马以植物纤维为食物，在其胃内的纤毛虫能分泌消化酶类，以分解植物纤维，获得营养物质，有利于牛、马消化植物，纤毛虫的迅速繁殖和死亡也可为牛、马提供蛋白质；而牛、马的胃为纤毛虫提供了生存、繁殖所需的环境。

（三）寄生

寄生是指两种生物共同生活，其中一方受益，另一方受害，受益者从受害者处获得居住场所和营养物质，这种关系称为寄生。例如，有一些多细胞无脊椎低等动物和单细胞原生动物，它们以寄生的方式暂时或永久地生活在其他生物的体内或体表，从对方获取营养和居住场所，同时也给对方造成伤害，这种营寄生生活的多细胞无脊椎低等动物和单细胞原生动物称为寄生虫。被寄生的生物称为宿主。寄生在人体的寄生虫称为人体寄生虫。

二、寄生虫

根据寄生虫与宿主的关系不同，将寄生虫分为如下几种。

（一）专性寄生虫

生活史中每个阶段或某个阶段必须侵入宿主才能正常发育的寄生虫。如疟原虫必须在人体内和蚊体内寄生才能完成其生活史，离开人体或蚊体都不能正常发育。

（二）兼性寄生虫

既能营自生生活又能营寄生生活的寄生虫。如粪类圆线虫主要在土壤中营自生生活，有时也可侵入人体，在人体肠道内营寄生生活。

（三）偶然寄生虫

因偶然机会侵入非正常宿主内寄生的寄生虫。如某些蝇蛆偶然寄生人体，引起蝇蛆病。

（四）机会致病寄生虫

在宿主体内形成隐性感染，当宿主免疫力降低时，异常增殖而引起宿主致病的寄生虫。如刚地弓形虫。

（五）体内寄生虫和体外寄生虫

前者为寄生在宿主肠道、组织或细胞内的寄生虫，如蛔虫、丝虫和疟原虫等；后者为寄生在宿主体表的寄生虫，如虱子、跳蚤等。

三、宿主

根据寄生虫不同阶段寄生的宿主不同，将宿主分为以下几种。

（一）中间宿主

寄生虫的幼虫期或无性繁殖阶段寄生的宿主。有的寄生虫有两种以上的中间宿主，按寄生先后分为第一、第二中间宿主等。如华支睾吸虫的第一中间宿主为淡水螺，第二中间宿主是淡水鱼。

（二）终宿主

寄生虫的成虫期或有性繁殖阶段寄生的宿主。如按蚊是疟原虫的终宿主。

（三）储存宿主或保虫宿主

有些寄生虫既可寄生在人体，也可寄生在其他的脊椎动物体内，是人类寄生虫病的重要传染源，称为储存宿主或保虫宿主。如日本血吸虫成虫可寄生在牛体内，牛可作为日本血吸虫的保虫宿主。

（四）转续宿主

某些寄生虫的幼虫侵入非正常宿主后不能发育至成虫，但能存活并长期维持幼虫状态，只有当该幼虫有机会侵入其正常宿主体内时，才能发育为成虫。此种非正常宿主称为转续宿主。例如，卫氏并殖吸虫的正常宿主是人和犬等动物，野猪是其非正常宿主，童虫侵入野猪体内后不能发育为成虫，仅维持在幼虫状态。如果人或犬生食或半生食含有此种幼虫的野猪肉，则童虫即可在二者体内发育为成虫,因此,野猪为该虫的转续宿主。

四、寄生虫生活史

【考点提示】
人体寄生虫学中常见的基本概念。

寄生虫完成一代生长、发育和繁殖的全过程及其所需要的外界环境条件,称为寄生虫的生活史。不同的寄生虫生活史不同,有的生活史简单,只需要一个宿主,如蛔虫;有的复杂,需要多个宿主,如华支睾吸虫;有的只有无性繁殖阶段,如溶组织内阿米巴;有的只有有性繁殖阶段,如蛲虫;有的是无性繁殖和有性繁殖交替进行,如疟原虫。

第二节　寄生虫与宿主的关系

在寄生虫生活史的各个阶段中,只有某个特定的阶段能侵入人体,这个阶段称为感染阶段。如蛔虫的感染期虫卵、日本血吸虫的尾蚴等。寄生虫侵入宿主后,对宿主造成不同程度的损害,同时,宿主对寄生虫也产生不同程度的防御性作用。

一、寄生虫对宿主的作用

(一)夺取营养

寄生虫在宿主体内生长、发育及繁殖所需的营养物质均来自宿主,有些肠道寄生虫,不仅可直接吸收宿主的营养物质,还可妨碍宿主吸收营养,使宿主出现营养不良。有的寄生虫以宿主体内的消化或半消化的物质为食;有的寄生虫可直接吸取宿主血液;也有的寄生虫破坏红细胞或其他组织细胞,以血红蛋白、组织液等作为食物。

(二)机械作用

寄生虫在宿主体内移行和定居均可造成宿主组织损伤或破坏。如布氏姜片吸虫以吸盘吸附在肠壁上,可造成肠壁损伤;并殖吸虫童虫在宿主体内移行可引起肝、肺等多个器官损伤;细粒棘球绦虫在宿主体内形成的棘球蚴除可破坏寄生的器官外,还可压迫邻近组织;蛔虫在肠道内相互缠绕可堵塞肠腔,引起肠梗阻。有些虫体在人体内的移行或定居,会引起相应组织损伤。如寄生在脑、心、眼等重要器官,则预后相当严重,甚至致命。

(三)毒性作用和超敏反应

寄生虫的排泄物、分泌物、死亡崩解物、蠕虫的蜕皮液等可引起组织损害或诱导宿主产生超敏反应。例如,钩虫成虫分泌抗凝素,使肠壁组织伤口流血不止;寄生于胆管的华支睾吸虫,其分泌物、代谢产物可引起胆管上皮增生,导致附近肝实质萎缩,胆管局限性扩张,管壁增厚,进一步发展可致上皮瘤样增生。寄生虫感染还可引发Ⅰ～Ⅳ型超敏反应。

二、宿主对寄生虫的作用

宿主对寄生虫作用的结果有三种情况。①宿主防御能力强于寄生虫的致病力时,宿主将寄生虫清除,防御再感染。②宿主防御能力与寄生虫致病能力处于相对平衡时,寄生虫不被清除,宿主也不出现相应病变,成为带虫者。③宿主防御能力低于寄生虫致病能力时,宿主出现明显症状、体征,成为寄生虫病患者。

三、宿主对寄生虫感染的免疫

宿主对寄生虫感染产生的免疫包括非特异性免疫和特异性免疫。

（一）非特异性免疫

非特异性免疫是指机体在进化过程中形成的先天防御能力，不具有特异性。一般来说，人体对寄生虫的天然免疫十分有限，故普遍易感。构成机体天然免疫防御功能的因素有多种，包括皮肤、黏膜、胎盘等生理性屏障，血液和组织中的吞噬细胞、嗜酸性粒细胞、自然杀伤细胞等细胞成分及补体等可溶性成分。

（二）特异性免疫

特异性免疫是由特定抗原诱发，并针对该特定抗原发生效应的免疫应答过程，特异性免疫的另一个重要特征是形成免疫记忆。特异性免疫有助于清除和限制寄生虫感染。当它不能有效清除寄生虫抗原时，机体则呈现慢性感染状态。人体对寄生虫的特异性免疫有以下两种方式。

1. 消除性免疫

宿主清除体内寄生虫，并能完全抵抗相应寄生虫的再感染。

2. 非消除性免疫

非消除性免疫是寄生虫感染的常见免疫类型。

（1）带虫免疫　宿主感染寄生虫后，对寄生虫产生一定的免疫作用，但不能完全清除寄生虫，寄生虫在体内处于低水平，此时宿主对同种寄生虫的再感染具有一定的免疫力，一旦寄生虫从体内清除后，相应免疫力亦消失，这种免疫状态称为带虫免疫。如疟原虫感染后，宿主对同种疟原虫再感染具有一定免疫力。在体内疟原虫被清除后，这种免疫力随之消失。

（2）伴随免疫　感染者产生的免疫力对体内的寄生虫成虫无明显的杀伤作用，但可杀伤再感染时侵入的童虫。这种活动性感染与免疫力并存的现象称为伴随免疫。如人体感染血吸虫后可形成伴随免疫。

【考点提示】
　　寄生虫对宿主的主要作用。

第三节　寄生虫病的流行与防治原则

一、寄生虫病流行的特点

（一）地方性

寄生虫病的流行常有明显的地方性，这种特点与当地气候条件，中间宿主或媒介节肢动物的地理分布，人群的生活习惯和生产方式有关。如：钩虫病在我国淮河及黄河以南地区广泛流行，但在气候干寒的西北地区，则很少流行；血吸虫病的流行区与中间宿主钉螺的分布一致，具有明显的地方性。

（二）季节性

由于温度、湿度、雨量、光照等气候条件会对寄生虫及其中间宿主和媒介节肢动物种群数量的消长产生影响，因此寄生虫病的流行往往呈现出季节性。如：温暖、潮湿的条件有利于钩虫卵及钩蚴在外界的发育，因此钩虫感染多见于春、夏季节；疟疾和黑热病的传播需要媒介按蚊和白蛉，因此疟疾和黑热病的传播和感染季节与其媒介节肢动物出现的季节一致。

（三）自然疫源性

有些人体寄生虫病可以在人和动物之间传播，这些寄生虫病称为人兽共患寄生虫病。在人迹罕至的原始森林或荒漠地区，这些人兽共患寄生虫病可在脊椎动物之间相互传播，人进入该地区后，这些寄生虫病则可从脊椎动物传播给人，这种地区称为自然疫源地。这类不需要人的参与而存在于自然界的人兽共患寄生虫病具有明显的自然疫源性。寄生虫病的这种自然疫源性不仅反映了寄生于

Note

人类的寄生虫绝大多数是由动物寄生虫进化而来的,同时也说明某些寄生虫病在流行病学和防治方面的复杂性。

二、寄生虫病流行的环节

寄生虫病在一个地区流行必须具备三个基本条件,即传染源、传播途径和易感人群。这三个条件通常称为寄生虫病流行的三个环节。当这三个环节在某一地区同时存在并相互联系时,就会构成寄生虫病的流行。

(一)传染源

人体寄生虫病的传染源是指有寄生虫寄生的人和动物,包括患者、带虫者和保虫宿主(家畜、家养动物及野生动物)。作为传染源,其体内存在并可排出寄生虫生活史中的某个发育阶段,且能在外界或另一宿主体内继续发育。例如感染多种蠕虫的带虫者或感染患者从粪便排出的蠕虫卵;溶组织阿米巴带虫者可排出包囊。

(二)传播途径

传播途径是指寄生虫从传染源排出,借助于某些传播因素,进入另一宿主的全过程。人体寄生虫病常见的传播途径有以下几种。

1. 经水传播

水源如被某些寄生虫的感染期虫卵或幼虫污染,人可因饮水和接触疫水而感染。如接触含血吸虫尾蚴的疫水可感染血吸虫。经饮水传播的寄生虫病具有病例分布与供水范围一致,不同年龄、性别、职业均可发病等特点。

2. 经食物传播

粪便中的感染期虫卵污染蔬菜、水果等是常见的,因此生食蔬菜或未洗净的水果常成为某些寄生虫病的传播方式;生食或半生食含感染期幼虫的猪肉可感染猪带绦虫、旋毛虫;生食或半生食含囊蚴的鱼、虾可感染肝吸虫等。经食物传播的寄生虫病有共同分享某一食物而发病,而未进食该食物者不发病的特点。

3. 经土壤传播

有些直接发育型的线虫,如蛔虫、鞭虫、钩虫等产的卵需在土壤中发育为感染性卵或幼虫,人体感染与接触土壤有关。

4. 经空气传播

有些寄生虫的感染期卵可借助空气或飞沫传播,如蛲虫卵可在空气中飘浮,并可随呼吸进入人体而引起感染。

5. 经节肢动物传播

某些节肢动物在寄生虫病传播中起着特殊的作用,如蚊传播疟疾和丝虫病,白蛉传播黑热病等。经节肢动物传播的寄生虫病除具有一定的地区性和季节性等特点外,还具有病例分布与媒介昆虫分布一致的特点。

6. 经人体直接传播

有些寄生虫可通过人与人之间的直接接触而传播,如阴道滴虫、疥螨。直接传播大多引起个别病例发生,病例的多少视接触的频繁程度而定。

(三)易感人群

人体对寄生虫感染的免疫力多属带虫免疫,未经感染的人因缺乏特异性免疫力而成为易感者。具有免疫力的人,当其体内的寄生虫被清除时,这种免疫力也会逐渐消失,重新处于易感状态。易感性还与年龄有关,在流行区,儿童的免疫力一般低于成年人,非流行区的人进入流行区后也会成为易感者。

三、寄生虫病流行的影响因素

寄生虫病流行除了需具备三个基本环节外,还受生物因素、自然因素和社会因素的影响。

知识拓展

16-1

（一）自然因素

地理环境和气候因素,如温度、湿度、雨量、光照等会影响中间宿主的孳生与分布,如肺吸虫的中间宿主溪蟹和蝲蛄只适于生长在山区小溪,因此肺吸虫病大多只在丘陵、山区流行;气候条件会影响到寄生虫在外界的生长发育及其中间宿主和媒介昆虫的孳生,如血吸虫毛蚴的孵化和尾蚴的逸出除需要水外,还与温度、光照等条件有关。

（二）生物因素

有些寄生虫在其生活史过程中需要中间宿主或节肢动物的存在,这些中间宿主或节肢动物的存在与否,决定了这些寄生虫病能否流行。如日本血吸虫的中间宿主钉螺在我国的分布不超过北纬33.7度,因此我国北方地区一般无血吸虫病的流行。

（三）社会因素

包括社会制度、经济状况、科学水平、文化教育、医疗卫生以及人们的生产方式和生活习惯等。

四、寄生虫病防治的基本原则

寄生虫病防治的基本原则是控制寄生虫病流行的三个环节。

（一）消灭传染源

在寄生虫病传播过程中,传染源是主要环节。在流行区对患者、带虫者及保虫宿主进行普查普治是控制传染源的重要手段。在非流行区,对来自流行区的人员进行监控也是必要手段。

（二）切断传播途径

不同的寄生虫病其传播途径不尽相同。加强粪便与水源管理,爱护环境卫生,消灭有关节肢动物和中间宿主等,可切断寄生虫的传播途径。

（三）保护易感人群

人类对各种人体寄生虫的感染大多缺乏先天的特异性免疫力,因此对人群采取必要的保护措施是防止寄生虫感染的最直接方法。加强卫生宣教,改变不良生活习惯,必要时给予预防性用药,可减少人群感染机会。

由于大多数人体寄生虫的生活史比较复杂,同时影响寄生虫病流行的因素较多,因此采取单一的防治措施往往难以奏效。实践证明:将控制传染源、切断传播途径和保护易感人群有机结合进行综合防治,是目前控制寄生虫病流行的有效措施。

 目标检测题

一、名词解释

1. 寄生虫　　2. 宿主　　3. 生活史

二、简答题

1. 简述寄生虫病流行环节。

2. 简述寄生虫病防治原则。

3. 简述寄生虫与宿主的相互关系。

三、单项选择题

在线答题 16

【考点提示】
　　1. 寄生虫病流行的三个环节;
　　2. 常用的防治原则。

（钟伟华）

 Note

第十七章　医学蠕虫

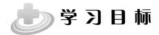

学习目标

1. 掌握：常见医学蠕虫的形态、生活史、致病性。
2. 熟悉：常见医学蠕虫的防治原则。
3. 了解：常见医学蠕虫的实验诊断。

案 例 引 导

患者，女，38岁。因1个多月来有头晕、乏力、上腹部隐痛，近6日便血而入院。患者每日有果酱样便2~3次，每次120~200 g，便后头晕加重。患者在3个月前曾赤足下田劳动10日。

体检：血压105/75 mmHg），意识清醒，面色、口唇苍白，颜面微肿，巩膜无黄染，心率88次/分，两肺呼吸音清，腹软、略胀、无明显压痛，肝脾未触及，下肢轻度凹陷性水肿。

实验室检查：血红蛋白42 g/L，红细胞1.2×10^{12}/L，白细胞10.8×10^9/L，嗜中性粒细胞0.72，嗜酸性粒细胞0.13，淋巴细胞0.15。尿常规正常。粪便常规：外观果酱色，无红细胞及白细胞，可检出钩虫卵，潜血试验阳性。请思考：①该患者是哪种寄生虫感染？②患者可能是通过什么方式感染的钩虫？③患者为什么会出现贫血症状？

蠕虫（Helminthes）是多细胞动物，大部分的蠕虫存在自然界中，少部分会寄生在动植物体内或体表，寄生在人类身上的蠕虫称作医学蠕虫。

寄生在人体的蠕虫，主要是扁形动物门中的吸虫纲和绦虫纲，还有线形动物门中的线虫纲。它们既可寄生于人体的消化道、胆道和血管，又可寄生于人体的肺肝脑和肌肉等组织器官。

第一节　线　　虫

线虫属于线形动物门的线虫纲。成虫多呈线状或圆柱形，体不分节。雌、雄异体。雄虫常比雌虫小，尾端向腹侧卷曲。虫体头部顶端有口孔或口囊。生殖器发达，雄虫为单管型，尾端多有一根或一对交合刺。雌虫多有两套生殖系统，称为双管型。线虫的基本发育阶段分为虫卵、幼虫和成虫三个阶段。能寄生于人体的线虫主要有蛔虫、钩虫、蛲虫、鞭虫等。

一、似蚓蛔线虫

似蚓蛔线虫(简称蛔虫),是一种常见的人体肠道寄生虫。蛔虫成虫寄生在人体小肠,引起蛔虫病。

(一) 形态

1. 成虫

呈圆柱形,形似蚯蚓,雌、雄异体,活时为粉红色,死后呈灰白色。雌虫长 20~35 cm,有的甚至超过 40 cm,尾端尖直;雄虫长 15~31 cm,尾端向腹侧卷曲,末端有一对交合刺。虫体体表光滑,有细横纹,两侧各有一条明显的侧白线。头端有一口孔,口周有三个呈"品"字形排列的唇瓣。

2. 虫卵

人体粪便标本中的蛔虫卵有受精卵和未受精卵两种。受精卵呈椭圆形,大小为 45~75 μm× 30~50 μm。卵壳较厚,无色透明。卵壳表面有凹凸不平的蛋白质膜,常被胆汁染成棕黄色。虫卵内含有一个圆形的卵细胞,卵细胞与卵壳之间有两个新月形间隙。未受精卵呈长椭圆形,蛋白质膜及卵壳较薄,卵内无卵细胞,而是充满了大小不等的卵黄颗粒。蛔虫卵的蛋白质膜有时会脱落,应注意与其他虫卵鉴别(图 17-1)。

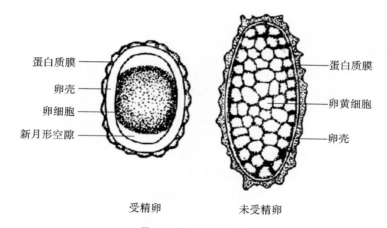

受精卵　　　　未受精卵

图 17-1　蛔虫卵形态

(二) 生活史

蛔虫的成虫寄生在人体小肠内,以肠内的半消化食物为食。雌、雄交配后,雌虫产卵,每天多达 24 万个,多为受精卵。

1. 在外界的发育

受精卵随粪便排出体外,在 21~30 ℃的潮湿、荫蔽、氧气充足的土壤中,经 5~10 天发育,形成含蚴卵。再经一周,卵内幼虫蜕皮一次,成为感染期虫卵,为蛔虫的感染阶段。

2. 在人体内的发育

人因误食了感染期虫卵污染的蔬菜、水果等而被感染,卵内幼虫在人小肠内孵出,然后钻入肠壁的毛细血管和淋巴管,随血液和淋巴液循环,经肝、右心到肺,再穿过肺毛细血管进入肺泡,在肺泡内约经过两周发育,进行第 2 次、第 3 次蜕皮后,沿支气管、气管上行至咽部,随着人的吞咽动作经食道、胃再回到小肠。在小肠内经第 4 次蜕皮后,成为童虫,再经数周逐渐发育为成虫。幼虫在人体的经过,称为移行。自人体感染到成虫产卵,需 60~75 天。蛔虫在人体的寿命一般为一年左右(图 17-2)。

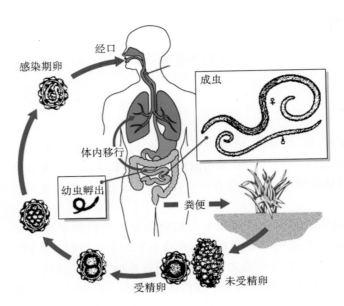

图 17-2　蛔虫生活史

（三）致病作用

1. 幼虫的致病性

蛔虫的幼虫在人体的移行过程中，对人体造成的机械性损伤、幼虫蜕皮等产生的抗原性异物可造成肺部出血、水肿、超敏反应，患者出现发热、咳嗽、气促、痰中带血及血中嗜酸性粒细胞增多等表现，称为蛔虫性肺炎。

2. 成虫的致病性

成虫所致的病变主要有以下几种。

（1）营养不良及发育障碍　成虫通过掠夺营养、破坏肠黏膜，造成营养不良，严重时影响儿童的生长发育。患者常表现为厌食、恶心、间歇性腹痛（多为脐周痛）及磨牙等症状。

（2）超敏反应　虫体的代谢产物具有抗原性，被人体吸收后，可引起皮肤瘙痒、荨麻疹及结膜炎等。

（3）并发症　成虫具有钻孔、聚集扭转的习性，可钻入开口于肠道的各种管道，引起胆道蛔虫症、肠穿孔、腹膜炎、阑尾炎、胰腺炎及肠梗阻等疾病。其中，胆道蛔虫症是最常见并发症之一。

（四）实验诊断

在粪便中检出蛔虫虫体或虫卵都可确定诊断。常用直接涂片法，虫卵检出率可达80%以上。使用饱和盐水漂浮法检出率更高。

（五）防治原则

防治蛔虫感染应采取综合措施，包括：治疗患者和带虫者以控制传染源；养成良好的卫生习惯，做到饭前便后洗手，不生食未洗净的蔬菜、水果等。粪便无害化管理是杀死虫卵、防治虫卵感染的重要手段。目前常用驱虫药有左旋咪唑、阿苯达唑、甲苯达唑等。在流行区应每隔半年至一年驱虫一次。

二、十二指肠钩口线虫和美洲板口线虫

钩口科线虫统称为钩虫，寄生在人体的钩虫主要有十二指肠钩口线虫（简称十二指肠钩虫）和美洲板口线虫（简称美洲钩虫）。钩虫寄生在人体小肠，引起钩虫病。

（一）形态

1. 成虫

成虫细小,体长 1 cm 左右,活时为淡红色,死后呈灰白色。虫体前端略向背侧弯曲,顶端有 1 个发达的角质口囊,在口囊腹侧缘,十二指肠钩虫有一对钩齿,而美洲钩虫则是一对板齿。虫体前端两侧有 1 对头腺,能分泌抗凝素,可抑制宿主肠黏膜损伤处血液凝固。雌虫比雄虫稍大,末端呈圆锥形;雄虫尾部角皮层延伸膨大,称为交合伞。交合伞内有背辐肋、侧辐肋和腹辐肋,根据辐肋形状不同可做虫种鉴定(图 17-3)。

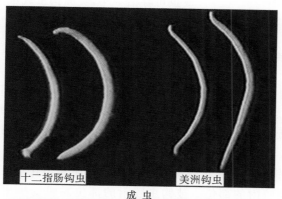

图 17-3　成虫与口囊

2. 虫卵

两种钩虫卵形态相似,椭圆形,大小为 $57 \sim 76\ \mu m \times 36 \sim 40\ \mu m$,两端钝圆。卵壳薄如线状,无色透明,内含 2～4 个卵细胞,便秘者或粪便放置时间较长时,卵细胞继续分裂形成桑葚状,卵细胞与卵壳之间有较大透明间隙。

（二）生活史

钩虫成虫寄生在人体小肠上段,借口囊内钩齿或板齿咬附在肠黏膜上,以血液、组织液或肠黏膜脱落细胞为食。

1. 在外界的发育

成虫雌、雄交配后,雌虫产卵,虫卵随粪便排出体外。虫卵在 25～30 ℃、相对湿度 60％～80％、氧气充足、荫蔽的土壤中,约经 1 天,卵细胞继续发育成为幼虫,幼虫孵出,呈杆状,称为第一期杆状蚴。此期杆状蚴以细菌、有机物为食,经过 2 天发育,第一期杆状幼蚴皮 1 次,发育成第二期杆状蚴。再经 1 周左右,第二期杆状蚴进行第 2 次蜕皮,发育成丝状蚴。丝状蚴是钩虫的感染阶段。丝状蚴在环境适宜的土壤中可存活 15 周以上。

2. 在人体的发育

土壤中的丝状蚴可沿植物的茎、叶向上爬行达数十厘米高。丝状蚴有向温性,当与人体皮肤接

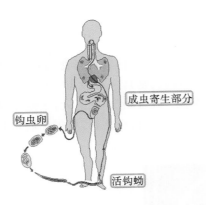

图 17-4　钩虫生活史

触时,受体温的刺激而钻入皮下,也可经口腔黏膜侵入体内。丝状蚴侵入皮肤、黏膜后,约经 24 h,进入小血管、小淋巴管,随血液经右心、肺,穿过肺毛细血管进入肺泡,再沿支气管、气管爬至咽部,一部分幼虫随痰吐出,大部分随着人的吞咽动作,经食道、胃进入小肠。幼虫在小肠内经第 3 次及第 4 次蜕皮,逐渐发育成为成虫。自丝状蚴进入人体到成虫雌雄交配产卵,一般需 4~6 周或更久。十二指肠钩虫成虫可存活 7 年,美洲钩虫成虫可存活 5 年以上(图 17-4)。

(三)致病作用

1. 幼虫的致病性

丝状蚴钻入人体皮肤 1 h 后,局部皮肤出现奇痒和烧灼感,继而出现丘疹和小疱疹,即钩蚴性皮炎(俗称"粪毒")。幼虫在人体内移行的过程中,会损伤肺泡,导致肺泡出血和炎症,患者表现为畏寒、发热、咳嗽、哮喘及嗜酸性粒细胞增多等,称为钩蚴性肺炎。钩蚴性肺炎常发生在感染后 3~5 天,数日后可自愈,长者可达 2 个月。

2. 成虫的致病性

成虫引起的疾病称为钩虫病。钩虫病的主要表现是贫血和消化道症状。钩虫的成虫咬附在小肠黏膜处吸血,并经常更换咬附的部位。被钩虫咬附的部位黏膜受损出血,形成小溃疡,更换部位后,被咬伤处因钩虫头腺分泌的抗凝素作用而不易自行止血,造成长时间渗血,粪便潜血试验可为阳性,甚至出现柏油样黑便。由于长期失血,导致患者出现缺铁性贫血。除贫血外,少数患者还可出现喜食生米、煤渣、泥土等"异嗜症"。异嗜症发生的原因不明,可能与缺铁有关,给患者补充铁剂后,症状会自行消失。此外,母体内的幼虫也可经胎盘或乳汁感染胎儿或婴儿,引起婴幼儿钩虫病。患儿表现急性便血性腹泻、严重贫血、肝脾肿大、发育障碍等,甚至死亡。

(四)实验诊断

在粪便标本中查出钩虫卵即可诊断。常用方法有直接涂片法、饱和盐水漂浮法等。另外,血常规结果显示贫血及嗜酸性粒细胞增多,是诊断钩虫性贫血的依据之一。

(五)防治原则

预防钩虫感染措施包括对粪便进行无害化处理和注意个人防护,尽量减少赤脚下地劳动,劳动时在手足暴露的皮肤上涂以 15% 噻苯咪唑软膏。治疗钩蚴性皮炎可用局部热敷法,持续热敷 10 min,也可在皮炎处涂擦 15% 噻苯咪唑软膏,连用两天。对钩虫成虫的驱虫治疗,常用药物有甲苯达唑和阿苯达唑。

三、蠕形住肠线虫

蠕形住肠线虫(简称蛲虫),主要寄生在人体回盲部,引起蛲虫病。蛲虫病是儿童常见寄生虫病,多在小学、幼儿园流行。

(一)形态

1. 成虫

虫体细小,乳白色,呈白线头样。头部两侧的角皮膨大成为头翼;食道后端呈球形,称为食道球。雌虫 8~13 mm×0.3~0.5 mm,中部膨大,尾部尖直;雄虫 2~5 mm×0.1~0.2 mm,尾部向腹部卷曲呈"6"字形,多在交配后死亡,不易见到。

2. 虫卵

长椭圆形,无色透明,两侧不对称,一侧稍凸,一侧扁平,呈柿核样。大小为 50~60 μm×20~30

μm,卵壳较厚,卵内可见一幼虫。

（二）生活史

成虫寄生于人体回盲部附近,以肠内容物、组织液或血液为食。雌、雄虫交配后,雄虫很快死亡,雌虫随肠道移行至直肠,在人入睡后爬出肛门,在肛门周围和会阴皱褶处产卵。雌虫产卵后大多死亡,少数雌虫重新返回肠道,有时会进入阴道或尿道,形成异位寄生。产下的虫卵约经 6 h 便发育成感染期虫卵。雌虫产卵时导致肛门周围瘙痒,引起小儿伸手抓痒,感染期虫卵会污染手指,然后通过"手-口"方式形成自身反复感染。感染期虫卵也可通过污染衣物、玩具等引起其他人感染。人若误食感染期虫卵,虫卵在小肠内孵出幼虫,幼虫向下移行至结肠内发育成为成虫。从误食虫卵到发育为雌虫产卵,需 2～4 周。成虫寿命大约 1 个月。由于自身反复感染,蛲虫病可长期存在,迁延不愈（图 17-5）。

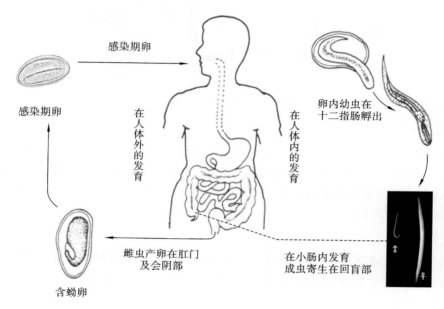

感染期卵

感染期卵

在人体外的发育

在人体内的发育

卵内幼虫在十二指肠孵出

含蚴卵

雌虫产卵在肛门及会阴部

在小肠内发育成虫寄生在回盲部

图 17-5 蛲虫生活史

（三）致病作用

雌虫在肛周产卵时引起瘙痒,影响睡眠。儿童可因雌虫产卵时瘙痒而抓伤肛周皮肤,引起局部继发感染,导致儿童睡眠不安、夜晚啼哭及食欲减退。蛲虫若进入阑尾,可引起阑尾炎;若雌虫误入阴道、子宫、输卵管等处,形成异位寄生,可引起阴道炎、子宫内膜炎、输卵管炎等。

（四）实验诊断

在清晨用棉拭子或透明胶纸于肛门处收集虫卵,镜检找到虫卵,或在小儿睡着后观察肛周,发现雌虫,即可诊断。

（五）防治原则

防治蛲虫病应采取综合措施。预防的方法主要是搞好个人卫生和治疗患者。儿童应穿封裆裤,防止反复自身感染。教育儿童不吸吮手指,饭前便后洗手。消毒患儿的衣裤、被褥、玩具,防止交叉感染。常用治疗药物有阿苯达唑和甲苯达唑,肛周和肛门内可涂擦 3% 噻嘧啶软膏,连用 1 周。

四、毛首鞭形线虫

毛首鞭形线虫简称鞭虫,成虫主要寄生在盲肠,引起鞭虫病。

（一）形态

鞭虫形似马鞭，前端细长，约占虫体的 3/5，后 2/5 为粗管状。雌虫长 30～50 mm，尾端钝圆；雄虫较雌虫稍小，长 30～45 mm，尾端卷曲呈环状。虫卵呈腰鼓状，棕黄色，卵壳较厚，两端各有一个透明小栓，大小为 50～54 μm×22～23 μm。虫卵随粪便排出时，卵内有一个卵细胞（图 17-6）。

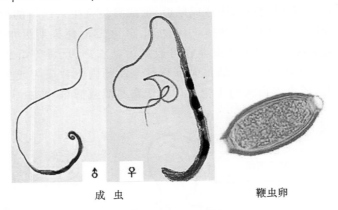

成　虫　　　　　鞭虫卵

图 17-6　鞭虫成虫与虫卵

（二）生活史

鞭虫成虫寄生在人体盲肠。雌虫产卵，虫卵随粪便排出体外，在 20～30 ℃温暖、湿润的土壤中，约经 3 周，卵内细胞发育成幼虫，成为感染期虫卵。感染期虫卵是鞭虫的感染阶段。感染期虫卵随污染食物进入消化道，幼虫在小肠内孵出，先附着在肠黏膜上发育，经 8～10 天后移行至回盲部发育成成虫。成虫寿命 3～5 年。

（三）致病性

成虫前段钻入肠黏膜下或肌层，吸食组织液和血液，破坏组织，引起局部炎症，导致肠壁充血、水肿及出血。轻度感染者常无症状，严重感染者可致腹痛、腹泻及慢性贫血等。

（四）实验诊断

常用粪便标本直接涂片法或饱和盐水漂浮法检查虫卵，查到虫卵即可确诊。治疗药物有甲基咪唑、丙硫咪唑等。

防治原则与蛔虫相似。

【考点提示】
1. 蛔虫受精卵的特点；
2. 蛔虫在体内迁移的过程；
3. 防治儿童蛲虫病的具体方法。

第二节　吸　　虫

吸虫属于扁形动物门吸虫纲的寄生虫，多呈叶状或舌状，少数呈圆柱体。通常都有口、腹两个吸盘。消化系统包括口、咽、食管及肠支，肠管末端呈盲管状，无肛门，未被消化食物经口排出。除裂体吸虫外，其他均为雌雄同体，每个成虫都有一套雌性和雄性生殖器官，生殖器官发达。生活史复杂，常需要中间宿主，有无性繁殖阶段和有性繁殖阶段。

一、中华分支睾吸虫

中华分支睾吸虫简称华支睾吸虫，又称肝吸虫。成虫寄生于成人的肝胆管内，引起华支睾吸虫病，又叫肝吸虫病。

（一）形态

1. 成虫

虫体背腹扁平，形似葵花子仁，大小为 10～25 mm×3～5 mm。活时呈淡红色，半透明，死后为灰白色。腹吸盘较口吸盘小，位于虫体前 1/5 处。消化系统包括口、食管和肠管，肠管分为左、右肠支，沿虫体两侧向后延伸，末端形成盲管。两个睾丸呈高度分枝状，前后排列于虫体后 1/3 处。睾丸之前有一个分叶状的卵巢，在卵巢和腹吸盘之间，盘曲着充满虫卵的子宫，子宫开口于生殖腔。

2. 虫卵

形似芝麻，淡黄褐色，大小为 27～35 μm×12～20 μm。虫卵前端较窄，有一卵盖，卵盖两旁有突出的肩峰，虫卵另一端有一小疣。卵内含有一毛蚴（图 17-7）。

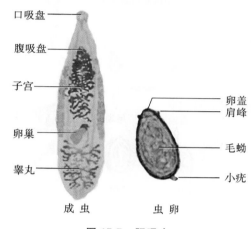

图 17-7　肝吸虫

（二）生活史

成虫寄生在人或猫、犬等其他哺乳动物的肝胆管内，以肝胆管黏膜、分泌物等为食。成虫产卵，虫卵随胆汁进入肠腔，随粪便排出体外。

1. 在淡水螺体内的发育

虫卵进入水中，被第一中间宿主豆螺、沼螺或涵螺等吞食，在螺的消化道内毛蚴孵出。孵出的毛蚴经胞蚴、雷蚴等无性繁殖阶段发育繁殖，最后形成许多尾蚴。

2. 在淡水鱼、虾体内的发育

发育成熟的尾蚴从螺体逸出，进入水中，若遇第二中间宿主淡水鱼或淡水虾时，便侵入其体内，在肌组织中分泌成囊物质，形成囊蚴。囊蚴是肝吸虫的感染阶段。

3. 在人体或其他动物体内的发育

人或其他哺乳动物误食含有活囊蚴的淡水鱼、虾，在消化液的作用下，囊壁软化，幼虫脱囊而出。在十二指肠处，幼虫循胆汁逆行，经胆总管进入肝胆管，发育成成虫。从虫卵进入人体到成虫产卵大约需要 1 个月。成虫寿命 20～30 年（图 17-8）。

（三）致病作用

肝吸虫成虫寄生在肝胆管内，通过机械性损伤及虫体代谢产物作用，引起肝胆管及管周发生超敏反应及炎症反应，出现急性胆囊炎、慢性胆管炎等。胆管局部结缔组织增生，致管壁增厚、变窄，可导致胆汁淤积，出现阻塞性黄疸、肝硬化。虫体死亡产生的碎片、虫卵及管壁脱落细胞等，可作为结石核心，诱发胆结石。儿童反复感染，可影响生长发育。还可能诱发肝癌和胆管上皮癌。临床上，轻度感染时，患者可不出现明显症状；重度感染可出现营养不良、腹痛、肝脾肿大、贫血、黄疸等临床表现，血常规检查示嗜酸性粒细胞增多。晚期可出现肝硬化、腹水甚至死亡。

（四）实验诊断

1. 虫卵的检查

直接涂片法操作简单，但易漏检。一般采用集卵法进行检查，包括漂浮集卵法或沉淀集卵法。沉淀集卵法有水洗离心沉淀法、乙醚沉淀法。另外，也可采用十二指肠引流胆汁进行离心沉淀检查，检出率近 100%，但患者因较痛苦而难以接受。

2. 免疫学检查

近年采用免疫标记技术，如间接荧光抗体实验（IFAT）、酶联免疫吸附试验（ELISA）等，检查患

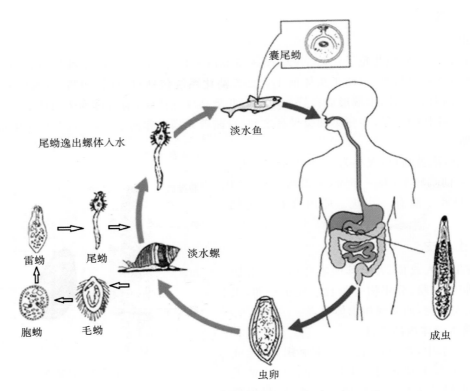

图 17-8　华支睾吸虫生活史

者血清中相应抗原、抗体，可大大提高肝吸虫病的诊断率。

（五）防治原则

1. 保护易感者

加强卫生宣教工作，改变不良饮食习惯。不吃生的或未煮熟的鱼、虾，生、熟刀具和砧板分开，防止囊蚴进入人体。防止食入活囊蚴是预防本病的关键。

2. 切断传播途径

加强粪便管理，不在鱼塘上搭建厕所，不用粪便喂鱼。科学治理鱼塘，定期灭螺，消灭第一中间宿主。

3. 减少传染源

积极治疗患者和带虫者，常用药物有吡喹酮、阿苯达唑等。

二、布氏姜片吸虫

布氏姜片吸虫简称姜片虫，寄生在人或猪小肠，引起姜片虫病。

（一）形态

1. 成虫

虫体长椭圆形，背腹扁平，似姜片，大小为 20～75 mm×8～20 mm，活时为肉红色，死后为青灰色，是人体寄生的最大吸虫。有口、腹吸盘各一个，二者靠近，位于虫体前端，腹吸盘较大，明显可见，呈漏斗状。雌雄同体，有睾丸 2 个，高度分支，呈珊瑚状，前后排列于虫体后半部。卵巢在睾丸之前，呈分支状。子宫盘曲在卵巢和腹吸盘之间。

2. 虫卵

长椭圆形，淡黄色，是人体寄生虫卵中最大的蠕虫卵，大小为 130～140 μm×80～85 μm。卵壳薄，厚薄均匀。虫卵前端有一不明显的卵盖。卵内含一个卵细胞和数十个卵黄颗粒。

（二）生活史

成虫寄生在人或猪小肠,以肠内半消化食物为食。成虫产卵,虫卵随粪便排出体外。

1. 在扁卷螺体内的发育

虫卵进入水中,在 26～32 ℃条件下,经 3～7 周发育,毛蚴孵出。毛蚴侵入中间宿主扁卷螺体内,在螺体内历时 1～2 个月,经胞蚴、母雷蚴、子雷蚴等无性繁殖阶段,最后发育形成大量尾蚴。

2. 在媒介植物表面的发育

尾蚴自螺体内逸出,在水中游动,遇上茭白、荸荠、红菱等媒介植物,尾蚴即吸附于植物表面,分泌成囊物质,成为囊蚴。有时尾蚴也可在水面形成囊蚴。囊蚴是姜片虫的感染阶段。

3. 在人或猪体内的发育

带有活囊蚴的媒介植物被人或猪食入后,囊蚴在消化液的作用下,幼虫脱囊而出,用吸盘吸附在小肠壁上,经 1～3 个月发育,成为成虫。成虫寿命大约 1 年,长者可达 4 年半(图 17-9)。

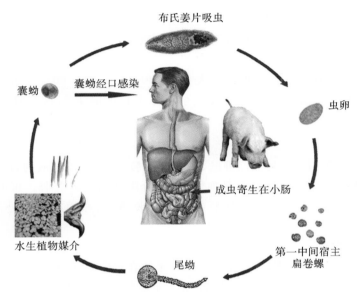

图 17-9　姜片虫生活史

（三）致病性

成虫寄生在人体小肠,引起姜片虫病。致病作用主要是机械作用和代谢产物引起超敏反应。成虫具有很发达的腹吸盘,吸附力强,其吸附的部位形成水肿、炎症和出血,甚至引起局部溃疡和脓肿。大量成虫寄生时,虫体不仅吸取大量营养,还覆盖肠黏膜,影响营养物质的消化吸收以及肠梗阻。患者表现出腹痛、腹泻、营养不良、消瘦、贫血、衰竭甚至死亡。虫体代谢产物可引起荨麻疹等超敏反应。儿童还可出现发育障碍和智力减退。

（四）实验诊断

采用直接涂片法或沉淀法进行粪检,查到虫卵或成虫即可确诊。

（五）防治原则

搞好卫生宣教工作,做好粪便管理,严禁人粪、猪粪直接入水。不食用生的或未洗净的荸荠、茭白和菱角等水生植物,不饮用河塘生水。及时治疗患者和感染者,常用药物为吡喹酮。

三、日本裂体吸虫

日本裂体吸虫又称日本血吸虫,简称血吸虫。成虫寄生在人体门静脉和肠系膜下静脉,引起血吸虫病。

（一）形态

1. 成虫

雌雄异体，雌、雄虫常合抱在一起。雄虫背腹扁平，乳白色，大小为 $10\sim22$ mm$\times0.5\sim0.55$ mm。虫体前端有发达的口、腹吸盘。自腹吸盘后，虫体两侧向腹部卷曲，形成抱雌沟。有 7 个睾丸成串状排列在虫体前端，生殖孔位于腹吸盘后方。雌虫圆柱状，大小为 $12\sim28$ mm$\times0.1\sim0.3$ mm，常居于雄虫的抱雌沟内。雌虫有卵巢 1 个，位于虫体的中部，卵巢前方有管状子宫，开口于腹吸盘下方的生殖孔。

2. 虫卵

椭圆形，淡黄色，大小为 $74\sim106$ μm$\times55\sim80$ μm，卵壳薄，无卵盖，卵壳的一侧有一侧棘，因虫卵外周常黏附有坏死组织等污物，侧棘常不易看清。成熟的卵内含有一毛蚴。

3. 毛蚴

梨形或椭圆形，灰白色，半透明，前端稍尖，平均大小为 99 μm$\times35$ μm，全身布满纤毛。虫体前端有一顶突，内有一顶腺和两个侧腺，能分泌溶组织物质。

4. 尾蚴

分为体部和尾部，尾部又分尾干和尾叉，大小为 $280\sim360$ μm$\times60\sim95$ μm。体部有口、腹吸盘各一个，腹吸盘两侧有 5 对穿刺腺。尾叉长度小于尾干长度的 $1/2$，这是日本血吸虫尾蚴的重要特征。

（二）生活史

成虫寄生于人及多种哺乳动物的门静脉、肠系膜下静脉系统，以血液为食。雌虫产卵于静脉末梢内。所产的虫卵大部分沉积于肠壁末梢血管中，部分随血流进入肝脏。虫卵内卵细胞发育为毛蚴，毛蚴分泌物透过卵壳，破坏血管壁，使肠黏膜坏死脱落，虫卵随之脱落进入肠腔，随粪便排出体外。

1. 在钉螺体内的发育

虫卵进入水中，在适宜条件下，卵内毛蚴孵出。毛蚴在水中遇到中间宿主钉螺，侵入螺体。在螺体内经母胞蚴、子胞蚴等无性繁殖阶段发育，形成大量尾蚴。尾蚴是日本血吸虫的感染阶段。尾蚴离开钉螺，分布在水的表层。

2. 在人体或哺乳动物体内的发育

人或动物与含有尾蚴的水接触后，尾蚴经皮肤侵入，脱去尾部，成为童虫。童虫钻入小静脉或淋巴管，随血流或淋巴液到达右心、肺，穿过肺泡小血管到左心进入体循环，然后到达全身。只有到达门静脉和肠系膜下静脉的童虫才能发育为成虫。童虫在门静脉短暂停留，并继续发育。当性器官发育成熟时，雌、雄合抱，并移行至肠系膜下静脉寄居。成虫寿命约 5 年，长者可达 40 年（图 17-10）。

（三）致病作用

1. 尾蚴的致病性

尾蚴穿过皮肤后数小时，局部可出现丘疹、红斑和瘙痒，这是一种 I 型和 IV 型超敏反应，称为尾蚴性皮炎。

2. 童虫的致病性

童虫在宿主体内移行时，引起血管炎，导致毛细血管栓塞、破裂，局部细胞浸润和点状出血。特别是肺部，引起肺部炎症。童虫的代谢产物可引起超敏反应。

3. 成虫的致病性

成虫寄生在门静脉系统，可引起静脉内膜炎和静脉周围炎等。其代谢产物在机体内可形成免疫复合物，引起免疫复合物病。临床表现为蛋白尿、水肿及肾功能减退等。

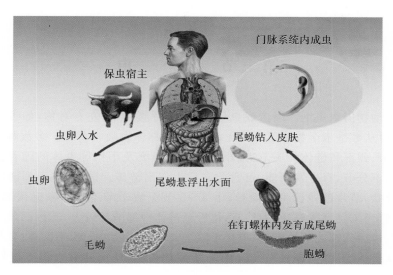

图 17-10　血吸虫生活史

4. 虫卵的致病性

虫卵是血吸虫病的主要致病因素。虫卵沉着在宿主的肝及结肠肠壁等处,卵内幼虫释放可溶抗原性物质,引起嗜酸性粒细胞、巨噬细胞和浆细胞等在虫卵周围聚集,形成虫卵肉芽肿。肉芽肿中心坏死,成为嗜酸性脓肿,临床表现为发热、腹痛、腹泻、肝脾肿大及嗜酸性粒细胞增多,称为急性血吸虫病。随病情发展,机体免疫力增强,病情转为慢性,患者表现为腹泻、肝脾肿大、贫血及消瘦等,称为慢性血吸虫病。由于卵内幼虫死亡及组织修复,坏死组织吸收,最后形成纤维化,引起肝硬化、肠壁纤维化等,临床表现为肝大、巨脾、腹水、门脉高压及食管静脉曲张等,称为晚期血吸虫病。患者多因上消化道大出血、肝昏迷死亡。儿童反复感染,可影响垂体功能,造成生长障碍,表现为侏儒症。

此外,可溶性抗原与相应抗体形成的免疫复合物,可沉积在血管基底膜,引起免疫复合物病,患者表现为关节炎、肾小球肾炎等。

（四）实验诊断

1. 病原诊断

从患者粪便中检查虫卵或孵化出毛蚴即可确诊血吸虫病。常用方法如下。

（1）直接涂片法　简单易行,但检出率不高,适用于急性感染者的检查。

（2）自然沉淀法和毛蚴孵出法　检出率较高。方法是先将粪便多次清洗,沉淀后检查虫卵,检出虫卵即可诊断。若未检出虫卵,则在沉淀物中加入清水,经 24 h 孵化,有毛蚴孵出时,根据毛蚴形态即可确诊。

（3）肠黏膜活检　适用于粪便中未查到虫卵的可疑慢性或晚期患者。用直肠镜钳取肠黏膜组织,做成压片镜检。检出虫卵可获得诊断。

2. 免疫学诊断

常用方法有皮内试验、环状沉淀试验及酶联免疫吸附试验等。

（五）防治原则

查治患者及保虫宿主,减少传染源,常用吡喹酮;消灭钉螺,目前 WHO 推荐使用氯硝柳胺;加强粪便管理,防止人、畜粪便污染水体;搞好个人防护,避免赤脚下地劳动。

【考点提示】

　吸虫成虫和虫卵的形态特点,防治肝吸虫病的方法,肺吸虫的中间宿主,血吸虫的生活史过程。

第三节　绦　　虫

绦虫属于扁形动物门绦虫纲。绦虫成虫呈乳白色，背腹扁平，左右对称，如带状，分节。体长因虫种不同而不同，可从数毫米至数米不等。无消化系统，靠体表吸收营养。多数雌、雄同体。虫体通常分为三部分：头节、颈部和链体。头节：细小，有吸盘、顶突及小钩等虫体的固着器官。颈部：紧接着头节，短而纤细，不分节，有生发功能，可自此向后生发出链体。链体：位于颈部以后，由数目不等的节片连接成长链状，节片数目因虫种而异，由 3～5 节至数千节不等。靠近颈部的链体节片较细小，其内的生殖器官尚未发育成熟，称为幼节；往后至链体中部节片较大，其内的雌、雄生殖器官已发育成熟，称为成节；链体后部的节片最大，节片中除了充满虫卵的分支状子宫外，其他器官已退化，称为孕节。孕节可从链体上脱落，新的节片又不断从颈部长出，从而使绦虫得以保持一定的长度（图17-11）。

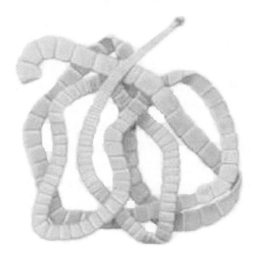

图 17-11　绦虫成虫形态

一、猪带绦虫

猪带绦虫又称为猪肉绦虫、链状带绦虫。成虫寄生在人体小肠。幼虫寄生于人体或猪等的组织内。

（一）形态

1. 成虫

乳白色，背腹扁平，如带状，节片较薄，略透明，长 2～4 m，链体上的节片数为 700～1000 片。头节近似球形，直径 0.6～1 mm，有 4 个吸盘，顶端有顶突，顶突上有两圈小钩。颈部纤细。近颈部的幼节，节片宽大于长，生殖器官未发育成熟。中部的成节近似方形，每个节片内各有一套雌、雄性生殖器官，每个成节侧面都有一个生殖孔。末端的孕节为长方形，长大于宽，其他器官都已退化，只留下分支状充满虫卵的子宫，子宫向两侧分支，每侧有 7～13 支，分支排列不规则（图17-12）。

2. 虫卵

圆形或卵圆形，卵壳很薄，无色透明，易脱落。脱掉卵壳的虫卵直径为 31～43 μm。卵壳内为放射状胚膜。胚膜较厚，棕黄色，由许多棱柱体组成。胚膜内含球形、有六个小钩的六钩蚴。

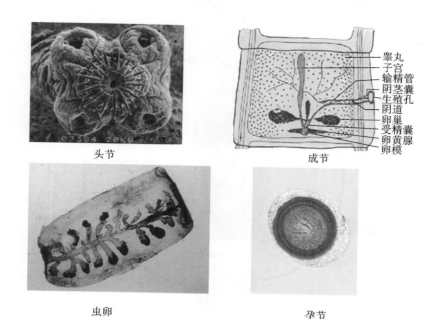

头节　　　　　　　　　　　成节

睾丸
子宫
输精管
阴茎囊
生殖孔
阴道
卵巢
受精囊
卵黄腺
卵模

虫卵　　　　　　　　　　　孕节

图 17-12　猪带绦虫头节、成节、孕节及虫卵

3. 囊尾蚴

囊尾蚴又称猪囊虫，为白色半透明囊状物，平均大小为 9 mm×5 mm。囊内充满透明的囊液，有一向囊内凹入的头节，其结构与成虫头节相似。

（二）生活史

成虫寄生于人体小肠上段，以头节上的吸盘和小钩固着在肠壁上，靠体表吸收肠腔中营养物质生存。孕节常单节或 5～6 节相连地从链体脱落，进入肠腔。孕节受挤压破裂，虫卵释出。虫卵与孕节随粪便排出，污染环境。

1. 在猪体内的发育

当虫卵或孕节被猪或野猪等中间宿主误食，虫卵在小肠内经消化液作用 24～72 h，胚膜破裂，六钩蚴孵出。六钩蚴钻入小肠壁，经血液循环或淋巴循环到达宿主全身各处，尤其是肌肉分布较多处。在寄生部位，虫体逐渐长大，发育 60～70 天成为囊尾蚴。囊尾蚴是其感染阶段。含有囊尾蚴的猪肉俗称"米猪肉"。

2. 在人体内的发育

人因食入生的或未煮熟的含活囊尾蚴的猪肉，囊尾蚴在小肠受胆汁刺激，翻出头节，借吸盘和小钩附着于肠壁，从颈部不断长出链体，经 2～3 个月发育为成虫。成虫寿命可达 25 年以上。

人不仅是猪带绦虫的终宿主，还可作为中间宿主。从孕节释出的虫卵也是猪带绦虫的另一感染阶段。人若误食虫卵或以其他方式感染虫卵，也可作为中间宿主被囊尾蚴寄生。寄生部位包括皮下、肌肉、脑、眼、心、肝及肺等处。囊尾蚴在人体可活 3～5 年（图 17-13）。

（三）致病作用

1. 成虫的致病性

成虫寄生在人体小肠，一般为 1 条，国内报道一例感染多达 19 条。所致疾病称为猪带绦虫病。成虫引起的临床症状一般轻微。因吸盘、小钩和体表微毛的机械刺激作用，以及虫体吸收大量营养物质，少数患者出现腹痛、腹泻、消瘦、头痛、头晕及失眠等症状。偶尔引起肠梗阻、肠穿孔及腹膜炎。

2. 囊尾蚴的致病性

囊尾蚴引起的疾病称为猪囊尾蚴病或猪囊虫病，其危害程度取决于囊尾蚴寄生的部位。猪囊虫

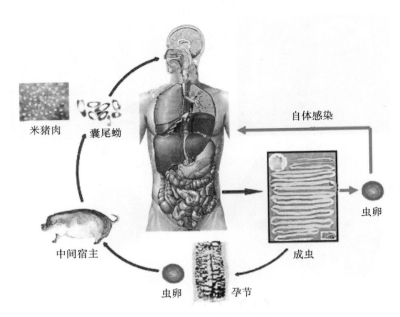

图 17-13　猪带绦虫生活史

病依其主要寄生部位可分为以下几种。

（1）皮下及肌肉囊尾蚴病　囊尾蚴位于皮下、黏膜下或肌肉中,形成结节,少则一个,多则上千个。感染轻时可无症状;寄生数量多时,可自觉肌肉酸痛、乏力、发胀及麻木等。

（2）脑囊尾蚴病　由于囊尾蚴在脑内寄生部位与感染数量不同,脑囊尾蚴病的临床表现极为复杂。有癫痫发作、一时性肢体瘫痪、失语、颅内压增高及不同程度的精神障碍等表现。

（3）眼囊尾蚴病:囊尾蚴可寄生在眼的任何部位,但大多位于眼球深部。通常累及单眼。症状轻者表现为视力障碍,虫体蠕动感,眼底检查可见蠕动的虫体。重者可致视网膜脱落、视神经萎缩,甚至失明。

（四）实验诊断

1. 猪带绦虫病的诊断

询问是否吃过未煮熟的"米猪肉"、有无大便中排出节片史,有助于诊断猪带绦虫病。对可疑患者,连续数天粪检,查找虫卵,可用直接涂片法或饱和盐水漂浮法镜检。必要时还可试验性驱虫,收集患者的全部粪便,用水淘洗检查头节和孕节,可以确定虫种和考核疗效。

2. 囊尾蚴病的诊断

皮下囊尾蚴病,可手术摘除结节后活检;眼囊尾蚴病,用眼底镜检查易于发现活囊尾蚴;对于脑和深部组织的囊尾蚴,可采用CT、核磁共振等影像学检查,并结合其他临床症状如癫痫、颅内压增高和精神症状等,有助于诊断。

3. 免疫学试验

有酶联免疫吸附试验、斑点酶联免疫吸附试验等,具有辅助诊断价值。

（五）防治原则

注意个人卫生,饭前便后洗手。不吃生的或半生的猪肉。加强肉类检查,严禁出售"米猪肉"。改猪的放养为圈养,防止猪误食虫卵。积极治疗患者,常用药物是槟榔和南瓜子合剂,也可用吡喹酮、甲基咪唑和氯硝柳胺等。对猪囊虫病患者,可用吡喹酮治疗,浅表部位的囊尾蚴可手术摘除。

二、肥胖带绦虫

肥胖带绦虫又称牛带绦虫、牛肉绦虫。成虫寄生在人体小肠。

（一）形态、生活史

牛带绦虫形态、生活史与猪带绦虫相似，但人不能作为牛带绦虫的中间宿主。两种绦虫卵形态极相似，镜下不易区别；粪便中查到虫卵，只能确定为带绦虫病。两者的主要区别见表17-1。

表 17-1　猪带绦虫和牛带绦虫的主要区别

	猪 带 绦 虫	牛 带 绦 虫
体长	2～4 m	4～8 m
节片数	700～1000 节，薄，略透明	1000～2000 节，肥厚，不透明
头节	球形，直径约 1 mm，有顶突和小钩	方形，直径 1.5～2 mm，无顶突和小钩
孕节	子宫每侧分支为 7～13 支，不整齐	子宫每侧分支为 15～30 支，整齐
感染阶段	猪囊尾蚴、猪带绦虫卵	牛囊尾蚴
终宿主	人	人
中间宿主	猪、人	牛

（二）致病性

牛带绦虫成虫寄生于人体小肠内，引起牛带绦虫病。成虫寄生多为 1～2 条，也有寄生多条的报道。成虫通过夺取营养、机械刺激和释放抗原性物质致病。主要引起消化不良、腹痛、腹泻及贫血等症状。偶可引起肠梗阻或阑尾炎。脱落的孕节多为单节，可自行从肛门爬出，引起肛门瘙痒感。抗原性物质可引起超敏反应性疾病。牛带绦虫囊尾蚴不寄生于人体，故不引起囊尾蚴病。

（三）实验诊断

从肛周或粪便中查到孕节或虫卵，根据子宫侧支数即可确诊。常用肛门拭子法查虫卵，比粪便检查虫卵的阳性率高。也可做试验性驱虫，将粪便淘洗检查头节以判断虫种和考核疗效。

（四）防治原则

与猪带绦虫病防治原则基本相同。在流行区普查普治患者和带虫者，杜绝传染源；加强粪便管理，防止人畜相互感染；严禁出售含囊尾蚴牛肉；改变不良食肉习惯，不食用不熟的牛肉。驱虫方法同猪带绦虫。

 目标检测题

一、名词解释

1. 夜现周期　　2. 象皮肿　　3. 米猪肉

二、简答题

1. 简述蛔虫的生活史。

2. 简述血吸虫的生活史。

3. 简述肺吸虫的生活史。

三、单项选择题

在线答题 17

（钟伟华）

第十八章　医 学 原 虫

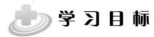
1. 掌握:常见医学原虫的形态、生活史、致病性。
2. 熟悉:常见医学原虫的防治原则。
3. 了解:常见医学原虫的实验诊断。

案 例 引 导

案例答案

　　某护士,女,34 岁,不明原因低热 12 年,其间曾做过两次手术,一次因甲状腺肿大,一次因膝关节滑膜炎,但低热一直未能治愈。其子 7 岁,患不明原因肝炎伴脾肿大,严重贫血,行脾切除手术,术后病理报告示弓形虫阳性。诊断:母子均为弓形虫病。请思考:①该护士所患的弓形虫病属于哪种类型? ②其子是通过哪种方式感染弓形虫而致病的?

　　原虫是单细胞真核生物,个体微小,需借助光学显微镜才能看到。能完成营养、呼吸、排泄、运动和生殖等生命活动。寄生在人体管腔、体液、组织或细胞内的原虫,称为医学原虫。原虫的形态多样,有圆形、卵圆形、不规则形。大小为 2～3 μm×100～200 μm。基本结构有胞膜、胞质和胞核。多数原虫借不同运动细胞器进行移位,运动方式有伪足运动,鞭毛运动和纤毛运动。无运动细胞器的原虫以扭动、滑行方式运动。寄生性原虫可通过表膜以渗透和多种扩散方式吸收小分子养料,也可以经胞饮摄取液体物质和经胞口吞噬固体大分子物质。食物被摄取后,在胞质中形成食物泡,经水解酶作用后消化吸收。原虫一般是利用葡萄糖获取能量。无氧代谢是原虫能量代谢的主要途径。原虫所需蛋白质大多从宿主提供的寄生环境摄入。寄生性原虫有无性生殖和有性生殖两种繁殖方式。无性生殖有二分裂、多分裂和出芽生殖;有性生殖则可分为接合生殖或配子生殖。有的寄生虫是以无性生殖和有性生殖交替进行的方式进行繁殖的。

　　根据运动细胞器的有无和类型将原虫分为四大类:叶足纲、动鞭纲、孢子纲、动基裂纲。

第一节　叶 足 虫

　　叶足虫属于肉足鞭毛门的叶足纲,又称阿米巴,其运动细胞器为叶状的伪足。多数寄生于消化道内。生活史一般可以分为活动的滋养体和不活动的包囊期,以二分法繁殖。还有些自由生活的阿米巴偶然可以侵入人体，引起严重的原发性阿米巴脑膜脑炎等。其代表是溶组织内阿米巴。

溶组织内阿米巴又称痢疾阿米巴，主要寄生于人体结肠内，侵入肠壁组织可引起阿米巴痢疾。有时还可侵入其他组织，如肝、肺、脑和皮肤，引起炎症或脓肿，也称为肠外阿米巴病。

一、形态

溶组织内阿米巴形态包括滋养体和包囊。

（一）滋养体

分为大滋养体和小滋养体。

1. 大滋养体

体积较大，直径 $20\sim60~\mu m$，外形多不规则。虫体分为内质和外质，内、外质界限明显。外质均匀，无色透明，约占虫体的1/3。内质呈颗粒状，内含细胞核、食物泡及被吞噬的红细胞等。当温度适宜时，虫体常伸出伪足做定向运动，运动活泼。经铁苏木素染色后，滋养体结构清晰，外质不着色，内质呈蓝灰色颗粒状，可见一个圆形泡状核，染成蓝黑色。核膜较薄，内缘有一层排列整齐、大小均匀的染色质粒。核仁小而圆，位于核的中央，核膜与核仁间有网状的核纤维。内质中被吞噬的红细胞被染成蓝黑色，其大小与数目不等。

2. 小滋养体

虫体呈圆形或椭圆形，直径为 $12\sim30~\mu m$。外质少，内、外质界限不明显，内质含有被吞噬的细菌。寄生于肠腔中，无致病力。运动较慢。

（二）包囊

分为成熟包囊和未成熟包囊。

1. 未成熟包囊

圆形，直径 $10\sim16~\mu m$，有棒状拟染色体、糖原泡和 $1\sim2$ 个细胞核。经铁苏木素染色后，包囊呈蓝灰色，拟染色体呈蓝黑色，糖原泡在染色过程中被溶解成空泡，核的结构同滋养体，清晰可见。经碘液染色后，包囊呈淡棕色或黄色，糖原泡呈棕红色，拟染色体为透明状。

2. 成熟包囊

有 4 个细胞核，又称四核包囊。包囊内拟染色体和糖原泡消失。四核包囊是其感染阶段（图18-1）。

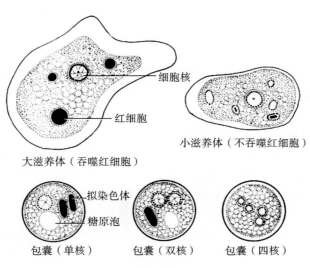

图 18-1　溶组织阿米巴各期

二、生活史

溶组织内阿米巴生活史简单,包括滋养体和包囊两个阶段。生活史基本过程是包囊→滋养体→包囊。四核包囊随人体粪便排出,污染水源和食物,人因误食而感染。四核包囊在消化液的作用下,囊壁变薄并出现微孔,囊内虫体脱囊而出,成为四核滋养体。四核滋养体发育并很快分裂为八个小滋养体。小滋养体主要寄生在回盲部,以宿主的肠黏液、细菌及已消化的食物为营养,以二分裂方式繁殖。小滋养体可随宿主肠蠕动与肠内容物一起下移,由于结肠内营养和水分减少,小滋养体活动停止,团缩成圆形,形成囊前期,继而分泌囊壁,形成包囊。小滋养体也可随粪便排出体外,在外界因温度较低而很快死亡。当宿主免疫力下降或肠壁组织受损时,小滋养体可借其伪足的机械性运动,同时分泌溶组织酶,侵入肠壁组织,吞噬红细胞和组织细胞,形成大滋养体,使局部肠黏膜和组织坏死,引起炎症及溃疡。在炎症发生时,大滋养体可随坏死肠壁组织、炎性分泌物和血液一起进入肠腔,形成黏液脓血便,临床表现为阿米巴痢疾。在肠壁组织内的大滋养体有时还可进入血流,随血流到达全身,如肝、肺、脑等处,形成异位寄生,引起肠外阿米巴病。其中,最常见的是阿米巴肝脓肿。肠壁组织内的大滋养体还可随溃烂组织落入肠腔,在肠腔中变为小滋养体后再形成包囊而排出体外。

三、致病性

人被感染后,多为无症状带虫者,为重要传染源。潜伏期为 2 天至数月。当感染者免疫力下降时,阿米巴滋养体侵入组织引起阿米巴病。临床上将阿米巴病分为两种类型。

(一)肠阿米巴病

病变部位多在盲肠、升结肠,严重者可累及整个结肠和小肠下段。虫体侵入肠黏膜下层,引起局部炎症,随着滋养体不断繁殖,病变范围逐渐扩大,在肠黏膜下形成口小底大的典型烧瓶样溃疡。相邻溃疡融合后,可造成肠黏膜大片坏死脱落,由此可引起肠出血、肠穿孔等。患者表现腹痛、腹泻、大便次数增多及里急后重等,排出果酱样、具有特殊腥臭味的脓血黏液便,形成阿米巴痢疾。果酱样粪便中可查到大滋养体。

(二)肠外阿米巴病

以阿米巴肝脓肿多见。患者表现为发热、右上腹痛、肝区叩击痛及压痛等。肝穿刺可见果酱样脓液,其中可查见大滋养体。其次是肺脓肿,患者可咯出酱红色痰,有腥臭味,痰液中可查到大滋养体。其他有阿米巴脑脓肿、皮肤阿米巴等。

四、实验诊断

病原学检查方法有如下几种。

1. 滋养体检查

挑取脓血黏液便或稀便,用生理盐水直接涂片镜检,找到大滋养体即可确诊。也可用结肠镜、直肠镜自溃疡边缘取黏膜组织或刮取物涂片镜检。肠外阿米巴病可取脓肿穿刺液、痰液等涂片镜检。采集标本时要注意:粪便要新鲜,挑取带黏液脓血部分;冬季要保温;容器要干净。若虫体活动不好,难以观察时,可做铁苏木素或碘液染色后镜检。

2. 包囊检查

取成形粪便标本,以碘液直接涂片或生理盐水涂片后碘液染色,镜下查找包囊。用硫酸锌离心浮聚法浓集包囊,可提高检出率。一次检查的阳性率低,可多次检查,以提高检出率。送检 5 次者,阳性率可达 90% 以上。

知识拓展

18-1

3. 免疫学检查

有间接血凝试验、间接荧光抗体试验和酶联免疫吸附试验等。对查找病原体阴性者,免疫学检查有较高的实用价值。

五、防治原则

加强卫生宣传,搞好环境卫生,消灭苍蝇、蟑螂等传播媒介。搞好个人卫生和饮食卫生,做到饭前便后洗手,不饮用生水。加强粪便管理,注意保护水源。治疗患者和带虫者,控制传染源。甲硝唑为首选药,其他有替硝唑、中药鸦胆子等。

【考点提示】
1. 滋养体和包囊形态特点。
2. 溶组织内阿米巴生活史的基本过程。

第二节　鞭　毛　虫

鞭毛虫是以鞭毛为运动胞器的原生动物,如阴道毛滴虫、蓝氏贾第鞭毛虫、利什曼原虫等。多数种类表膜坚韧,能维持一定体形。以鞭毛运动,鞭毛一到多根,一般自体前端发出。

一、阴道毛滴虫

阴道毛滴虫简称阴道滴虫,寄生在人体阴道和尿道内,主要引起滴虫性阴道炎和尿道炎,是一种以性接触传播为主的传染病。

(一)形态

阴道毛滴虫只有滋养体期。新鲜标本中呈水滴状,无色透明,运动活泼。滋养体固定染色后呈梨形,体长 $7\sim23~\mu m$,虫体前 1/3 处有一个椭圆形泡状核,核前端有 5 颗呈环状排列的基体,由此发出 5 根鞭毛,其中有 4 根前鞭毛和 1 根后鞭毛。前鞭毛游离在体外。后鞭毛与虫体外侧的波动膜相连。波动膜较短,不超过虫体的 1/2。有轴柱一根,贯穿虫体,自虫体后端伸出体外。胞质内有许多深染的颗粒,为该虫特有的氢化酶体。虫体借鞭毛和波动膜的摆动做螺旋式向前运动(图 18-2)。

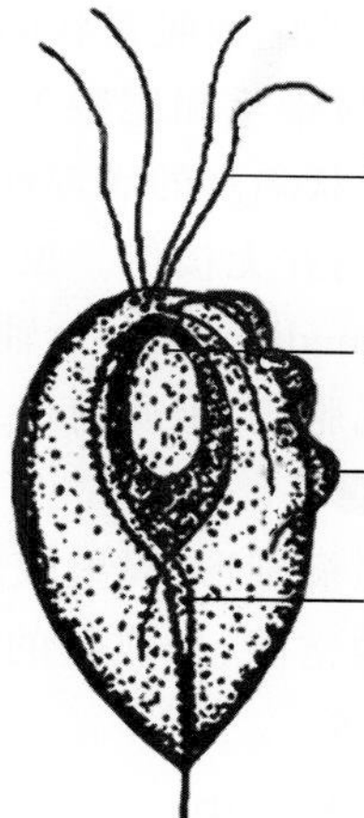

前鞭毛

核

后鞭毛

轴柱

图 18-2　阴道毛滴虫

(二)生活史

阴道毛滴虫生活史简单,只有滋养体期而无包囊。滋养体寄生在阴道,尤其是后穹隆部,偶尔侵入尿道。男性感染者常寄生在尿道、前列腺、睾丸、附睾及包皮下组织。虫体以二分裂法繁殖。滋养体既是致病阶段也是感染阶段。主要通过性接触传播,也可通过公共浴池、浴具及坐式便器等间接接触传播。

(三)致病性

在正常情况下,健康妇女因阴道中的乳酸杆菌酵解阴道上皮细胞的糖原产生乳酸,使阴道内环境呈酸性(pH $3.8\sim4.4$),抑制虫体和细菌的生长繁殖,即阴道的自净作用。在妊娠、月经后或伴随有妇科病时,阴道内环境酸性减弱,接近中性,有利于虫体和细菌生长繁殖。当感染阴道毛滴虫时,毛滴虫消耗阴道内糖原,妨碍乳酸杆菌酵解作用的发挥,使乳酸浓度降低,阴道内变为中性或碱性,当阴道毛滴虫得以大量繁殖时,可引起阴道炎。

大多数阴道毛滴虫致病力弱,多数妇女感染后不出现明显的临床表现,成为带虫者。有的虫株致病力强,感染后可引起明显的阴道炎症,临床表现为阴部瘙痒、腰部疼痛及白带增多且臭等,阴道

【考点提示】
阴道毛滴虫致病特点。

镜检查可见阴道黏膜充血、水肿,分泌物呈黄色泡沫状等。当滴虫侵入尿道时,可引起尿频、尿急和尿痛等症状。男性感染可致尿道炎、前列腺炎和附睾炎等。

（四）实验诊断

取阴道后穹隆分泌物、尿液沉淀物或前列腺分泌物,镜检查到阴道毛滴虫即可确诊。常用方法有生理盐水涂片法、悬滴法或涂片染色法。涂片查不到虫体时,可做培养法,将分泌物接种到肝浸液培养基,37 ℃培养 48 h 后镜检,检出率高。也可用有关免疫学方法检查。

（五）防治原则

及时发现、治疗患者和带虫者,控制传染源,夫妻或性伴侣同时治疗方可根除。常用药物有甲硝唑、乙酰胂胺(滴维净)等。局部可用 1∶5000 高锰酸钾溶液冲洗阴道。注意集体与个人卫生,尤其是经期卫生。提倡使用蹲式便器,不使用公共浴具等。

二、蓝氏贾第鞭毛虫

蓝氏贾第鞭毛虫简称贾第虫。寄生人体小肠、胆囊,主要在十二指肠,可引起腹痛、腹泻和吸收不良等症状,致蓝氏贾第鞭毛虫病(giardiasis),为人体肠道感染的常见寄生虫之一。

（一）形态

该虫生活史中有滋养体和包囊两个不同的发育阶段。

1. 滋养体

呈倒置梨形,长 9.5～21 μm,宽 5～15 μm,厚 2～4 μm。两侧对称,背面隆起,腹面扁平。腹面前半部向内凹陷成吸盘状陷窝,借此吸附在宿主肠黏膜上。有 4 对鞭毛,按其位置分别为前侧鞭毛、后侧鞭毛、腹鞭毛和尾鞭毛,各 1 对,依靠鞭毛的摆动,可活泼运动。经铁苏木素染色后可见有 1 对并列在吸盘状陷窝的底部卵形的泡状细胞核,过去认为 2 个核内各有一个大的核仁,然而,最近的研究表明,核内并无核仁。虫体有轴柱 1 对,纵贯虫体中部,不伸出体外。在轴柱的中部可见 2 个半月形的中体(median body),轴柱前端,介于二盘状陷窝前缘之间有基体复合器,为 4 对鞭毛的发源处。滋养体期无胞口,胞质内也无食物泡,以渗透方式从体表吸收营养物质。

2. 包囊

包囊呈椭圆形,囊壁较厚,大小为 10～14 cm×7.5～9 cm。碘液染色后呈黄绿色,囊壁与虫体之间有明显的空隙,未成熟的包囊有 2 个核,成熟的包囊具 4 个核,多偏于一端。囊内可见到鞭毛、丝状物、轴柱等。

（二）生活史

蓝氏贾第鞭毛虫成熟的四核包囊是感染期,包囊随污染食物和饮水进入人体,在十二指肠内脱囊形成 2 个滋养体。滋养体主要寄生在人的十二指肠内,有时也可在胆囊内,借吸盘状陷窝吸附肠壁,进行二分裂法繁殖。如果滋养体落入肠腔而随食物到达回肠下段或结肠腔后,就形成包囊,随粪便排出。一般在硬度正常粪便中只能找到包囊。滋养体则可在腹泻者粪便中发现。包囊在外界抵抗力较强,为传播阶段。据估计,一次腹泻粪便中滋养体可超过 140 亿个,一次正常粪便中可有包囊 9 亿个。

（三）致病性

人体感染蓝氏贾第鞭毛虫后,无临床症状者称带虫者。本病主要症状是腹痛、腹泻、腹胀、呕吐、发热和厌食等,典型患者表现为以腹泻为主的吸收不良综合征,腹泻呈水样粪便,量大、恶臭、无脓血。儿童患者由于腹泻,可引起贫血等营养不良,导致生长滞缓。若不及时治疗,多发展为慢性,表现为周期性稀便,反复发作,大便甚臭,病程可长达数年。

（四）实验诊断

1. 粪便检查

用生理盐水涂片法检查滋养体，经碘液染色涂片检查包囊，也可用甲醛乙醚沉淀或硫酸锌浓集法检查包囊。

2. 十二指肠液或胆汁检查

粪便多次阴性者可用此法，以提高阳性检出率。

3. 肠检（胶囊法）

让受检者吞下装有尼龙线的胶囊，线的游离端留于口外，胶囊溶解后，尼龙线松开伸展，3～4 h到达十二指肠和空肠，滋养体黏附于尼龙线上，然后慢慢地拉出尼龙线，刮取附着物镜检。

4. 免疫诊断

主要有酶联免疫吸附试验（ELISA）、间接荧光抗体试验（IFA）和对流免疫电泳（CIE）等，其中ELISA 简单易行，检出率高（92%～98.7%），适用于流行病学调查。

（五）防治原则

治疗蓝氏贾第鞭毛虫导致的蓝氏贾第鞭毛虫病的常用药物有灭滴灵、丙硫咪唑、氯硝唑等。近年来报告吡喹酮 60 mg/kg 连服 2 天也有效。彻底治愈患者、带虫者，注意饮食卫生，加强水源保护是预防本病的重要措施。

第三节　孢　子　虫

孢子虫全部是营寄生生活的动物，它广泛地寄生于从低等的多细胞动物到脊椎动物各类动物体内。一些种类表现出很强的寄主专一性，即一种孢子虫只能在一种寄主体内生活。生殖方式及生活史相当复杂，都有一个孢子形成期，孢子是其传播阶段。孢子虫类具有很强的繁殖能力。

一、疟原虫

属于孢子纲寄生虫，是疟疾的病原体，目前已知有 130 多种。寄生于人体的疟原虫有四种，即间日疟原虫、三日疟原虫、恶性疟原虫和卵形疟原虫。在我国主要是间日疟原虫和恶性疟原虫。

（一）形态

疟原虫基本结构包括细胞质和细胞核。在红细胞里寄生时，消耗血红蛋白形成疟色素。经姬姆萨染色或瑞氏染色后，胞核呈紫红色，胞质呈蓝色，疟色素呈棕黄色。

不同种类疟原虫各期形态各异，现将间日疟原虫和恶性疟原虫红细胞内期形态介绍如下。

1. 间日疟原虫

（1）早期滋养体　又称环状体或小滋养体。经瑞氏染色后，细胞核呈红色点状，位于胞质的一侧。胞质蓝色，呈环状。整个虫体似一枚红宝石戒指。虫体直径约为红细胞的1/3，被寄生的红细胞无明显变化。

（2）晚期滋养体　又称大滋养体。早期滋养体进一步发育，虫体增大，胞核与胞质也增大、增多，有时伸出伪足，形状不规则。胞质中出现少量空泡和棕黄色丝状疟色素。被寄生的红细胞胀大，颜色变淡，并出现红色薛氏小点。

（3）裂殖体　晚期滋养体继续发育，虫体增大、变圆，胞核分裂，但胞质尚未分裂，疟色素开始集中，薛氏小点更明显，此时称未成熟裂殖体。当胞核分裂到 12～24 个时，胞质随之分裂，分裂的每一小部分胞质包绕一个胞核，形成相应数目的裂殖子。疟色素集中成块状。含裂殖子的虫体称为成熟裂殖体。被寄生的红细胞继续胀大,颜色苍白,虫体几乎占满肿胀的红细胞。

(4)配子体　疟原虫经过几次红细胞内裂体增殖后,部分裂殖子侵入新的红细胞,在红细胞内不再进行裂体增殖,而发育为圆形或卵圆形的雌、雄配子体。雌配子体较大,胞质深蓝色,疟色素粗大、分散,核致密而多位于虫体一侧;雄配子体较小,胞质浅蓝而略带红色,核大而疏松,多位于虫体中央。

2. 恶性疟原虫

恶性疟原虫的晚期滋养体和裂殖体在外周血不易见到,外周血中仅可见早期滋养体和配子体。

(1)早期滋养体　也称为环状体。经瑞氏染色后,胞核1个或2个,呈红色。胞质环状、纤细,呈蓝色,直径约为红细胞的1/5。一个红细胞内可寄生2个或几个虫体,位于红细胞边缘。被寄生的红细胞不肿大。

(2)配子体　雌配子体为新月形,两端较尖,胞质呈蓝色。胞核致密细小,位于虫体中央,呈红色。疟色素褐色,分布于核周。雄配子体为腊肠形,两端钝圆,胞质蓝色略带红色。胞核大而疏松,淡红色,位于虫体中央。疟色素褐黄色,分布于核周。

(二)生活史

寄生在人体的疟原虫生活史基本相同,包括在人体内和按蚊体内两个发育阶段。在人体内进行无性生殖,在按蚊体内完成有性生殖。现以间日疟原虫生活史为例进行说明。

1. 在人体内的发育

分为红细胞外期和红细胞内期两个阶段(图18-3)。

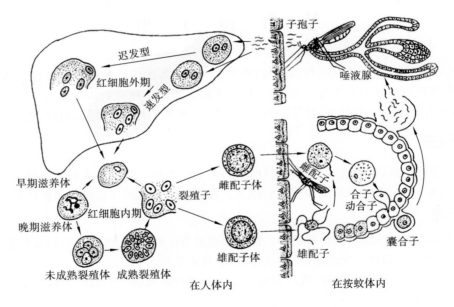

图18-3　疟原虫生活史

(1)红细胞外期　当唾液腺中含有成熟子孢子的雌性按蚊叮咬人吸血时,子孢子随蚊的唾液进入人体,约30 min后部分子孢子随血流侵入肝细胞,进行裂体增殖,形成大量裂殖子。裂殖子胀破肝细胞散出,一部分被吞噬细胞吞噬,一部分侵入红细胞,进行红细胞内期的发育。各种疟原虫完成红细胞外期所需时间不同,间日疟原虫需8天、三日疟原虫需11～12天、卵形疟原虫需9天、恶性疟原虫需6天。

间日疟原虫的子孢子分为速发型和迟发型两种类型。速发型子孢子先完成红细胞外的发育;迟发型子孢子经数月以上休眠后才复苏。经休眠期的子孢子又称为休眠子。目前认为休眠子是疟疾复发的原因。

（2）红细胞内期　红细胞外期裂殖子经肝细胞释放,很快侵入红细胞。侵入的裂殖子先发育成环状体,逐渐发育为大滋养体,继而进行裂体增殖,发育为裂殖体。成熟裂殖体胀破红细胞,释放出裂殖子。一部分裂殖子被吞噬细胞吞噬,其余部分再侵入其他正常红细胞,重复裂体增殖过程。不同疟原虫完成一代红细胞内期的增殖过程所需时间不同,间日疟原虫需 48 h、三日疟原虫需 72 h、卵形疟原虫需 48 h、恶性疟原虫需 36~48 h。疟原虫经过几代红细胞内期裂体增殖后,部分裂殖子侵入红细胞,不再进行裂体增殖,而是直接发育为雌、雄配子体。雌、雄配子体被按蚊吸血时吸入,则进入蚊体内的发育阶段。

2. 在按蚊体内的发育

当按蚊叮咬疟疾患者或者带虫者时,各期疟原虫被按蚊吸入蚊胃,其他各期疟原虫被消化,只有雌、雄配子体继续发育并分裂为雌配子和雄配子。雄配子钻入雌配子内,形成合子。合子变长、能动,为动合子,动合子钻过胃壁,在胃的基底膜下发育为球体的囊合子,囊合子内的核与胞质不断进行孢子增殖,形成大量的子孢子。子孢子离开囊合子,最后到达按蚊的唾液腺内。子孢子是疟原虫的感染阶段。当带有子孢子的按蚊再叮咬人时,子孢子随按蚊的唾液进入人体,重新开始在人体内发育。

（三）致病性

红细胞内期是疟原虫的致病阶段。其致病强弱与虫株、侵入数量和宿主的免疫状况有关。

1. 疟疾发作

疟疾的典型发作表现为周期性的寒战、发热和出汗退热三个连续阶段。间日疟和卵形疟为隔日发作一次;三日疟隔 2 日发作一次;恶性疟隔 36~48 h 发作一次。若疟原虫增殖不同步时,发作间歇期不规则。

2. 再燃与复发

急性疟疾发作停止后,在无重复感染情况下,由存在于红细胞内的少量疟原虫大量繁殖,再次引起疟疾发作,称为再燃。疟疾初发停止后,若血液中红细胞内期疟原虫已被彻底清除,机体未再次经蚊传播,经数周或年余,又出现疟疾发作,称为复发。目前认为肝细胞内迟发型子孢子复苏,开始红细胞外期发育,发育产生的裂殖子侵入红细胞进行裂体增殖,是引起疟疾复发的原因。

3. 贫血

在疟疾多次发作后,导致大量红细胞破坏,造成贫血。发作次数越多,病程越长,贫血越严重。另外,红细胞的破坏还与脾脏肿大、免疫损伤机制有关。

4. 脾肿大

脾肿大开始于初发疟疾 3~4 天,长期不愈或反复感染者,脾肿大可达脐下。肿大原因是脾充血和单核-巨噬细胞增生。经早期积极治疗,脾脏可恢复正常。

5. 凶险型疟疾

主要由恶性疟原虫引起,常见于儿童或无免疫力感染者。临床类型有脑型、超高热型等,表现有持续高热、惊厥、昏迷、呼吸窘迫、恶性贫血、肾功能衰竭等,若不及时诊治,死亡率很高。

（四）实验诊断

1. 病原学检查

采集患者外周血,在同一张玻片上做薄血膜和厚血膜,经姬姆萨或瑞氏染色后镜检,检出疟原虫是确诊疟疾的可靠依据。间日疟和三日疟的采血在发作后数小时,恶性疟在发作开始时采血。

2. 免疫学检查

多用于流行病学调查、筛选献血员等,常用的方法有酶联免疫吸附试验等,可检测抗体或抗原。

（五）防治原则

实行治疗、灭蚊、防蚊三结合的综合措施。积极治疗患者和带虫者以控制传染源。防蚊、灭蚊、清除蚊虫孳生地。常用治疗药物有氯喹、伯氨喹、乙胺嘧啶及青蒿素等。

二、刚地弓形虫

刚地弓形虫简称弓形虫。寄生于人体、脊椎动物或鸟类的有核细胞内,可引起弓形虫病。

(一) 形态

弓形虫的发育阶段有五个:滋养体、包囊、裂殖体、配子体和卵囊。

1. 滋养体

滋养体包括速殖子和缓殖子。游离速殖子呈香蕉形或新月形,长 $4\sim7~\mu m$,最宽处为 $2\sim4~\mu m$。经姬姆萨染色后,细胞质呈蓝色,细胞核呈紫红色,位于虫体中央。滋养体增殖快,常散在分布于血液、脑脊液和渗出液中。也可数个或十几个寄生于宿主细胞内,形成假包囊。

2. 包囊

包囊圆形或椭圆形,直径 $5\sim100~\mu m$,具有一层坚韧的囊壁,囊内含数个至数千个滋养体,囊内滋养体又称为缓殖子。缓殖子形态与速殖子相似,体积较小,增殖较慢。

3. 裂殖体

成熟裂殖体为椭圆形,内含 $4\sim29$ 个呈扇形排列的裂殖子。

4. 配子体

包括雌、雄配子体。雌配子体圆形,直径 $10\sim20~\mu m$。雄配子体含 $12\sim32$ 个雄配子。

5. 卵囊(囊合子)

圆形或卵圆形,直径 $10\sim12~\mu m$。具有两层囊壁,成熟卵囊含 2 个孢子囊,每个孢子囊内含有 4 个新月形子孢子(图 18-4)。

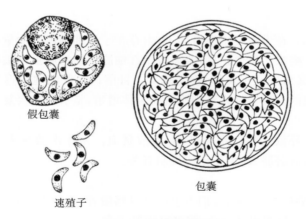

假包囊　速殖子　包囊

图 18-4　刚地弓形虫形态

(二) 生活史

弓形虫生活史复杂,全过程需要两个宿主。繁殖阶段包括无性繁殖和有性繁殖。猫及其他猫科动物既是终宿主又是中间宿主;人及其他动物是中间宿主。

1. 在终宿主体内的发育

当猫及猫科动物捕食动物时,将带有弓形虫包囊或假包囊的动物组织食入消化道而感染。另外,食入或饮入带成熟卵囊的食物或水,也可导致感染。速殖子、缓殖子及子孢子进入小肠细胞,发育成为裂殖体。裂殖体进行重复裂体增殖。经若干次裂体增殖后,部分裂殖子发育为雌、雄配子体,再发育为雌、雄配子。雌、雄配子受精成为合子,最后成为卵囊。肠上皮细胞破裂后,卵囊进入肠腔,随粪便排出体外。在外界适宜环境中,卵囊经 $2\sim4$ 天发育为成熟卵囊。成熟卵囊是其重要感染阶段。

2. 在中间宿主体内的发育

带有卵囊、包囊或假包囊的食物被中间宿主(人、牛、猪等)误食后,在肠内释出的速殖子、缓殖子及子孢子侵入肠壁,随血流或淋巴扩散到全身,如淋巴结、肺、脑、肝、骨骼肌等处,在有核细胞内发育并进行裂体增殖,成为假包囊。假包囊破裂,释放的速殖子再侵入邻近的其他细胞,反复增殖。在机体免疫功能正常时,部分侵入细胞的速殖子增殖变慢,转为缓殖子,分泌成囊物质,形成包囊。包囊可存活数年至终生。包囊和假包囊是中间宿主与中间宿主、终宿主与中间宿主之间相互传播的感染阶段。

（三）致病性

正常情况下,机体感染弓形虫后可因免疫保护作用,多无明显症状,当机体免疫功能低下或缺陷时,才引起弓形虫病。弓形虫主要致病阶段是速殖子。因速殖子的反复增殖,引起组织炎症、水肿、细胞浸润等,出现急性病变。缓殖子是引起慢性病变的主要阶段。缓殖子增殖后形成包囊,产生局部挤压作用,引起器官功能障碍。缓殖子死亡后可引起局部肉芽肿,后期形成纤维钙化灶。弓形虫病分为两种类型。

1. 先天性弓形虫病

母体内的弓形虫可经胎盘侵入胎儿体内,造成流产、早产、死胎或畸形。新生儿多有畸形,如无脑儿、脊柱裂、无眼或腭裂等。

2. 获得性弓形虫病

多为隐性感染,少数患者出现淋巴结肿大、长期低热及肌肉不适等,严重者可引起脑炎、脑膜脑炎、精神异常及视网膜脉络膜炎等。艾滋病患者常因弓形虫脑炎死亡。

（四）实验诊断

1. 病原学检查

可取脑脊液、羊水、血液及腹水等,离心后取沉渣涂片,姬姆萨染色镜检,找到滋养体可确诊,但阳性率低。

2. 血清学实验

血清学实验是目前广泛使用的辅助手段,常用方法有酶联免疫吸附试验、间接血凝试验和间接免疫荧光抗体试验等。

（五）防治原则

加强卫生宣教,不养猫、犬等宠物。注意饮食卫生,不食用未煮熟的牛肉、羊肉等。及时发现并治疗患者,常用药物有螺旋霉素、磺胺嘧啶等。

目标检测题

一、名词解释

1. 医学原虫　　2. 滋养体　　3. 包囊

二、简答题

1. 简述溶组织内阿米巴的生活史。
2. 简述疟原虫的生活史。
3. 简述阴道毛滴虫的生活史。

三、单项选择题

在线答题 18

知识拓展
18-3

【考点提示】
　疟疾防治的具体方法,引起人体弓形虫病的途径。

（钟伟华）　　*Note*

第十九章　医学节肢动物

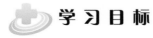

学习目标

1. 掌握：医学节肢动物对人体的危害。
2. 熟悉：常见医学节肢动物种类及节肢动物传播的病原体和导致的疾病。
3. 了解：医学节肢动物的分类；医学节肢动物的防治原则。

案例引导

　　患者，女，54 岁，农民。因嗅觉减退 20～30 年、鼻出血 1 周及咽痛 4 天于 2007 年 11 月 1 日就诊。患者诉 20 多年前即开始鼻腔发干、嗅觉减退，逐年加重，出现鼻塞，有时涕中带血，且有恶臭味，1 周前开始鼻腔经常流血，近 4 天出现咽痛，难以忍受，就诊前 1 天鼻腔擤出白色小虫数条。体检：神志清楚，痛苦面容。专科检查：鼻黏膜干燥，鼻甲萎缩，右侧鼻腔后底部可见小虫蠕动，周围黏膜充血并有脓血性分泌物；张口见软腭红肿，近硬腭处有 3 个脓腔，内有虫体蠕动，周围有脓血性分泌物。在脓腔中取出蛆虫 5 条。请思考：①该患者是什么病？②如何治疗？

第一节　概　　述

　　节肢动物门是动物界中最大的门，种类繁多、分布广泛，占动物种类的 2/3 以上。其中一些可通过螫刺、寄生和传播病原生物等方式危害人类健康，称医学节肢动物。研究医学节肢动物的形态、分类、生活史、生态、与人类疾病的关系及其防治的科学称医学节肢动物学。由于与医学有关的节肢动物绝大多数属于昆虫纲，所以医学节肢动物学通常又称医学昆虫学。

一、节肢动物的主要特征及分类

（一）节肢动物的主要特征

　　虫体左右对称，具有成对附肢（如足、触角、触须等），身体及附肢均分节；体表骨骼化，表皮亦称外骨骼；循环系统开放式，整个循环系统的主体称为血腔，内含血淋巴；发育史大多经历蜕皮和变态。

（二）节肢动物的分类

与医学有关的节肢动物主要有 5 个纲，其中以昆虫纲和蛛形纲最为重要。

1. 昆虫纲

虫体分头、胸、腹三部分。头部有触角 1 对，胸部有足 3 对。与人类疾病有关的常见种类有蚊、蝇、白蛉、蠓、蚋、虻、蚤、虱、臭虫、蜚蠊、锥蝽、桑毛虫、松毛虫、毒隐翅虫等。

2. 蛛形纲

虫体分头胸和腹两部分或头胸腹愈合成一体，即躯体。成虫有足 4 对，无触角。常见种类有蜱、螨、蜘蛛、蝎等。

3. 甲壳纲

虫体分头胸和腹两部分，有触角 2 对，步足 5 对。多数水栖，以鳃呼吸。与医学有关的种类有石蟹、淡水虾、蝲蛄、剑水蚤等。

4. 唇足纲

虫体窄长，腹背扁平，由头及若干形状相似的体节组成，通常 10 节以上。头部有触角 1 对，体节除最后 2 节外，各具足 1 对，第 1 对足变形为毒爪，内连毒腺。蜇人时，毒腺排出有毒物质伤害人体，如蜈蚣。

5. 倍足纲

虫体呈长管形，多节，由头及若干形状相似的体节组成，头节有 1 对触角。除第一体节外，每节均具足 2 对。其分泌物可引起皮肤过敏。常见的有马陆等。

二、节肢动物的发育与变态

在昆虫从卵发育到成虫的过程中，其形态结构、生理功能、生态习性及行为上的一系列变化称为变态（metamorphosis）。主要有全变态和不完全变态两种。

（一）全变态

生活史过程分为卵、幼虫、蛹、成虫四个发育期，各期在外部形态、生活习性上有显著差别，称全变态，如蚊、蝇、白蛉及蚤等（图 19-1，图 19-2）。

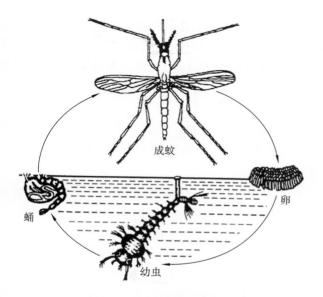

图 19-1　蚊的生活史示意图

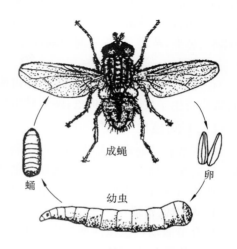

图 19-2　蝇的生活史示意图

(二)不完全变态

生活史过程分为卵、若虫、成虫三个发育期,若虫形态特征及生活习性与成虫差别不显著,通常仅表现为虫体较小,性器官未发育或发育未成熟,称不完全变态,如臭虫、虱、蜚蠊等。

三、医学节肢动物对人体的危害

医学节肢动物对人类的危害可分为直接危害和间接危害两大类。

(一)直接危害

1. 骚扰和吸血

有些吸血昆虫在其孳生地及活动场所常能叮刺人体吸血,被叮刺处有痒感,出现丘疹样荨麻疹,影响工作和睡眠。如蚊、白蛉、虱、臭虫、蜱、螨等。蝇的活动影响人的生活;疥螨,主要寄生在人体皮肤表层内,刺激损伤皮肤,引起散在性丘疹、水疱和奇痒感,夜间入睡尤甚(图 19-3)。

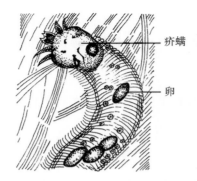

图 19-3　疥螨在皮肤的隧道中示意图

2. 蜇刺和毒害

有些节肢动物有毒腺、毒毛或体液有毒,经蜇刺或接触时致病。

(1)含毒的唾液或毒腺液由口器蜇刺而注入皮下,如:蜱类、毒蜘蛛、蜈蚣等刺咬人体后,不仅局部产生红、肿、痛,还可引起全身症状;硬蜱的唾液可使宿主出现蜱瘫痪及莱姆病。

(2)由口器蜇刺人体,注入毒液,引起中毒,如黄蜂等。毒蜘蛛在受惊扰时可出现防卫性蜇刺反应,毒液注入后,局部可出现烧灼、疼痛感或坏死,严重时可出现全身神经麻痹、心律不齐等,在有出血性溶血现象时,常发生多器官充血,血管内血栓形成,常可致死。

(3)刺蛾科、毒蛾科幼虫等的毒毛及毒液可通过接触引起皮肤和结膜发炎,严重者可导致骨关节病变。毒隐翅虫的毒液接触皮肤可引起隐翅虫皮炎等。

3. 超敏反应

节肢动物的唾液、分泌物、排泄物、脱落的表皮等异源性蛋白质,接触过敏体质的人群,可引起超敏反应。如毒毛的残余颗粒等可引起速发型超敏反应,出现剧痒、湿疹、哮喘等。有时亦可呈慢性变态反应,如鼻炎、荨麻疹等。环境中许多昆虫和螨类通过与人体接触或经呼吸道而致病,如尘螨引起的哮喘、鼻炎,革螨、恙螨引起的螨性皮炎。

4. 寄生

有些节肢动物可以寄生于人畜体内或体表引起病变。如:某些蝇类幼虫侵害宿主组织引起蝇蛆病;疥螨寄生于皮下引起疥疮;蠕形螨寄生于毛囊、皮质腺引起蠕形螨病,最常见的是酒渣鼻。

(二)间接危害

医学节肢动物可以携带病原微生物或寄生虫,在人和(或)动物之间传播病原体,这种由节肢动物传播的疾病称为虫媒病。传播疾病的节肢动物称为媒介节肢动物或媒介昆虫。

按传播过程中病原体与媒介节肢动物的关系,传播方式可分为如下几种。

1. 机械性传播

媒介节肢动物机械性携带病原体而传播疾病。病原体在媒介节肢动物体内或体表不发生明显形态或生物学变化,如蝇通过接触患者的粪便、伤口分泌物、排泄物、脓血等腥臭的污物等,将病原体机械地从一个宿主传给另一个宿主,或通过污染食物、餐具等将病原体传送给另一个宿主。主要传播阿米巴包囊、痢疾杆菌、伤寒杆菌等。

2．生物性传播

生物性传播是媒介节肢动物传播疾病的最重要方式。一些病原体严格选择在某些媒介节肢动物体内完成发育和（或）增殖过程后才具备感染性。在生物性传播中：一方面节肢动物为病原体提供营养和场所，成为病原体发育、繁殖不可缺少的宿主；另一方面节肢动物起到长期储存的作用，扩大播散范围。在流行病学上有着十分重要的意义。

四、医学节肢动物的防治原则

医学节肢动物的防治原则是综合防治，即从害虫及其环境以及社会经济条件出发，合理运用各种标本兼治的防治手段，形成系统的防治措施，做到经济实用、简便、安全有效地把害虫种群控制在不足以为害的程度，并力争消除。防治方法大致可归为以下六个方面。

（一）环境治理

环境治理主要是结合当地媒介节肢动物的生态和生物学特点来改造和处理环境，通过改变其生存环境，使其不能孳生，从而达到预防和控制虫媒病的目的。如：通过排水、翻缸倒罐清除无用积水、修整沟渠、改造卫生设施，减少蚊虫及苍蝇等的孳生以达到预防和控制虫媒病的目的；通过改善人们的居住条件，搞好环境卫生，养成良好的生活习惯，从而减少或避免人、媒介、病原体三者的接触机会，防止虫媒病的传播。

（二）物理防治

利用各种机械、热、光、电、声等手段，捕杀、隔离或驱赶害虫。如装纱窗纱门防止蚊、蝇等进入室内；挂蚊帐防止蚊虫叮咬；用捕蝇笼、捕蚊器等诱捕蝇、蚊等。

（三）化学防治

使用天然或合成的对节肢动物有毒的物质，诱杀、毒杀或驱避节肢动物。化学杀虫剂具有见效快、使用方便、适用于大规模应用等优点，是媒介种群密度高、虫媒病流行时的主要防治手段。但其缺点是对环境可造成一定程度的污染，随着化学药物长期、大量使用，存在病媒害虫产生抗药性的问题。应同时采用其他措施并结合节肢动物生态习性，根据药剂的作用和性能，有针对性地使用，以尽可能地减少对环境的污染并发挥药剂的最大效能。

（四）生物防治

生物防治是指利用害虫天敌或致病生物或生物的代谢产物来防治害虫。其特点是不污染环境，对害虫有长期抑制作用。如养鱼以捕食蚊幼虫。我国科学家利用分子克隆方法获得杀虫蛋白质基因，将其转基因后导入蓝藻，用于防治水中的害虫幼虫。利用病毒和细菌、原虫、线虫及捕食性或寄生性生物等害虫的天敌，也可抑制害虫生长、繁殖，达到防治目的。

（五）遗传防治

遗传防治是通过辐射、放射线照射、化学药品处理、染色体易位、转基因等理化方法，改变或移换昆虫的遗传物质，以降低其繁殖能力或生存竞争力，从而达到控制或消灭有害种群的目的。它是目前媒介防治研究的热点。

（六）法规防治

制定法律、法规或条例，进行检疫、卫生监督和强制防治，包括海关进出口检疫，防止媒介节肢动物从境外传入本国；对某些重要媒介害虫实行卫生监督，如对农业、能源、水利开发项目可能造成的虫媒病流行进行监督；以法律、法规形式，强制全体居民执行媒介防治工作要求。

【考点提示】
医学节肢动物对人体的危害。

第二节 常见医学节肢动物

常见医学节肢动物种类、形态特点、直接危害和传播的疾病见表 19-1。

表 19-1 常见医学节肢动物形态特点及致病性

节肢动物	形态特点	直接危害、传播的疾病
蝇	体小，长 1.6～12.6 mm，呈灰褐、棕褐或黑褐色，分头、胸、腹三部分	骚扰、蝇蛆病；传播伤寒、痢疾、霍乱、肠道蠕虫病、结膜吸吮线虫病等
蚊	成虫体长 3～14 mm，体表呈暗灰色、黑色、黄褐色	骚扰、叮刺和吸血；传播丝虫病、疟疾、流行性乙型脑炎、登革热等
虱	无翅小型昆虫，卵俗称虮子，白色，长圆形，大小约 0.8 mm×0.3 mm，有黏性，常黏附在衣物或毛发上	叮刺吸血、骚扰；传播流行性斑疹伤寒、回归热、战壕热等
蚤	成虫虫体侧扁，长约 3 mm，呈棕黄色或棕黑色，体表有向后生长的鬃、毛、刺	叮刺吸血、骚扰、致敏引起皮肤瘙痒；传播鼠疫和地方性斑疹伤寒等
白蛉	成虫长 1.5～4 mm，全身有细毛，基本构造与蚊同	叮咬、吸血；传播黑热病
臭虫	成虫背腹扁平、红褐色，比虱、蚤大	吸血、骚扰；可能传播 Q 热、乙型肝炎等
蜱	虫体椭圆形，背面稍隆起，成虫体长 2～15 mm，虫体分颚体和躯体两部分	叮咬、吸血、局部炎症或蜱瘫痪；传播森林脑炎、新疆出血热、Q 热等
蠕形螨	成螨细长呈蠕虫状，长 0.1～0.4 mm，乳白色，半透明	可引起蠕形螨性酒渣鼻、外耳道瘙痒等；合并细菌感染可引起毛囊炎、痤疮等

**知识拓展
19-1**

目标检测题

一、名词解释

1. 变态   2. 完全变态   3. 半变态

二、简答题

1. 简述完全变态和不完全变态的主要区别。
2. 简述机械性传播和生物性传播的区别。
3. 简述节肢动物传播的主要疾病。

三、单项选择题

在线答题 19

（钟伟华）

第二十章 免疫系统

学习目标

1. 掌握：免疫系统的组成及免疫器官的功能；T细胞和B细胞的主要表面分子、亚群及功能。
2. 熟悉：抗原提呈细胞和其他免疫细胞的特点和功能；免疫分子的概念和种类。
3. 了解：细胞因子的概念、种类和功能。

案例引导

患者，男，30岁。自述有静脉注射毒品史3年有余。1年前体重明显减轻、乏力和全身不适，近3个月发热、干咳，因近日咳嗽、呼吸困难、口腔黏膜溃烂，到医院就诊。经检查，全身淋巴结肿大，肺部为卡氏肺孢子菌感染，口腔有白色念珠菌感染合并溃疡。实验室检查，$CD4^+T$细胞总数$<200/\mu l$，$CD4^+T$细胞/$CD8^+T$细胞<1.0，抗HIV抗体阳性。请思考：①该患者患何种疾病？②患者$CD4^+T$细胞为什么会减少？

案例答案

免疫系统(immune system)是机体执行免疫功能的结构体系，由免疫器官和组织、免疫细胞和免疫分子组成。免疫组织(immune tissue)又称淋巴组织，主要分布在胃肠道、呼吸道、泌尿生殖道等黏膜下，包括弥散淋巴组织和淋巴小结，在黏膜抗感染免疫中发挥主要作用。免疫器官(immune organ)又称淋巴器官，主要包括骨髓、胸腺、脾脏和淋巴结。免疫细胞(immune cell)包括骨髓造血干细胞、淋巴细胞、树突状细胞、单核-巨噬细胞、粒细胞等。免疫分子(immune molecule)包括抗体、补体、细胞因子、主要组织相容性抗原(HLA分子)及其他细胞膜分子等。

本章主要介绍免疫器官和组织、主要免疫细胞，简单介绍免疫分子中的细胞因子，而免疫分子中的抗体、补体和主要组织相容性抗原将在后续相关章节中分别介绍。

第一节 免疫器官

免疫器官(immune organ)按其发生的先后和功能不同，可分为中枢免疫器官和外周免疫器官，二者通过血液循环及淋巴循环相互联系，构成免疫系统的完整网络。

一、中枢免疫器官

中枢免疫器官(central immune organ)又称初级淋巴器官(primary lymphoid organ)，是免疫细

Note

胞发生、分化、发育、成熟的场所。人和其他哺乳动物的中枢免疫器官包括骨髓和胸腺。

(一)骨髓

骨髓(bone marrow)是各类血细胞(包括免疫细胞)的发源地,也是 B 细胞发育成熟的场所。发育成熟的免疫细胞进入血液循环,并进入外周免疫器官。

1. 骨髓的结构

骨髓(bone marrow)位于骨髓腔中,包括红骨髓和黄骨髓,红骨髓具有造血功能。红骨髓由造血组织和血窦组成,造血组织包括造血干细胞、各种基质细胞(如网状细胞、成纤维细胞、巨噬细胞等),基质细胞分泌多种造血生长因子(如 IL-3、IL-4、CSF),基质细胞、生长因子和细胞外基质构成造血微环境。

2. 骨髓的功能

(1)各类红细胞和免疫细胞发生的场所 骨髓中多能造血干细胞在其微环境中分化成为髓样干细胞和淋巴样干细胞。髓样干细胞最终分化为红细胞、血小板、粒细胞、单核细胞等;淋巴样干细胞分化为祖 B 细胞和祖 T 细胞,祖 B 细胞发育为成熟 B 细胞;祖 T 细胞经血液循环到胸腺,继续发育为成熟 T 细胞。树突状细胞由髓样干细胞和淋巴样干细胞发育而来。

(2)B 细胞发育成熟的场所 在骨髓造血微环境中,祖 B 细胞继续分化发育为成熟 B 细胞。自然杀伤细胞也在骨髓中发育成熟。

(二)胸腺

胸腺(thymus)是 T 细胞分化、发育、成熟的场所。

1. 胸腺的结构

胸腺由胸腺细胞和胸腺基质细胞组成。胸腺细胞为不同分化阶段的 T 细胞,胸腺基质细胞包括胸腺上皮细胞、巨噬细胞、树突状细胞和成纤维细胞等。胸腺由皮质和髓质组成。皮质内胸腺细胞为未成熟的 T 细胞,髓质内胸腺细胞为发育成熟的 T 细胞。胸腺基质细胞分泌细胞因子,其中胸腺上皮细胞还分泌胸腺激素,如胸腺素等。基质细胞、细胞因子和细胞外基质构成胸腺微环境。

2. 胸腺的功能

(1)T 细胞发育成熟的场所 骨髓中淋巴样干细胞分化为祖 T 细胞,祖 T 细胞经血液循环迁入胸腺,逐步分化发育为成熟的 T 细胞。成熟的 T 细胞经血液循环迁移到外周免疫器官。

(2)免疫调节作用 胸腺基质细胞产生的细胞因子和胸腺激素,不仅可以调控胸腺细胞的分化和发育,对外周免疫器官和免疫细胞也有调节作用。

二、外周免疫器官

外周免疫器官(peripheral immune organ)又称次级淋巴器官(secondary lymphoid organ),是成熟淋巴细胞(T 细胞、B 细胞)定居的场所,也是淋巴细胞对外来抗原产生免疫应答的主要部位。外周免疫器官包括淋巴结、脾和位于胃肠道、呼吸道及泌尿生殖道的黏膜相关淋巴组织。

(一)淋巴结

淋巴结(lymph node)广泛分布于全身非黏膜部位的淋巴通道汇集处,如颈部、腋窝、腹股沟等。

1. 淋巴结的结构

淋巴结由被膜包被,实质分为皮质区和髓质区部分。皮质区包括浅皮质区和深皮质区。浅皮质区是 B 细胞定居的场所,又称为非胸腺依赖区,B 细胞在此聚集形成初级淋巴滤泡,或称淋巴小结。受抗原刺激后,初级淋巴滤泡内 B 细胞增殖形成生发中心,称为次级淋巴滤泡。近髓质的深皮质区是 T 细胞定居的部位,称为胸腺依赖区。髓质由髓索和髓窦组成。髓索主要有 B 细胞和浆细胞,也含少量 T 细胞和巨噬细胞;髓窦内富含巨噬细胞。

知识拓展
20-1

2. 淋巴结的功能

（1）T细胞和B细胞定居的场所　T细胞占淋巴结内淋巴细胞总数的75%，B细胞约占25%。

（2）免疫应答发生的场所　淋巴细胞接受淋巴液中的抗原刺激后，在淋巴结中发生适应性免疫应答。抗原可刺激T细胞和B细胞活化、增殖，产生效应T细胞和浆细胞，并分泌抗体，发挥免疫效应。

（3）过滤作用　淋巴结中的巨噬细胞可以吞噬、杀伤病原微生物，清除抗原性异物，具有过滤和净化淋巴液的作用。

（二）脾

脾（spleen）是人体最大的外周免疫器官。

1. 脾的结构

脾由结缔组织被膜包被，被膜向内伸展形成若干小梁。脾实质分为白髓和红髓。脾动脉入脾分支成小梁动脉，小梁动脉入实质分支成中央动脉，中央动脉周围的厚层弥散淋巴组织，为T细胞定居区；B细胞主要定居在白髓的淋巴小结，未受抗原刺激时为初级淋巴滤泡，受抗原刺激后出现生发中心，为次级淋巴滤泡。白髓外侧的区域为红髓，由脾索和脾血窦组成。脾索主要含B细胞、浆细胞和巨噬细胞，脾血窦内充满血液，富含巨噬细胞。

2. 脾的功能

（1）T细胞和B细胞定居的场所　B细胞占淋巴结内淋巴细胞总数的60%，T细胞约占40%。

（2）免疫应答发生的场所　淋巴细胞接受血液中的抗原刺激后，在脾中发生适应性免疫应答。抗原可刺激T细胞和B细胞活化、增殖，产生效应T细胞和浆细胞，并分泌抗体，发挥免疫效应。

（3）过滤作用　脾中的巨噬细胞具有吞噬作用，可以清除血液中的病原体、衰老死亡的血细胞、免疫复合物等异物，具有过滤和净化血液的作用。

（三）黏膜相关淋巴组织

黏膜相关淋巴组织（mucosal-associated lymphoid tissue，MALT）主要包括胃肠道、呼吸道及泌尿生殖道黏膜固有层和上皮细胞下散在的淋巴组织，以及带有淋巴小结的淋巴组织，如扁桃体、派尔集合淋巴结及阑尾等。机体50%的淋巴组织都分布在黏膜系统。它是发生黏膜免疫应答的主要部位，构成了人体重要的黏膜防御屏障，发挥重要的黏膜局部抗感染免疫防御作用。黏膜相关淋巴组织中B细胞多为分泌型IgA（SIgA）产生细胞，受抗原刺激后，B细胞发生免疫应答，产生的SIgA经黏膜上皮细胞分泌到黏膜表面。

三、淋巴细胞归巢和再循环

淋巴细胞归巢是指成熟的淋巴细胞自中枢免疫器官经血液循环，选择性趋向迁移并定居于外周免疫器官的特定区域或特定组织的过程。有一部分淋巴细胞离开外周免疫器官，由输出淋巴管经淋巴干、胸导管或右淋巴导管进入血液循环，又随血液循环到达外周免疫器官，重新分布于全身淋巴器官和组织。淋巴细胞在血液、淋巴液、淋巴结或组织间反复循环的过程称为淋巴细胞再循环。

淋巴细胞通过再循环，使淋巴器官和组织得以补充新的淋巴细胞。同时，淋巴细胞从淋巴器官和组织迁移到血液，增加了淋巴细胞与血液中抗原接触的机会，有利于适应性免疫应答的发生。另外，还有利于免疫效应细胞和抗体迁移至病原体、肿瘤或其他抗原异物所在部位，发挥免疫效应。

第二节　免疫细胞

免疫细胞是指参加免疫应答或与免疫应答有关的细胞及前体细胞，主要包括T细胞、B细胞、单

【考点提示】
中枢免疫器官和外周免疫器官的组成及其功能。

核-巨噬细胞、树突状细胞、自然杀伤细胞、红细胞、粒细胞和肥大细胞,分化产生这些细胞的造血干细胞也属于免疫细胞。其中 T 细胞、B 细胞接受抗原刺激后能活化、增殖和分化,产生特异性免疫应答(适应性免疫应答),称为适应性免疫细胞。其他免疫细胞主要参与固有免疫应答,可以称为固有免疫细胞。其中,单核-巨噬细胞、树突状细胞和 B 细胞可以加工和提呈抗原给特异性 T 细胞,称为抗原提呈细胞(antigen-presenting cell,APC)。

免疫细胞在分化的不同阶段及细胞活化过程中,其细胞膜上可表达不同的分子,通常将这些表面分子称为白细胞分化抗原,也是细胞表面标志分子。这些分子可以用其相应的单克隆抗体进行识别,来自不同实验室的单克隆抗体所识别的同一种分化抗原归为同一个分化群(cluster of differentiation,CD)。因此,国际上采用 CD 对细胞表面的分化抗原进行编号命名。目前人 CD 的编号已命名至 CD363。

一、T 细胞

T 细胞起源于骨髓造血干细胞,淋巴样干细胞分化出祖 T 细胞,祖 T 细胞在胸腺中分化发育为成熟 T 细胞,又称胸腺依赖性淋巴细胞。成熟 T 细胞离开胸腺经血液循环迁移至外周免疫器官,主要定居于胸腺依赖区,介导特异性细胞免疫应答。

(一)T 细胞表面分子

T 细胞表面有许多重要的膜分子,它们参与 T 细胞识别抗原、活化、增殖、分化及发挥效应。

1. T 细胞抗原受体复合物

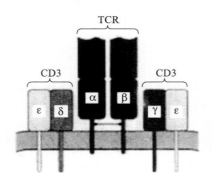

图 20-1　T 细胞抗原受体示意图

T 细胞抗原受体(T cell antigen receptor,TCR)是 T 细胞特异性识别和结合抗原的受体,也是所有 T 细胞的特征性标志。TCR 由两条肽链组成。根据所组成的肽链不同,TCR 可分为两类:一类是由 α 和 β 两条肽链组成,表达这类 TCR 的 T 细胞为 αβT 细胞,占脾脏、淋巴结和循环 T 细胞的 95% 以上;另一类是由 γ 和 δ 链组成,表达这类 TCR 的 T 细胞为 γδT 细胞,约有 5% 的 T 细胞表达。TCR 与细胞表面的 CD3 共同组成复合物,CD3 转导 TCR 结合抗原肽后的刺激信号(图 20-1)。TCR 识别抗原,只能特异性识别 APC 表面的抗原肽-MHC 分子复合物提呈的抗原肽。

2. CD4 和 CD8 分子

成熟 T 细胞重要的表面标志分子是 CD4 或 CD8 分子。根据这两种表面标志分子的表达,可将成熟 T 细胞分为 CD4+ T 细胞或 CD8+ T 细胞两个亚群。CD4 和 CD8 的主要功能是辅助 TCR 识别抗原和参与 T 细胞活化信号的转导,又称为 TCR 的共受体。在 T 细胞的 TCR 识别 APC 或靶细胞表面的抗原肽-MHC 分子复合物时,CD4+ T 细胞的 CD4 分子与 MHC-Ⅱ类分子结合,CD8+ T 细胞的 CDB 分子与 MHC-Ⅰ类分子结合,可增强和稳定 TCR 与抗原肽之间的亲和力。此外,CD4 和 CD8 分子还参与 T 细胞在胸腺内的发育、分化及成熟。

3. 共刺激分子

初始 T 细胞的活化需要两种信号的协同作用。第一信号为 TCR-CD3 复合物识别结合抗原肽产生的抗原刺激信号;第二信号为 T 细胞表面的共刺激分子与 APC 表面相应的共刺激分子相互作用而产生的共刺激信号。共刺激信号使 T 细胞完全活化,才能进行增殖活化,产生细胞免疫应答。

(1) CD28 分子　主要表达于 CD4+ T 细胞和 CD8+ T 细胞表面,CD28 的配体是 CD80 和 CD86,后者主要表达于 APC。CD28 与其配体结合产生共刺激信号,促进 T 细胞的增殖和分化。

（2）CD2 分子　CD2 又称为淋巴细胞功能相关抗原-2（LFA-2），其配体为 LFA-3（CD58），二者结合后传递共刺激信号活化 T 细胞。CD2 分子能与绵羊红细胞结合，又称为绵羊红细胞受体。CD2 与绵羊红细胞结合后形成玫瑰花环，该试验称为 E 花环形成试验，可用来检测外周血中 T 细胞的数量和比例，间接反映机体细胞免疫功能。

（3）CTLA-4（CD152）　细胞毒性 T 细胞相关抗原-4（CTLA-4）表达于活化的 CD4$^+$ T 细胞和 CD8$^+$ T 细胞表面，其配体也是 APC 表面的 CD80 和 CD86。T 细胞活化并发挥效应后才表达 CTLA-4，其作用是下调或终止 T 细胞活化。

4. 丝裂原受体

T 细胞受到植物血凝素、刀豆蛋白 A、美洲商陆等丝裂原的刺激后可活化、增殖、分化为淋巴母细胞。这是由于 T 细胞表面有这些丝裂原的受体。临床实验室常用丝裂原刺激人外周血 T 细胞，检测其增殖、转化为淋巴母细胞的程度，用于测定 T 细胞的免疫功能。

5. 细胞因子受体

T 细胞活化后都会表达多种细胞因子受体，结合相应的细胞因子，调节 T 细胞的增殖和分化。主要受体包括 IL-1R、IL-2R、IL-4R、IL-6R、IL-7R 等。

知识拓展
20-2

（二）T 细胞亚群及功能

根据 T 细胞的免疫功能，可以将其分为三类。

1. 辅助性 T 细胞（helper T cell，Th 细胞）

辅助性 T 细胞表面具有 CD4 分子，包括 Th1 和 Th2 细胞两个亚群，Th1 细胞受抗原刺激后，分泌 TNF-α、IL-2、IFN-γ 等细胞因子，增强细胞介导的抗胞内病原体的感染。另外，Th1 细胞还会引起炎症反应和迟发型超敏反应，故又称为迟发型超敏反应性 T 细胞（T$_{DTH}$细胞）。Th2 细胞可通过分泌 IL-4、IL-5、IL-6、IL-10 等细胞因子，促进 B 细胞增殖、分化和抗体的生成，引起体液免疫应答。此外，Th2 细胞在超敏反应和抗寄生虫感染中也发挥重要作用。

2. 细胞毒性 T 细胞（cytotoxic T lymphocyte，CTL）

CTL 表面有 CD8 分子，通常所称的 CD8$^+$ T 细胞即指 CTL。CD8$^+$ T 细胞受抗原刺激后分化成为细胞毒性 T 细胞，可特异性攻击带致敏抗原的靶细胞（肿瘤细胞和细胞内寄生病原体感染的细胞），特异性杀伤靶细胞。杀伤靶细胞的机制主要有两种：一是分泌穿孔素、颗粒酶等物质直接杀伤靶细胞；二是诱导靶细胞凋亡。CTL 杀伤靶细胞后自身不受伤害，可连续杀伤多个靶细胞。

3. 调节性 T 细胞（regulatory T cell）

调节性 T 细胞是一群高表达 CD25 的 CD4$^+$ T 细胞，对免疫应答具有负调节作用，主要包括自然调节性 T 细胞和适应调节性 T 细胞。前者从胸腺 T 细胞发育而来，主要是通过与 Th 细胞和 CTL 直接接触的方式，抑制效应 T 细胞的过度活化与增殖；后者主要是通过分泌细胞因子，如 IL-2、TGF-β，对免疫效应细胞产生抑制作用。

二、B 细胞

B 细胞起源于骨髓造血干细胞，淋巴样干细胞分化出祖 B 细胞，祖 B 细胞在骨髓中分化发育为成熟 B 细胞，又称骨髓依赖性淋巴细胞。成熟 B 细胞经血液循环迁移至外周免疫器官和组织，主要定居于淋巴滤泡中，介导特异性细胞免疫应答。

（一）B 细胞表面分子

1. B 细胞抗原受体复合物

B 细胞抗原受体（B cell antigen receptor，BCR）是 B 细胞特异性识别和结合抗原的受体，也是所有 B 细胞的特征性标志。BCR 即是 B 细胞表面的膜免疫球蛋白（mIg）。成熟 B 细胞表面同时表达 mIgM 和 mIgD，它们可特异性结合抗原，产生抗原刺激信号。BCR 与 Igα/Igβ 异二聚体组成 BCR 复

Note

合物。Igα/Igβ异二聚体转导抗原与BCR特异性结合所产生的抗原刺激信号（图20-2）。

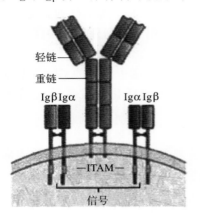

轻链 ——
重链 ——
IgβIgα   IgαIgβ
——ITAM——
信号

图 20-2　B 细胞抗原受体示意图

2. B 细胞共受体

B 细胞表面的 CD19、CD21、CD81 组成 B 细胞的共受体，能增强 B 细胞与抗原结合的稳定性，并与 Igα/Igβ 共同传递 B 细胞活化的第一信号。CD21 可结合抗原上的补体片段 C3d，稳定抗原与 BCR 的结合，CD19 传递信号。CD21 也是 EB 病毒的受体。

3. 共刺激分子

初始 B 细胞的活化需要两种信号的协同作用。第一信号为 BCR 复合物识别结合抗原产生的抗原刺激信号，并经共受体转导至细胞内；第二信号为 B 细胞表面的共刺激分子与 Th 细胞表面相应的共刺激分子相互作用而产生的共刺激信号。共刺激信号使 B 细胞完全活化，才能进行增殖活化，产生体液免疫应答。

B 细胞表面共刺激分子主要是 CD40。CD40 的配体是 CD40L（CD154），CD40L 表达于活化 Th 细胞。CD40 和 CD40L 的结合产生重要的共刺激信号，促使 B 细胞活化，对 B 细胞的分化和抗体产生起重要作用。

4. Fc 受体

Fc 受体是 B 细胞表面能与免疫球蛋白 Fc 段相结合的受体。多数 B 细胞表面表达 IgG Fc 受体 Ⅱ，与免疫复合物中的 IgG Fc 段结合，从而抑制 BCR 介导的信号转导，调节 B 细胞的免疫应答。

5. 丝裂原受体

B 细胞表面有脂多糖受体、葡萄糖 A 蛋白受体和美洲商陆受体。这些受体和相应的配体结合，直接诱导 B 细胞活化和增殖。

6. 细胞因子受体

B 细胞表达多种细胞因子受体，结合相应的细胞因子，调节 B 细胞的增殖和分化。主要受体包括 IL-1R、IL-2R、IFN-γR 等。

（二）B 细胞亚群及功能

根据 B 细胞表面是否表达 CD5 分子，将 B 细胞分为 B1 细胞（CD5$^+$）和 B2 细胞（CD5$^-$）两个亚群。在个体发育中，B1 细胞出现较早，主要分泌 IgM 型抗体，不产生免疫记忆，无再次应答；B2 细胞在体内出现较晚，主要产生 IgG 型抗体，产生免疫记忆，是参与体液免疫的主要细胞。

三、自然杀伤细胞

自然杀伤（natural killer，NK）细胞起源于骨髓造血干细胞，由淋巴样干细胞分化发育而成。NK 细胞主要分布于血液、肝、脾及外周淋巴组织中，仅占人外周血淋巴细胞的 5%～10%。

NK 细胞不表达特异性抗原识别受体，可表达与其活化和抑制相关的调节性受体。这些调节性受体可以识别病毒感染的细胞和肿瘤细胞，选择性杀伤这些靶细胞。NK 细胞还表达 IgG Fc 受体，靶细胞上的抗原与抗体 IgG 特异性结合后，IgG 通过与 NK 细胞的 Fc 受体结合，激活 NK 细胞对靶细胞的杀伤作用。NK 细胞还表达细胞因子受体，可被招募到肿瘤或病原体感染部位，发挥其杀伤功能。

四、抗原提呈细胞

抗原提呈细胞（antigen-presenting cell，APC）是一类能够摄取、加工、处理抗原，并将抗原信息提呈给特异性淋巴细胞的细胞。

（一）单核-巨噬细胞

单核细胞（monocyte）来源于骨髓的髓样干细胞，存在于血液中。单核细胞从血液移行到全身组织器官，称为巨噬细胞（macrophage）。巨噬细胞分为定居和游走两类细胞。定居在不同组织中的巨噬细胞有不同的命名，如肝脏中的库普弗细胞、中枢神经系统的小胶质细胞、骨组织中的破骨细胞等。游走巨噬细胞广泛存在于结缔组织中，有很强的变形运动能力，能发挥识别、吞噬和杀伤病原体的作用。

1. 吞噬杀伤作用

巨噬细胞通过表面模式识别受体和调理性受体可识别、吞噬病原体等异物，然后杀伤病原体。巨噬细胞被脂多糖、IFN-γ 等细胞因子激活后，可有效杀伤细胞内寄生菌和某些肿瘤细胞。巨噬细胞表面具有 IgG Fc 受体，也可通过抗体依赖细胞介导的细胞毒作用（ADCC）杀伤肿瘤细胞和病毒感染的细胞。

2. 处理提呈抗原

巨噬细胞作为专职抗原提呈细胞，还具有摄取、加工、提呈抗原，引发适应性免疫应答的能力。巨噬细胞吞噬病原体等抗原异物，可将病原体上的外源性抗原降解加工成具有免疫原性的小分子肽段，以抗原肽-MHC-Ⅱ类分子复合物的形式表达于细胞表面，提呈给 CD4$^+$ Th 细胞识别，引发适应性免疫应答。

（二）树突状细胞

树突状细胞（dendritic cell, DC）是一类具有许多树突状突起的细胞。由骨髓的髓样干细胞和淋巴样干细胞发育成 DC 前体细胞，经血液进入各种实体器官和上皮组织，成为未成熟 DC。未成熟 DC 摄取抗原后迁移到外周免疫器官成为成熟 DC。

未成熟 DC 主要存在于各种组织器官，如皮肤黏膜中的朗格汉斯细胞（Langerhans cell, LC）和分布于多种非免疫器官组织间质的间质 DC。它们表面表达模式识别受体，能有效识别和摄取病原体等外源性抗原异物，摄取加工抗原能力强。成熟 DC 迁移到外周免疫器官，表面高水平表达抗原肽-MHC-Ⅱ类分子复合物，提呈抗原肽段给 T 细胞，启动适应性免疫应答。

（三）B 细胞

B 细胞是介导体液免疫应答的细胞。主要以 BCR 识别、浓集和内化抗原。B 细胞加工成抗原肽后，以抗原肽-MHC 分子复合物的形式表达于细胞表面，激活 Th 细胞。同时，B 细胞也受到活化的 Th 细胞的辅助而活化，并在 Th 细胞产生的细胞因子作用下增殖、分化、产生抗体，发挥体液免疫效应。

五、其他免疫细胞

（一）粒细胞

粒细胞（granulocyte）包括中性粒细胞、嗜酸性粒细胞、嗜碱性粒细胞，主要分布于血液和黏膜结缔组织中。主要参与炎症反应或过敏性炎症反应。

1. 中性粒细胞

中性粒细胞（neutrophil）占外周血白细胞总数的 60%～70%。中性粒细胞通过模式识别受体和调理性受体识别、结合病原体，杀伤病原体；还可通过 ADCC 和补体依赖的细胞毒性作用（CDC）对病原体感染的组织细胞产生杀伤作用。

2. 嗜酸性粒细胞

嗜酸性粒细胞（eosinophil）占外周血白细胞总数的 5%～6%。嗜酸性粒细胞参与寄生虫感染，血液和结缔组织中的嗜酸性粒细胞可被趋化因子招募到感染部位,脱颗粒释放碱性蛋白质、阳离子蛋白质和过氧化物酶,杀伤寄生虫。嗜酸性粒细胞还可合成、分泌白三烯、血小板活化因子(PAF)及趋化因子,参与和促进局部炎症或过敏性炎症反应。

3. 嗜碱性粒细胞

嗜碱性粒细胞(basophil)约占外周血白细胞总数的 0.2%。嗜碱性粒细胞可与过敏原特异性抗体 IgE 结合,当过敏原与其上的 IgE 结合后,使其活化脱颗粒释放组胺等血管活性胺类物质,还可合成、分泌前列腺素、白三烯、PAF 及细胞因子,参与和促进局部炎症或过敏性炎症反应。

(二)肥大细胞

肥大细胞主要存在于黏膜和结缔组织中。肥大细胞会被趋化因子招募到病原体感染部位并使之活化,参与和促进局部炎症反应。肥大细胞被招募到过敏原入侵部位,可与过敏原特异性抗体 IgE 结合,当过敏原与其上的 IgE 结合后,使其活化脱颗粒释放血管活性胺类物质和 TNF-α、IL-5 等细胞因子,引发过敏性炎症反应。

【考点提示】
T 细胞、B 细胞、单核-巨噬细胞、树突状细胞、自然杀伤细胞的主要生物学功能。

第三节 免疫分子

免疫分子是指由免疫细胞产生的具有免疫功能的蛋白质分子,包括膜型和分泌型。膜型免疫分子主要有 TCR、BCR、MHC(HLA)分子、CD 分子、黏附分子和细胞因子受体,分泌型免疫分子主要有免疫球蛋白、补体和细胞因子。免疫球蛋白、补体、MHC 分子会在相应章节学习,本章主要介绍细胞因子、CD 分子和黏附分子。

一、细胞因子

细胞因子(cytokine)是由免疫细胞及组织细胞分泌的一类能在细胞间发挥相互调控作用的小分子可溶性蛋白质,通过结合相应受体调节细胞生长分化、调控免疫应答、参与炎症反应等。细胞因子是免疫细胞之间传递信息的重要介质之一。

(一)细胞因子的共同特点

1. 细胞因子的基本特征

细胞因子为小分子可溶性蛋白质(分子量 8000～30000),多为糖蛋白。可诱导产生,合成时会根据产生的量自我停止,具有自限性;产生后很快发挥作用,半衰期短。细胞因子通过结合细胞表面相应受体发挥生物学效应。

2. 细胞因子的作用方式

(1)自分泌方式 细胞因子作用于分泌细胞自身,例如,T 细胞产生白细胞介素-2,可刺激 T 细胞自身的生长。

(2)旁分泌方式 细胞因子对邻近细胞发挥作用,例如,DC 产生白细胞介素-12,刺激邻近的 T 细胞分化。

(3)内分泌方式 少数细胞因子通过血液循环对远距离的靶细胞发挥作用,例如,肿瘤坏死因子在高浓度时可通过血流作用于远处的靶细胞。

3. 细胞因子的功能特点

(1)多效性 一种细胞因子可以对不同的细胞发挥不同作用,例如,IL-4 可活化刺激 B 细胞增殖,也可刺激肥大细胞增殖。

(2)重叠性 两种或两种以上的细胞因子具有同样或类似的生物学作用,例如,IL-2、IL-7、IL-

15 均可刺激 T 细胞增殖。

（3）协同性　一种细胞因子可增强另一种细胞因子的作用,例如,IL-5 可促进 IL-14 诱导 B 细胞分泌的抗体类别向 IgE 转换。

（4）拮抗性　一种细胞因子可抑制另一种细胞因子的功能,例如,IFN-可阻断 IL-4 诱导 B 细胞分泌的抗体类别向 IgE 转换。

（5）网络性　免疫细胞之间通过不同细胞因子相互刺激、彼此约束,形成复杂有序的细胞因子网络,调节免疫应答,维持免疫系统及功能的平衡。

（二）细胞因子的种类

根据细胞因子的结构和功能,可将其分为六大类。

1. 白细胞介素（interleukin, IL）

白细胞介素是免疫细胞产生的一种细胞因子,早期发现该细胞因子由白细胞产生又在白细胞间发挥调节作用,故命名为白细胞介素（IL）。按照发现顺序给 IL 命名,目前已经命名 38 种（IL1～IL38）。

2. 干扰素（interferon, IFN）

干扰素是能干扰病毒复制的一种细胞因子。根据其结构特征及生物学活性可分为Ⅰ型、Ⅱ型、Ⅲ型。Ⅰ型 IFN 主要包括 IFN-α、IFN-β,主要由病毒感染细胞产生;Ⅱ型 IFN 即 IFN-γ,主要由活化 T 细胞和 NK 细胞产生。Ⅲ型 IFN 包括 IFN-λ,主要由 DC 细胞产生。IFN 具有抗病毒、抗细胞增殖、抗肿瘤和免疫调节作用。目前已发现 10 多种干扰素。

3. 集落刺激因子（colony-stimulating factor, CSF）

CSF 是指能够刺激多能造血干细胞和不同发育分化阶段的造血祖细胞分化增殖的细胞因子。主要包括粒细胞-巨噬细胞集落刺激因子（GM-CSF）、粒细胞集落刺激因子（G-CSF）、巨噬细胞集落刺激因子（M-CSF）、干细胞因子（SCF）、红细胞生成素（EPO）等。

4. 肿瘤坏死因子（tumor necrosis factor, TNF）

肿瘤坏死因子因最初发现其能造成肿瘤组织坏死而得名,包括 TNF-α 和 TNF-β。TNF-α 由活化的单核-巨噬细胞产生;TNF-β 由活化的 T 细胞产生,又称淋巴毒素（lymphotoxin, LT）。它们在调节免疫应答、杀伤靶细胞和诱导细胞凋亡中发挥重要作用。

5. 生长因子（growth factor, GF）

生长因子是一类可促进相应细胞生长和分化的细胞因子,包括转化生长因子（TGF-β）、血管内皮生长因子（VEGF）、表皮生长因子（EGF）、成纤维细胞生长因子（FGF）、血小板生长因子（PDGF）等。

6. 趋化因子（chemokine）

趋化因子是一类结构相似、具有趋化功能的细胞因子。趋化因子可以介导免疫细胞定向迁移,调节免疫应答,调节免疫器官和细胞发育,参与炎症反应等。

（三）细胞因子的免疫学功能

1. 调控免疫细胞的发育、分化和功能

所有免疫细胞都是由骨髓多能造血干细胞发育而来的。这个分化发育的过程受到多种细胞因子的调控。T 细胞、B 细胞的活化、增殖和分化也是由一些细胞因子参与和促进的。

2. 抗感染作用

细菌的感染可刺激感染部位的巨噬细胞释放 IL-1、IL-6、IL-8、IL-12 等,引起局部和全身炎症反应,促进对病原体的清除。有的细胞因子如 IL-8 可趋化中性粒细胞进入感染部位,清除细菌;有的促进抗原提呈细胞的提呈;有的促进 T、B 细胞活化、增殖,分化为效应细胞和浆细胞,进而清除细菌感染。

病毒感染可促进免疫细胞产生 IFN-α、IFN-β,通过作用于病毒感染细胞,诱导抗病毒蛋白酶的产生。

3. 抗肿瘤作用

多种细胞因子可直接或间接抗肿瘤。如:TNF-α 和 LT 可直接杀伤肿瘤细胞;IFN-γ 可抑制多种肿瘤细胞生长等。

4. 诱导细胞凋亡

TNF 中有几种细胞因子可诱导细胞凋亡。例如,TNF-α 可诱导肿瘤细胞或病毒感染细胞发生凋亡。

此外,细胞因子还具有刺激造血,促进组织创伤的修复,促进血管的生成,参与中枢神经系统发育和损伤修复等功能。

二、CD 分子和黏附分子

造血干细胞在分化为不同谱系、各个谱系分化不同阶段以及成熟细胞活化过程中,细胞表面表达的标记分子,称为人白细胞分化抗原。国际专门的命名机构将来自不同实验室的单克隆受体所识别的同一种分化抗原归为同一个分化群(cluster of differentiation,CD)。目前,人 CD 编号已命名至 CD363。按分化抗原的功能,主要分为受体和黏附分子。

黏附分子(cell adhesion molecule,CAM)是介导细胞间或细胞与细胞外基质间相互结合和作用的分子。黏附分子以受体-配体结合的形式发挥作用,使细胞与细胞间或细胞与基质间发生黏附,参与细胞的附着和移动、发育和分化、活化和信号转导,是免疫应答、炎症、凝血、肿瘤转移、创伤修复等一系列重要生理和病理过程的分子基础。

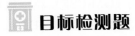 **目标检测题**

一、名词解释

1. 免疫细胞   2. 抗原提呈细胞   3. 细胞因子

二、简答题

1. 简述机体免疫系统的组成。
2. 简述中枢免疫器官和外周免疫器官的功能。
3. 简述细胞因子的种类和主要生物学作用。

三、单项选择题

在线答题 **20**

(徐海瑛)

 Note

第二十一章　抗　原

学习目标

1. 掌握：抗原的概念和基本特性，抗原表位的概念，抗原的分类。
2. 熟悉：共同抗原和交叉反应。
3. 了解：影响抗原免疫原性的因素。

案例引导

患者，男性，9岁，3周前咽部不适，轻咳，无发热，1周前开始出现少尿，且眼睑水肿，双下肢可凹形水肿，近1周感到双腿发胀，腰酸乏力。尿色红，化验尿蛋白阳性。经临床诊断确诊为链球菌感染引起的肾小球肾炎。请思考：①链球菌和肾小球分别有什么抗原？②共同抗原与异嗜性抗原的区别有哪些？③链球菌感染引起肾小球肾炎的原因是什么？

案例答案

第一节　抗原的概念和分类

一、抗原的概念

抗原（antigen）是指能刺激机体免疫系统发生免疫应答，并能与免疫应答产物（抗体或效应T细胞）发生特异性结合的物质，如细菌、病毒等微生物体具有的蛋白质、多糖等。

抗原一般具有两种基本特性，免疫原性和免疫反应性。

（一）免疫原性

免疫原性（immunogenicity）是指抗原诱导机体免疫系统发生免疫应答，产生相应抗体或效应T细胞的能力。抗原被T细胞表面特异性抗原受体TCR识别和结合，诱导机体产生细胞免疫应答，产生效应T细胞；抗原被B细胞表面特异性抗原受体BCR识别和结合，诱导机体产生体液免疫应答，分化为浆细胞，产生抗体。例如，预防白喉时，接种白喉毒素的无毒形式即类毒素，该类毒素能刺激机体产生相应的抗体，亦称抗毒素，这是白喉类毒素的免疫原性。

（二）免疫反应性

免疫反应性（immunoreactivity）是指抗原与其所诱导产生的免疫应答物质（相应抗体或效应T

细胞)特异性结合的能力。抗原被效应 T 细胞表面特异性抗原受体 TCR 识别和结合,效应 T 细胞发挥免疫效应;抗原被抗体特异性结合,发挥免疫效应。例如,当白喉感染机体产生白喉毒素,机体经注射白喉类毒素产生抗体时,就会和白喉毒素特异性结合,从而避免白喉的发生,这就是白喉毒素的免疫反应性。

二、抗原的分类

抗原的种类繁多,根据不同分类原则可将抗原分为不同种类。

(一) 根据抗原的特性分类

同时具有免疫原性和免疫反应性的物质称为完全抗原(complete antigen),如蛋白质类抗原。然而,某些小分子物质单独不能诱导免疫应答,即不具备免疫原性,但当其与大分子蛋白质结合时可诱导免疫应答,获得免疫原性,此类小分子物质称为半抗原(hapten),又称不完全抗原(incomplete antigen)。半抗原可与免疫应答效应物质结合,具备免疫反应性。许多小分子化合物及药物属于半抗原。如青霉素降解产物青霉烯酸,本身无免疫原性,若与血清蛋白结合可称为完全抗原,诱导机体产生 IgE 抗体并介导 I 型超敏反应,即青霉素过敏反应。

(二) 根据抗原诱生抗体时是否需要 T 细胞辅助分类

1. 胸腺依赖性抗原(thymus dependent antigen,TD-Ag)

此类抗原刺激 B 细胞产生抗体时,必须依赖 T 细胞的辅助,称为 TD-Ag,又称 T 细胞依赖性抗原。绝大多数蛋白质抗原如病原体结构蛋白、红细胞上的蛋白质、血清蛋白等均属于 TD-Ag。

2. 非胸腺依赖性抗原(thymus independent antigen,TI-Ag)

此类抗原刺激 B 细胞产生抗体时,不需要依赖 T 细胞的辅助,称为 TI-Ag,又称 T 细胞非依赖性抗原。少数抗原如细菌脂多糖、细菌聚合鞭毛素等均属于 TI-Ag。

(三) 根据抗原提呈细胞内抗原的来源分类

1. 内源性抗原

此类抗原是指在 APC 内新合成的抗原,如病毒感染细胞合成的病毒蛋白。在细胞内被加工处理成抗原肽,与 MHC-I 类分子结合成复合物,提呈于 APC 表面,提呈给 CD8+ T 细胞的 TCR 识别。

2. 外源性抗原

此类抗原是指 APC 摄取的抗原,如细菌蛋白。在细胞内被加工处理成抗原肽,与 MHC-II 类分子结合成复合物,提呈于 APC 表面,提呈给 CD4+ T 细胞的 TCR 识别。

(四) 其他分类

此外,抗原根据物理性状,可分为颗粒性抗原和可溶性抗原;根据抗原化学性质,可分为蛋白质抗原、多糖抗原及核酸抗原等;根据抗原产生方式不同,可将抗原分为天然抗原和人工抗原。

三、影响抗原免疫原性的因素

抗原物质是否具有免疫原性及强度受到多种因素影响。一方面取决于抗原本身的特性,另一方面取决于机体对抗原刺激的反应。

(一) 抗原的特性

1. 异物性

凡是胚胎期与机体的免疫细胞未接触的或与自身正常组织成分有差异的都称为异物。对于机体的免疫系统而言,当某种物质为异物时,它就具备了异物性。机体免疫系统的基本生理功能是通过免疫应答识别异物和排除异物,所以刺激机体免疫系统发生免疫应答的抗原必须具备异物性。异物性物质通常包括异种物质、同种异体物质、自身抗原。

【考点提示】
　　抗原的概念,抗原的两种特性,抗原的分类。

（1）异种物质　对人体而言,各种生物及其代谢产物均是异种物质,具有异物性和免疫原性。抗原与机体之间生物学亲缘关系越远,组织结构差异越大,异物性越强,其免疫原性就越强;反之,种系关系越近,免疫原性越弱。如鸡卵蛋白对鸭是弱抗原,对哺乳动物则是强抗原。

（2）同种异体物质　同种不同个体之间,由于遗传基因不同,其组织成分的化学结构也有差异,因此同种异体物质也是抗原物质。如人红细胞表面血型抗原,在不同个体间不同,对不同个体而言就是抗原。

（3）自身抗原　机体自身成分在正常情况下无免疫原性,但在一些条件下,如感染、外伤、药物等作用下,自身成分结构发生改变,或者隐蔽的自身成分如甲状腺球蛋白、眼晶状体蛋白释放入血,都会成为自身抗原。

2. 化学属性

蛋白质、大分子有机物是天然抗原,免疫原性较强。多糖、脂多糖也有免疫原性。脂质和核酸等通常无免疫原性,但细胞凋亡后释放的核酸、组蛋白可能会发生结构变化,从而具备免疫原性,成为自身抗原。

3. 分子量

一般而言,抗原分子量越大,抗原表位越多,结构越复杂,则免疫原性越强。分子量大于 100000 的抗原为强抗原,小于 10000 的抗原通常为免疫原性较弱的抗原。

4. 分子结构

分子结构同样决定抗原免疫原性强弱。大分子蛋白质中含有芳香族氨基酸尤其是酪氨酸,其免疫原性明显高于以非芳香族氨基酸为主的蛋白质。明胶分子量为 100000,因为其缺乏含苯环氨基酸,稳定性差,免疫原性弱;而胰岛素分子量为 5.7000,因其结构中含有芳香族氨基酸而免疫原性较强。

5. 分子构象和易接近性

分子构象是指抗原分子结构中特殊化学基团的性质、位置和三维结构,决定其免疫原性。若分子构象改变,则抗原的免疫原性减弱或消失。接近性是指抗原分子结构中特殊化学基团与免疫细胞表面的抗原受体接触的难易程度,特殊化学基团分布在分子表面,易接触和结合,免疫原性强,若在分子内部,则免疫原性减弱或无。

6. 物理性状

一般而言,聚合状态的蛋白质较单体有更强的免疫原性;颗粒性抗原的免疫原性较强,可溶性抗原免疫原性较弱。若将可溶性抗原结合到颗粒物质表面,组成颗粒性抗原,可增强其免疫原性。

（二）宿主的特性

1. 遗传因素

机体对抗原的应答能力受多种遗传基因如主要组织相容性复合体（MHC）基因的控制。MHC分子的主要免疫功能是提呈抗原分子的抗原表位给 T 细胞的 TCR 识别结合。不同个体的 MHC 基因呈现高度多态性,因而 MHC 分子结构不同,对同一抗原的结合不同,导致不同个体对同一抗原的应答能力不同。

2. 年龄、性别与健康状态

青壮年个体通常比幼年和老年个体对抗原的免疫应答强;雌性比雄性动物对抗原的免疫应答强,但怀孕个体的应答能力受到抑制。感染或免疫抑制剂都能干扰和抑制机体对抗原的应答。

（三）抗原进入机体的方式

抗原进入机体的量、途径、次数等均可显著影响机体对抗原的免疫应答。抗原剂量适中可诱导免疫应答,过高和过低可诱导免疫耐受;皮内注射和皮下注射易诱导免疫应答,肌内注射较容易,静脉注射效果差,口服可诱导免疫耐受。

第二节　抗原的特异性与交叉反应

　　抗原的特异性是指抗原刺激机体产生适应性免疫应答及其与免疫应答产物发生结合均显示专一性。抗原的特异性表现在两个方面，即免疫原性的特异性和免疫反应性的特异性。如接种白喉类毒素只能诱导机体产生针对该毒素的抗体，这种抗体只能与白喉外毒素及类毒素结合，而不能与破伤风外毒素结合。特定抗原与特异性 T 细胞或者抗体专一结合的特性，是目前免疫学检测、诊断及治疗技术的分子基础。决定抗原特异性的物质基础是抗原分子中的抗原表位。

一、抗原表位

（一）抗原表位的概念

　　抗原表位（epitope）亦称抗原决定簇（antigenic determinant），是指抗原分子中决定免疫应答特异性的特殊化学基团，是抗原与 T/B 细胞抗原受体（TCR/BCR）或抗体特异性结合的最小结构与功能单位。表位通常由 5～15 个氨基酸残基组成，也可由多糖残基或核苷酸组成。一种抗原表位只能被一种 T/B 细胞抗原受体（TCR/BCR）识别结合，产生一种相应的抗体或效应 T 细胞。1 个抗原分子中能与抗体结合的抗原表位总数称为抗原结合价。天然抗原通常带有多种、多个抗原表位，是多价抗原，可诱导机体产生多种特异性抗体，也可以和多个抗体分子结合。一个半抗原相当于一个抗原表位，仅能与抗体分子的一个结合部位结合。

（二）抗原表位的类别

　　根据抗原表位中氨基酸的空间结构特点，可将其分为顺序表位和构象表位。顺序表位由连续线性排列的氨基酸构成，又称线性表位；而构象表位由不连续排列、空间上形成特定构象的若干氨基酸组成。

　　根据 T、B 细胞所识别的抗原表位的不同，表位可以分为 T 细胞表位和 B 细胞表位。T 细胞表位是指 T 细胞的 TCR 识别结合的抗原分子的表位。B 细胞表位是指 B 细胞的 BCR 或抗体识别结合的抗原分子的表位。T 细胞表位都是线性表位，B 细胞表位多为构象表位，少数为线性表位，位于抗原分子表面。而 T 细胞表位均是由抗原提呈细胞的 MHC 分子结合，并提呈于抗原提呈细胞表面，进而提呈给 T 细胞。

二、共同抗原和交叉反应

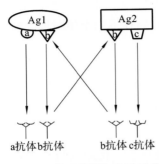

图 21-1　共同抗原与交叉反应

　　天然抗原通常带有多种抗原表位，每种抗原表位都能刺激机体产生一种特异性抗体，因此天然抗原能使机体产生多种特异性抗体。一般而言，不同的抗原分子具有不同的抗原表位，但也有不同的抗原分子具有相同或相似的抗原表位，这种抗原表位称为共同抗原表位。带有共同抗原表位的不同抗原分子称为共同抗原（common antigen）或交叉抗原（cross antigen）。某种抗原上的共同抗原表位刺激机体产生的抗体，不仅可与自身分子上的共同抗原表位特异性结合，还可与其他共同抗原分子上的共同抗原表位发生反应，此反应称为交叉反应（cross reaction）（图 21-1）。

第三节 医学上的重要抗原

一、异嗜性抗原

异嗜性抗原是指存在于人、动物及微生物等不同种属之间的共同抗原。例如,溶血性链球菌体表蛋白质与人肾小球基底膜及心肌组织存在共同抗原,当链球菌感染机体时,可刺激机体产生相应的抗体,这些抗体可与具有共同抗原的心、肾组织发生交叉反应,导致肾小球肾炎或心肌炎。

二、异种抗原

异种抗原是指不同种属之间的抗原,主要指来自于人体之外的另一物种的抗原。

(一)病原微生物

病原微生物主要包括细菌、病毒、真菌等,这些微生物结构简单,但是细胞体有多种化学组成成分,它们是多种抗原分子的复合体。人体感染病原微生物后,病原微生物所带的抗原会刺激机体发生免疫应答,产生特异性免疫力,因此用病原微生物制成疫苗进行预防接种,可提高人体特异性免疫力。还可以根据病原微生物抗原和抗体特异性,用抗体检测标本中病原体或用抗原检测血清中抗体,以辅助诊断感染性疾病。

(二)细菌外毒素和类毒素

病原性细菌分泌产生的外毒素为一种强毒性的蛋白质,其免疫原性也很强。将外毒素用$0.3\%\sim0.4\%$甲醛处理脱毒后仍保留免疫原性,称为类毒素。外毒素和类毒素都可刺激机体产生特异性抗体,称为抗毒素。抗毒素和外毒素结合,可中和其毒性,保护机体免患疾病。类毒素被制成疫苗用于预防接种,可使人体产生特异性免疫力。

(三)动物免疫血清

抗毒素的制备是把类毒素注射入马、羊等动物体内,刺激动物机体发生免疫应答,产生抗毒素,因此该动物血清被称为动物免疫血清,可从动物免疫血清中分离得到抗毒素。临床上常用抗毒素治疗细菌外毒素导致的疾病。来自于动物的抗毒素具有两种作用:一方面,既含有特异性抗体即抗毒素,通过中和外毒素,可以预防和治疗疾病;另一方面,它又是异种动物的血清蛋白,对人体具有很强的免疫原性,可刺激人体产生抗马血清抗体,反复使用可导致超敏反应。

三、同种异型抗原

同种异型抗原是指同一种属不同个体间存在的不同抗原,又称同种异体抗原。此类抗原由不同个体的遗传基因决定,主要包括血型抗原和人类主要组织相容性抗原(即人类白细胞抗原(HLA))。ABO血型抗原不同的个体间相互输血,红细胞上的血型成分对于受血者来说就是抗原,刺激机体发生免疫应答,导致输血反应发生。HLA存在于有核细胞,在器官移植时,若供者、受者的HLA不同,植入的器官或组织会被受者的免疫细胞当作异物识别,发生移植排斥反应。

四、自身抗原

存在于个体机体内,能刺激机体免疫系统发生免疫应答的抗原称为自身抗原。在正常情况下,机体免疫系统对自身细胞成分不会产生免疫应答,但在一定条件下,针对自身抗原也能发生免疫应答,可能会引起自身免疫性疾病。

（一）修饰或改变的自身抗原

在感染、药物、电离辐射等影响下，自身组织成分的分子结构发生改变，形成新的抗原表位或者暴露分子内部的抗原表位，成为自身抗原，可引起自身免疫性疾病。

（二）隐蔽的自身抗原

正常情况下，机体内某些自身成分与免疫系统是隔绝的，从未接触过免疫细胞，称为隐蔽的自身抗原，如眼晶状体蛋白、甲状腺球蛋白、精子等。因外伤、感染或手术等原因，这些自身抗原，可能进入血液，被免疫系统中的免疫细胞识别，发生免疫应答，导致自身免疫性疾病。例如，眼球因外伤导致眼晶状体蛋白释放入血，可引起交感性眼炎。

五、肿瘤抗原

肿瘤抗原是细胞在癌变过程中出现的新抗原或过度表达的抗原物质的总称。肿瘤抗原根据其特异性可分为两大类。

（一）肿瘤特异性抗原

肿瘤特异性抗原（tumor-specific antigen，TSA）是指只存在于某些肿瘤细胞表面，而不存在于正常细胞和其他肿瘤细胞表面的抗原，如人黑色素瘤特异性抗原。

（二）肿瘤相关抗原

肿瘤相关抗原（tumor-associated antigen，TAA）是指肿瘤细胞和正常细胞组织均可表达的抗原，只是在细胞癌变时其含量明显增高。例如，甲胎蛋白（AFP）是胎儿肝细胞合成的一种糖蛋白，在成人血清中 AFP 含量极微，但在原发性肝癌患者的血清中，AFP 含量显著增高，因此检测患者血清中的 AFP 含量可辅助诊断原发性肝癌。

 目标检测题

一、名词解释

1. 抗原　　2. 抗原表位　　3. 交叉反应

二、简答题

1. 简述抗原的基本特性。

2. 什么是抗原的特异性？它有什么医学意义？

3. 医学上重要的抗原有哪些？其医学意义是什么？

三、单项选择题

在线答题 21

（徐海瑛）

第二十二章　主要组织相容性抗原

学习目标

1. 掌握：MHA、MHC、HLA、人类 MHC 的概念；人类 MHC 的基因结构。
2. 熟悉：HLA-Ⅰ、HLA-Ⅱ类分子的结构及分布。
3. 了解：HLA 主要功能及在医学上的意义。

案例引导

患者，程某，女性，49 岁，3 年前诊断为肾功能衰竭，一直做血液透析维持一般状况。近日病情加重入院治疗，医生建议进行肾移植手术，还建议肾源首先在直系亲属（兄弟姐妹、父母子女）中寻找，这样配型成功的可能性会增大一些。最终患者 32 岁的妹妹与其配型成功后，该患者进行了肾移植手术。请思考：①器官移植时配型指的是什么？②为什么要做配型检查？③在直系亲属中配型检查成功的可能性为什么高于其他人？

案例答案

不同种属或不同个体间进行器官移植时，供者与受者相互接受的程度称组织相容性，如相容则不排斥，不相容则会出现移植排斥反应。移植排斥反应的本质是供、受者间细胞表面抗原不同引起的免疫应答，这种细胞表面能够诱导移植排斥反应的抗原称为组织相容性抗原或移植抗原。人和哺乳动物的组织相容性抗原均十分复杂，但有一组起决定性作用，能够诱导迅速而强烈的移植排斥反应，称为主要组织相容性抗原（major histocompatibility antigen，MHA），其余的称为次要组织相容性抗原。编码 MHA 的基因是一组呈高度多态性的紧密连锁的基因群，称为主要组织相容性复合体（major histocompatibility complex，MHC）。MHC 编码的蛋白质即 MHA，又称为 MHC 分子。

MHC 分子在哺乳动物中普遍存在，不同动物有不同的名称，如小鼠的 MHC 分子称为 H-2 抗原，猪的称为 SLA，家兔的为 RLA。人的 MHC 分子因最先在白细胞表面发现，且在白细胞表面含量最高，故又称为人类白细胞抗原（human leucocyte antigen，HLA），HLA 的编码基因即人的 MHC，也称为 HLA 复合体。

第一节　人类 MHC 及其编码产物

人类 MHC 位于第 6 号染色体的短臂上，如图 22-1 所示，根据各位点基因及编码产物结构和功能的不同,分为 3 个区域,即Ⅰ类基因区、Ⅱ类基因区、Ⅲ类基因区。

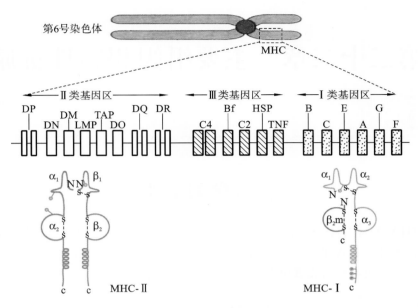

图 22-1 人类 MHC 的结构模式图

一、MHC-Ⅰ类基因及编码产物

MHC-Ⅰ类基因区位于远离着丝粒的一端,按顺序为 B、C、A 三个座位,编码 MHC-Ⅰ类分子的重链(α 链)。轻链为 β_2 微球蛋白(β_2 m),编码基因位于第 15 号染色体上。轻链和重链借非共价键相连组成 MHC-Ⅰ类分子,抗原肽结合区位于 α 链的氨基端,由 α_1 和 α_2 结构域组成,免疫球蛋白样区由 α_3 和β_2 m组成,α_3 是 CD8+T 细胞识别结合部位。MHC-Ⅰ类分子主要功能是结合、提呈内源性抗原肽。

二、MHC-Ⅱ类基因及编码产物

MHC-Ⅱ类基因区位于靠近着丝粒的一端,包括 DP、DQ、DR 三个亚区,每个亚区又包括两个功能基因位点,分别编码结构相似但抗原特异性不同的 β 链和 α 链,二者非共价键结合组成 MHC-Ⅱ类分子。抗原肽结合区位于 α 链和 β 链的氨基端,由 α_1 和 β_1 结构域组成,免疫球蛋白样区由 α_2 和 β_2 组成,β_2 是 CD4+T 细胞识别结合部位。MHC-Ⅱ类分子主要功能是结合、提呈外源性抗原肽。

三、MHC-Ⅲ类基因及编码产物

MHC-Ⅲ类基因区位于 MHC-Ⅰ类与 MHC-Ⅱ类基因之间,大部分基因功能不明,少数是编码血清补体成分、抗原加工提呈相关分子及炎症相关分子的基因,基因产物主要有 C4、C2、B 因子(Bf)、肿瘤坏死因子(TNF)、热休克蛋白(HSP)等。

第二节　MHC 分子的结构、分布及功能

一、HLA 分子的结构

HLA 分子包括 HLA-Ⅰ类分子和 HLA-Ⅱ类分子。

（一）HLA-I类分子

HLA-Ⅰ类分子是由非共价键连接的两条肽链组成的糖蛋白,其中一条称为重链即 α 链,另一条为轻链即 β_2 微球蛋白(β_2 m),是第 15 号染色体上单个基因编码的产物,分子量 12000。HLA-Ⅰ类分子可分为四个功能区,即肽结合区、免疫球蛋白样区、跨膜区、胞质区。HLA-Ⅰ类分子重链(α 链)胞外段有三个结构域(α_1、α_2、α_3),远膜端的两个结构域 α_1 和 α_2 构成抗原结合槽,而 α_3 及 β_2 m 属免疫球蛋白超家族(IgSF)结构域。

（二）HLA-Ⅱ类分子

HLA-Ⅱ类分子也分为四个功能区,即肽结合区、免疫球蛋白(Ig)样区、跨膜区、胞质区。HLA-Ⅱ类分子的 α、β 链各有两个胞外结构域(α_1、α_2;β_1、β_2),其中 α_1 和 β_1 共同形成抗原结合槽,α_2 和 β_2 为 IgSF 结构域(图 22-2)。

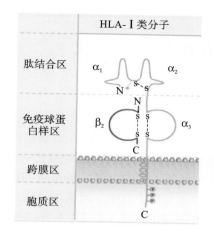
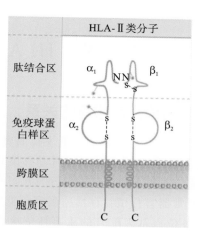

图 22-2　HLA-Ⅰ类分子和 HLA-Ⅱ类分子结构示意图

二、HLA-Ⅰ类抗原和 HLA-Ⅱ类抗原的分布

HLA-Ⅰ类抗原(HLA-A、HLA-B、HLA-C)广泛分布于人体各种组织的有核细胞表面,包括血小板和网织红细胞。一般成熟的红细胞、神经细胞和成熟的滋养层细胞不表达Ⅰ类抗原。以外周血白细胞和淋巴器官、淋巴组织的淋巴细胞表面含量最多。

HLA-Ⅱ类抗原(HLA-DR、HLA-DP、HLA-DQ)的分布面比较窄,主要分布于 B 细胞、单核-巨噬细胞及树突状细胞等抗原提呈细胞(APC)和活化的 T 细胞表面。此外,体液(血液、唾液、尿液、精液和乳汁等)中也可检出可溶性 HLA-Ⅰ类抗原或 HLA-Ⅱ类抗原。

三、MHC 分子的功能

（一）参与抗原的处理与提呈

内源性、外源性抗原在抗原提呈细胞内被加工处理后,与 MHC 分子结合,形成抗原肽,即 MHC-Ⅰ类和 MHC-Ⅱ类分子复合物,并被转运至抗原提呈细胞表面,与 CD8$^+$ T/CD4$^+$ T 细胞识别,启动特异性免疫应答。

（二）约束免疫细胞间相互作用

T 细胞表面的 TCR 在识别抗原提呈细胞(或靶细胞)表面抗原肽的同时,还必须识别与抗原肽结合的 MHC 分子,这一现象称为 MHC 限制性。CD4$^+$ T 细胞识别 MHC-Ⅱ类分子提呈的外源性抗原肽,对 CD4$^+$ T 细胞识别抗原起限制作用;CD8$^+$ T 细胞识别 MHC-Ⅰ类分子提呈的内源性抗原肽,对 CD8$^+$ T 细胞识别抗原起限制作用。

（三）参与免疫应答的遗传控制

已确认 MHC 中存在调控适应性免疫应答的免疫应答基因（Ir 基因）和免疫抑制基因（Is 基因），由于 MHC 具有高度多态性，人群中不同个体携带的 MHC 基因型别不同，编码的 MHC 分子不同，造成 MHC 分子与抗原肽结合的亲和力不同，由此决定不同个体对特定抗原是否产生免疫应答及造成免疫应答发生的强弱程度不同。

（四）参与 T 细胞分化

T 细胞在胸腺分化成熟过程中，MHC 分子参与其阴性选择和阳性选择。

（五）诱导移植排斥反应

在同种异体器官移植时，HLA-Ⅰ 和 HLA-Ⅱ 类抗原是引起移植排斥反应的主要抗原。

第三节　HLA 在医学上的意义

一、HLA 与同种器官移植的关系

同种异体器官移植物存活率的高低主要取决于供者与受者之间 HLA 型别相合的程度。同卵双生个体（HLA 完全相同）间进行器官和骨髓移植时不发生移植排斥反应，移植物可长期存活；同胞间出现 HLA 基因完全相同的概率为 25%；同胞间或父母与子女间出现一条相同 HLA 单体型的概率为 25%。因此，通常器官移植物存活率由高到低的顺序是同卵双生＞同胞＞亲属＞无亲缘关系。在肾移植中，HLA 各位点基因配合的重要性依次为 HLA-DR、HLA-B、HLA-A；在骨髓移植中，只有在供者和受者 HLA 单体型完全相同的情况下才容易获得成功。

二、HLA 与输血反应的关系

临床多次接受输血的患者会发生非溶血性输血反应。患者主要出现发热、白细胞减少和荨麻疹等临床症状。此类输血反应主要与患者血液中出现供者白细胞、血小板表面 HLA 特异性抗体有关。因此对多次接受输血者应注意避免反复选择同一供血者的血液。

三、HLA 与疾病的相关性

研究发现携带某些特定 HLA 等位基因和单体型的个体与某些疾病的发生相关联。其中最典型的例子是强直性脊柱炎患者 HLA-B27 抗原阳性率高达 58%～97%；而正常人 HLA-B27 抗原阳性率仅为 1%～8%。其他疾病，如 1 型糖尿病发生与 HLA-DR3 和 HLA-DR4 抗原相关联；寻常天疱疮发生与 HLA-DR4 抗原相关联；乳糜泻发生与 HLA-DR3 抗原相关联。HLA 是第一个被发现与疾病有明确联系的遗传系统，研究 HLA 与疾病的相关性有助于对某种疾病进行诊断、预测、分类和预后判断。

四、HLA 异常表达与疾病的关系

HLA-Ⅰ、HLA-Ⅱ 类分子表达异常与某些疾病的发生相关联：①许多肿瘤细胞因其表面 HLA-Ⅰ 类分子表达缺失或显著减少，不能被相应 $CD8^+$ CTL 有效识别结合，而得以逃逸形成肿瘤；②自身免疫性疾病患者，如 Graves 病和 1 型糖尿病患者，可分别因其甲状腺上皮细胞和胰岛 B 细胞异常表达 HLA-Ⅰ 类分子，而将上述器官特异性自身抗原提呈给自身反应性 T 细胞，使之活化启动特异性自身免疫反应，引发相关疾病。

五、HLA 与法医学和亲子鉴定的关系

HLA 系统具有高度多态性,在无血缘关系人群中 HLA 表型完全相同的概率极为罕见。HLA 为单体型遗传,子代 HLA 基因型是由双亲 HLA 单体型组成,即亲代与子代之间必然有一个单体型相同;且每个人所拥有的 HLA 等位基因型别一般终生不变。据此,建立的 HLA 基因分型技术已在法医学和亲子鉴定中得到广泛应用。

知识拓展
22-1

 目标检测题

一、名词解释

1. MHC   2. MHA   3. HLA

二、简答题

1. 简述人类 MHC 的组成。

2. 简述 HLA 分子的主要生物学功能。

3. 简述 HLA-Ⅰ类和 HLA-Ⅱ类分子在结构及分布上的区别。

三、单项选择题

在线答题 22

（杨月乔）

第二十三章　免疫球蛋白与抗体

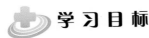

学习目标

1. 掌握：抗体的概念、抗体的结构。抗体的特性和功能。
2. 熟悉：抗体与免疫球蛋白的区别。抗体的生物学作用。
3. 了解：单克隆抗体和基因工程抗体。

案例引导

　　患者，郭某，男性，36岁，7天前劳作时被生锈的钉子扎伤脚部，深1.5 cm，当时只简单清创后包扎，现在伤口已基本愈合。最近两天患者自觉乏力、头晕、咀嚼无力、张口不便，刺激后可出现痉挛。查体：患者呈现苦笑面容，明显张口困难，肢体张力增大，轻度角弓反张，神志清楚。从来没有进行过破伤风预防注射。根据外伤史及典型的临床症状，确诊为破伤风。随即给患者使用破伤风抗毒素血清（中和毒素）、头孢唑啉钠（杀灭细菌）及苯巴比妥钠（镇静），用后症状有所改善。请思考：①破伤风抗毒素与破伤风外毒素相互结合是在抗体的哪个部位？②为减少其不良反应，将破伤风抗毒素这种抗体适当去除部分非功能部位，应用哪种蛋白酶？③去除哪个部位较好？（提示：应保留抗原结合部位的完整性）

　　抗体（antibody，Ab）是机体内的B细胞识别抗原后活化、增殖、分化为浆细胞所产生的能与相应抗原发生特异性结合的球蛋白，分布于血液、淋巴液、组织液、外分泌液等体液中，具有免疫功能，是介导体液免疫的重要免疫分子。

　　免疫球蛋白（immunoglobulin，Ig）是具有抗体活性或化学结构与抗体相似的球蛋白。免疫球蛋白分为分泌型和膜型，分泌型免疫球蛋白主要存在于体液中，有抗体的生物学活性；膜型免疫球蛋白是B细胞膜上的抗原受体。

　　抗体属于免疫球蛋白，但不是所有的免疫球蛋白都具有抗体活性。如骨髓瘤、巨球蛋白血症患者血液中的免疫球蛋白就只具有与抗体相似的化学结构而不具有抗体活性。所以，免疫球蛋白是化学结构的概念，抗体是生物学功能上的概念。除非特殊说明，本书中所讲免疫球蛋白即指抗体。

第一节　免疫球蛋白的结构

一、抗体的结构

抗体（IgG 单体）是由两条相同的重链（heavy chain，H 链）和两条相同的轻链（light chain，L 链）通过链间二硫键连接组成的一个四肽链分子（图 23-1）。

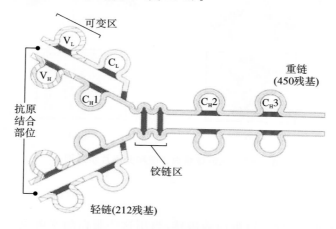

图 23-1　单体 Ig 基本结构模式图

（一）基本结构

1. 重链和轻链

抗体重链分子量为 $(50\sim75)\times10^3$，由 $450\sim550$ 个氨基酸残基组成。根据抗体重链结构组成和抗原性的不同，可将其分为五种，即 μ、γ、α、δ 和 ϵ 链，它们与轻链组成的抗体分别称为 IgM、IgG、IgA、IgD 和 IgE。

抗体轻链分子量约为 25×10^3，由 214 个氨基酸残基组成。根据轻链结构组成和抗原性的不同，可将其分为 κ 和 λ 两型。一个天然抗体分子上两条轻链及其亚型总是相同的。

2. 可变区和恒定区

抗体重链近氨基端（N 端）1/4 或 1/5 区段内和轻链近 N 端 1/2 区段内，约 110 个氨基酸残基的组成和排列顺序多变，称为可变区（variable region，V 区），用 V_H 和 V_L 表示；其余近羧基端（C 端）的氨基酸残基组成和排列顺序相对稳定，称为恒定区（constant region，C 区），用 C_H 和 C_L 表示，IgD、IgG、IgA 有 3 个 C_H，IgM 和 IgE 有 4 个 C_H。

3. 铰链区

铰链区位于 C_H1 与 C_H2 之间，该区域富有弹性、柔软，可以转动，含有丰富的脯氨酸，并且对蛋白酶敏感。当 Ig 与特异性抗原相遇时，由于铰链区可张合自如，抗体分子既易与不同距离的抗原决定簇配合，也易使补体结合点暴露，为补体活化创造条件。仅 IgD、IgG、IgA 有铰链区，IgM 和 IgE 没有铰链区。

（二）辅助结构

免疫球蛋白除了上述基本结构外，IgM 和分泌型 IgA 还有其他结构（图 23-2）。

1. 连接链（joining chain，J 链）

连接链由浆细胞合成，主要功能是连接单体 Ig 分子使其成为多聚体。分泌型 IgA 二聚体和

IgM 五聚体均含 J 链，IgG、IgD 和 IgE 常为单体，不含 J 链。

2. 分泌片（secretory piece，SP）

分泌片是由黏膜上皮细胞合成与分泌的多肽，以非共价形式结合于 IgA 二聚体上，使其成为分泌型 IgA（SIgA）。SP 的作用是使 IgA 分泌到黏膜表面，发挥黏膜免疫作用，同时 SP 还可保护 SIgA 的铰链区，使其免受蛋白水解酶的降解（图 23-2）。

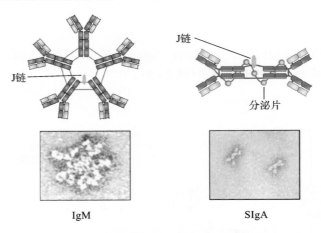

图 23-2　免疫球蛋白 J 链和分泌片示意图

二、水解片段

抗体的铰链区对木瓜蛋白酶、胃蛋白酶敏感，当用这些蛋白酶水解免疫球蛋白分子时常发生断裂。

（一）木瓜蛋白酶水解

用木瓜蛋白酶水解 IgG，将其从铰链区二硫键近 N 端部位切断，得到 3 个片段（图 23-3）：①2 个抗原结合片段（fragment of antigen binding，Fab 段），具有结合抗原的能力；②1 个可结晶片段（crystallizable fragment，Fc 段），具有同种型抗原决定基及 Ig 的其他生物学活性。

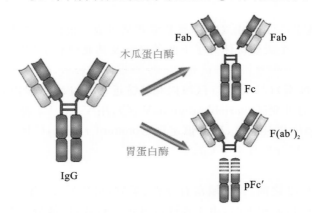

图 23-3　木瓜蛋白酶和胃蛋白酶对 IgG 的水解作用示意图

（二）胃蛋白酶水解

用胃蛋白酶水解 IgG，可将其从铰链区二硫键近 C 端切断，得到如下两个部分（图 23-3）：①1 个大分子 F(ab')₂ 段，包括 V 区、C_H1、C_L 及铰链区。具有结合相应抗原的能力，同时又减少或避免了 Fc 段抗原性可能引起的副作用，因而在生物制品中有较大的实际应用价值。②若干小分子多肽碎片（pFc' 段），pFc' 可继续被胃蛋白酶水解成更小的片段，失去其生物学活性。

第二节　免疫球蛋白的生物学作用

一、与相应抗原特异性结合

Ig 的最主要功能是能与相应抗原特异性结合，V 区的 HVR1、HVR2、HVR3 与抗原识别并特异性结合。单体 Ig 可结合 2 个抗原表位，为双价；分泌型 IgA 为 4 价，可以结合 4 个抗原；IgM 为五聚体，理论上可结合 10 个抗原表位，但由于立体构型的空间位阻，一般只能结合 5 个抗原表位。Ig 与相应抗原结合后，Ig 的 Fc 段变构，在体内可介导多种生理和病理效应，在体外引起各种抗原抗体反应，表现为凝集或沉淀现象，有助于某些感染性疾病和免疫性疾病的诊断、疗效评价及发病机制的研究。

二、激活补体

IgM、IgG1、IgG2、IgG3 与相应的抗原结合后，使 Ig 结构发生变构，暴露 C1q 的补体结合点，从而启动补体经典途径。凝聚的 IgA、IgG4 和 IgE 不通过经典途径激活补体，而通过旁路途径。IgD 不能激活补体。

三、与细胞表面 Fc 受体结合

某些类型的 Ig 能通过其 Fc 段与多种细胞表面的 Fc 受体结合，发挥不同的生物学作用。

（一）介导 I 型超敏反应

IgE 具有亲细胞活性，可通过 IgE 的 Fc 段与肥大细胞、嗜碱性粒细胞表面受体（FcεR）结合，使细胞处于致敏状态。当致敏细胞与相应抗原特异性结合后，细胞释放生物活性介质，引起 I 型超敏反应。

（二）调理作用

调理作用（opsonization）是指抗体、补体促进吞噬细胞吞噬细菌等颗粒性抗原的作用。抗体的调理作用是指 IgG 的 Fc 段与吞噬细胞、中性粒细胞表面的 IgG Fc 受体（FcγR）结合，在抗原与吞噬细胞间搭桥，使吞噬细胞易于接近和吞噬抗原。抗原与抗体结合后，改变抗原表面电荷，降低吞噬细胞与抗原之间的斥力；抗体可抑制某些细菌表面分子如荚膜的抗吞噬作用；抗体与抗原结合形成的免疫复合物可活化吞噬细胞。IgA 也具有调理作用。

（三）抗体依赖细胞介导的细胞毒作用

抗体依赖细胞介导的细胞毒作用（antibody-dependent cell-mediated cytotoxicity，ADCC）是指表达 Fc 受体的细胞通过与抗体的 Fc 段结合直接杀伤被抗体结合的靶细胞。例如，IgG 分子通过其抗原结合部位与肿瘤细胞或病毒感染的靶细胞结合后，可通过其变构活化的 Fc 段与 NK 细胞、巨噬细胞、中性粒细胞表面相应的 FcγR 结合，增强其对靶细胞的杀伤破坏作用。抗体与靶细胞上的抗原结合是特异性的，而表达 FcγR 细胞的杀伤作用是非特异性的。

四、通过胎盘和黏膜

IgG 是唯一能通过胎盘的免疫球蛋白，IgG 穿过胎盘是一种重要的自然被动免疫机制，对于新生儿抗感染具有重要意义。IgG 通过其 Fc 段（CH₂）选择性地与胎盘微血管壁 FcγR 可逆性结合后主动通过。SIgA 可通过呼吸道和消化道的黏膜，是黏膜局部免疫的最重要的因素。

Note

免疫球蛋白的生物学作用见图 23-4。

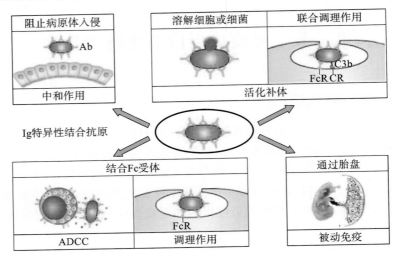

图 23-4　免疫球蛋白的生物学作用

第三节　五类免疫球蛋白的特性与功能

一、IgG

主要由脾脏和淋巴结中浆细胞合成。IgG 为单体，是血清中含量最高的 Ig，占血清 Ig 总量的75%～80%。人 IgG 有 4 个亚类：IgG1、IgG2、IgG3 和 IgG4。IgG 于出生后 3 个月开始合成，3～5岁时达成人水平，半衰期为 20～30 天。IgG 为高亲和力抗体，是机体抗感染的主要抗体，大多数抗菌、抗毒素抗体都属于 IgG 类抗体。IgG 是唯一能通过胎盘的抗体，对新生儿抗感染具有重要作用。IgG 可通过其 Fc 段与单核-巨噬细胞、中性粒细胞和 NK 细胞表面的相应受体结合，发挥免疫效应，如调理作用、ADCC 等。IgG 可通过其 Fc 段与葡萄球菌 A 蛋白（SPA）结合，进行协同凝集试验。

二、IgM

IgM 主要由脾脏中浆细胞合成，它是由五个单体借一个 J 链和若干个二硫键连接而成的五聚体，分子量最大，故称为巨球蛋白。IgM 不能通过血管壁，主要分布于血液中，占血清 Ig 总量的5%～10%。IgM 是在个体发育中合成最早的 Ig，在胎儿晚期已能合成。若脐带血中 IgM 增多，提示可能存在宫内感染。机体感染后最早出现的抗体也是 IgM，但它在血清中半衰期短，因而若血清中特异性 IgM 抗体含量增高，说明机体近期有感染，可作为早期诊断依据。IgM 是机体早期重要抗感染性抗体。五聚体 IgM 含 10 个 Fab 段，具有很强的抗原结合能力；含 5 个 Fc 段，比 IgG 更容易激活补体，具有高效抗感染免疫作用。天然血型抗体为 IgM，血型不符的输血可发生严重的溶血反应。

三、IgA

IgA 分为血清型和分泌型两种类型。血清型 IgA 多以单体存在，分泌型 IgA（SIgA）则由两个单体、一个 J 链和一个分泌片组成。IgA 于出生后 4～6 个月开始合成，4～12 岁达成人水平。SIgA 的IgA 单体和 J 链由黏膜伴随淋巴组织中的浆细胞产生，而分泌片是由黏膜上皮细胞合成的，SIgA 主要分布于呼吸道、消化道、泌尿生殖道黏膜表面，以及唾液、泪液、初乳和黏膜相关的分泌液中。通过与相应病原微生物结合,阻止其吸附易感细胞以及中和毒素等,在黏膜表面发挥着重要的抗感染作用。新生儿因 SIgA 合成不足易患呼吸道、胃肠道感染,但其可通过母乳中获得,对防止新生儿呼吸道、胃肠道感染具有重要意义。血清型 IgA 可介导调理吞噬和 ADCC。凝集 IgA 可通过旁路途径激活补体。

四、IgD

IgD 为单体。血清中的 IgD 功能尚不清楚。mIgD 是 B 细胞抗原受体(BCR)的重要成分,是 B 细胞发育成熟的标志。未成熟 B 细胞活化后或形成记忆细胞时,其 mIgD 逐渐消失。

五、IgE

IgE 为单体,是血清含量最低的 Ig,仅占血清总 Ig 的 0.002%。寄生虫感染或 I 型超敏反应时血清特异性 IgE 水平明显升高。IgE 为亲细胞抗体,其 Fc 段与肥大细胞、嗜碱性粒细胞膜上的高亲和力 IgE FcR(FcεR)结合,可引起 I 型超敏反应,故 IgE 又称为变应素。

【考点提示】
　　免疫球蛋白中含量最高的是 IgG,分子量最大的是 IgM,临床上用于感染早期诊断的是 IgM,亲细胞性抗体是 IgE。

第四节　人工制备抗体的类型

一、多克隆抗体

传统的抗原物质存在多种抗原决定簇,能刺激多克隆的 B 细胞产生针对多种抗原决定簇的抗体,分泌到血清和体液中,所以这种动物免疫血清实际上是含有多种抗体的混合物。由于这种混合物是多个 B 细胞克隆产生的多种抗体,所以我们称为多克隆抗体。

二、单克隆抗体

在一个克隆体内所有细胞的生物学特性都完全相同,是由 B 淋巴杂交瘤细胞产生的识别抗原分子上一种抗原决定簇的抗体,此种抗体是由一个 B 细胞克隆产生的,因此称为单克隆抗体(monoclonal antibodies,McAb),产生单克隆抗体的细胞称为杂交瘤细胞。杂交瘤细胞技术的原理如下:骨髓瘤细胞可以体外大量无限繁殖,但不能产生抗体,而经抗原决定簇刺激的 B 细胞能产生抗体,但不能在体外无限繁殖,将这两个细胞融合后即产生了杂交瘤细胞。它既能无限繁殖,又能合成分泌单一的特异性抗体,从而人们可以按自己的要求生产出大量均一同质的单克隆抗体。

由于单克隆抗体具有成分均一、效价高、特异性强和交叉反应少或无等特点,现已广泛应用于医学生物学各个领域,如抗原检测、疾病诊断和治疗等。单克隆抗体技术的产生被认为是免疫学历史上的一场革命。

三、基因工程抗体

随着 DNA 重组技术的发展,20 世纪 80 年代开始了基因工程抗体,基因工程抗体又称为重组抗体。其原理是在充分认识免疫球蛋白的基因结构和功能的基础上,应用 DNA 重组技术,按需要对合成分泌免疫球蛋白的基因进行切割、拼接或修饰后,导入受体细胞,从而获得重新组装成的新型抗体分子。基因工程抗体既保留了天然抗体的生物学特性,又经过基因改造而赋予抗体分子新的生物学特性。利用基因工程抗体技术可以用来生产我们所需要的抗体,所以基因工程抗体具有极为广泛的应用前景。

知识拓展
23-1

目标检测题

一、名词解释

1. 免疫球蛋白　　2. 抗体　　3. 单克隆抗体

二、简答题

1. 简述抗体功能区的功能。

2. 简述五类抗体特性上的不同点。

3. 试述单克隆抗体和基因工程抗体在医学领域中的应用。

三、单项选择题

在线答题 23

（杨月乔）

第二十四章 补体系统

学习目标

1. 掌握：补体的概念，补体三条激活途径的比较（激活剂、参与成分、C3 转化酶作用等）；补体的生物学作用。
2. 熟悉：补体系统的组成，补体的经典途径及旁路途径的过程。
3. 了解：补体激活过程中的调节因子，补体的异常与疾病。

案例引导

患者，男性，11 岁，因手足水肿入院。患者 5 年前无明显诱因出现手、足和脸部肿胀，伴声音变粗、呼吸困难。入院前 4 天，患者无明显诱因再次出现上述症状，自行用药后病情无缓解。无发热，无皮肤瘙痒、发红或湿疹，无传染病接触史，无食物过敏史。实验室检查：红细胞计数、尿液分析、肝肾功能正常。血浆 C4 0.68 mmol/L（正常值 0.7～2.43 mmol/L），C1 酯酶抑制因子为 29%（正常值 70%～130%）。请思考：①患者所患疾病是什么？②该病是什么原因引起的？③该病的主要临床表现是什么？

案例答案

第一节 补 体 概 述

补体（complement，C）是一组存在于人和动物的血清中，经活化后具有酶催化活性的蛋白质。它存在于血清、组织液和某些细胞的细胞膜表面，经实验证明，具有补充抗体溶解细胞的作用，故称为补体。补体由 30 余种蛋白质和膜蛋白组成，也称为补体系统。

一、补体的组成

补体系统可分为固有成分、调节蛋白和受体三个组成部分。

（一）补体的固有成分

补体的固有成分是指直接参与补体激活的酶促反应过程的补体成分。包括 C1、C2、C3、C4、C5、C6、C7、C8、C9 以及 B 因子、D 因子、P 因子和甘露聚糖结合凝集素（MBL）等。其中，C1 包含 C1q、C1r、C1s 三个亚单位。

Note

（二）补体调节蛋白

补体调节蛋白指的是在补体激活过程中，可以调控关键酶的催化活性，控制补体激活强度和范围的一组蛋白质。包括 C1 抑制物、I 因子（C3b 灭活因子）、H 因子（C3b 灭活促进因子）、C4 结合蛋白等。

（三）补体受体

补体受体是指存在于细胞膜表面，能与补体活性片段或调节蛋白相结合的受体分子。包括 CR1-5、C3aR、C4aR、C5aR 等。

二、补体的命名

大多数补体的命名以其英文首字母 C 表示，按补体发现的先后顺序依次命名为 C1、C2、C3、C4、C5、C6、C7、C8、C9。其他成分分别用英文首字母表示，如 B 因子、D 因子、P 因子等。补体的调节蛋白多以其功能命名，如 C1 抑制物、C3b 灭活因子、C4 结合蛋白等。

补体活化后裂解成大小不同的片段，在该成分后添加英文字母表示，小片段加 a，大片段加 b，如 C3 裂解后的小片段表示为 C3a，大片段表示为 C3b。具有酶活性的补体成分，在其上方加一横线，如 $\overline{C1}$、$\overline{C4b2b3b}$ 等。灭活的补体成分，在补体符号前加 i，如 iC3b。

三、补体的理化性质

补体的成分均为糖蛋白，主要由肝细胞和巨噬细胞所产生，在血清中的含量相对稳定，约占血清球蛋白总量的 10%，其中，C3 的含量最高，D 因子的含量最低。补体的性质不稳定，受多种理化因素如加热、酸碱、紫外线、有机溶剂等的影响，凡是能破坏蛋白质结构和性质的因素，均可破坏补体的活性。血清中的补体成分对热敏感，在室温下补体也可很快失去活性，0～10 ℃补体活性可保存 3～4 天，56 ℃加热 30 min 即可使大多数补体成分失活，因此补体应保存在 −20 ℃以下。

第二节　补体的激活

生理状态下，补体以无活性的酶原形式存在于血清中，在激活物的作用下，补体成分按照一定的顺序发生连锁反应，其活化的产物可产生一系列生物学效应。补体的激活有三条不同的激活途径，分别是经典途径、旁路途经和 MBL 途径。三条途径虽然启动机制不同，但它们有共同的终末反应通路。

一、经典途径

经典途径的主要激活物是抗原与抗体（IgM 或 IgG）形成的免疫复合物（immune complex，IC）。C1 启动该激活途径。激活物与 C1q 结合后，依次活化 C1、C4、C2、C3、C5～C9。激活的过程分为识别阶段、活化阶段和攻膜阶段（图 24-1）。

（一）识别阶段

C1q 识别免疫复合物中的补体结合位点，从而形成 C1 酯酶的过程。

IgG 和 IgM 抗体与其相应抗原结合后，抗体的分子

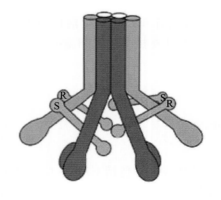

图 24-1　补体 C1 结构示意图

构象发生改变,使补体结合位点 CH2 或 CH3 暴露,C1q 识别补体结合位点后活化,并导致与其相连的 C1r 和 C1s 相继被激活,形成 C1 酯酶。

(二)活化阶段

补体在 C1 酯酶的作用下,形成 C3 转化酶和 C5 转化酶的过程。

1. C3 转化酶的形成

C1s 依次裂解 C4 和 C2。C4 裂解形成 C4a 和 C4b,C4b 与靶细胞或免疫复合物结合,在 Mg^{2+} 存在的情况下,C2 与 C4b 结合,裂解形成 C2a 和 C2b。C4b 与 C2b 在靶细胞的表面结合形成 C4b2b 复合物,即为 C3 转化酶。

2. C5 转化酶的形成

C3 转化酶裂解 C3 形成 C3a 和 C3b,C3b 再与 C4b2b 结合,形成 C4b2b3b 复合物,即为 C5 转化酶。C4a、C2a 和 C3a 游离于血清中。

(三)攻膜阶段

补体形成攻膜复合物,导致靶细胞溶解破裂的阶段。

C5 转化酶裂解 C5,形成 C5a 和 C5b。其中 C5b 与靶细胞的细胞膜结合后,依次再与 C6、C7、C8 和 C9 结合,形成 C5b6789,即为攻膜复合物(MAC)。MAC 嵌入靶细胞的脂质双层细胞膜,并在上面形成贯通性的亲水孔道,使水和电解质通过,导致细胞因渗透压改变而裂解(图 24-2)。

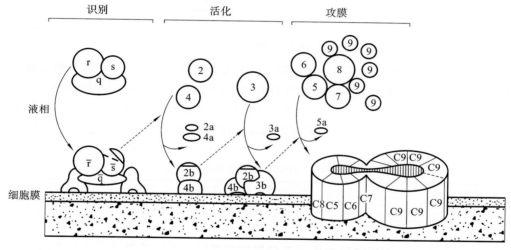

图 24-2　经典途径示意图

二、旁路途径

旁路途径又称为替代途径,是最早发挥作用的补体激活途径。旁路途经是以细菌的脂多糖、酵母多糖、肽聚糖等成分为激活物,从 C3 开始,依次完成 C5 到 C9 的激活过程。

在正常的生理条件下,C3 受到蛋白酶的作用,缓慢而持续地形成少量 C3b。在 Mg^{2+} 存在的情况下,C3b 可与 B 因子结合形成 C3bB。血清中的 D 因子可裂解 B 因子,形成 Ba 和 C3bBb,C3bBb 即为旁路途经中 C3 转化酶。

当微生物侵袭机体时,C3bBb 可与微生物表面的肽聚糖、脂多糖、酵母多糖等结合,C3 转化酶(即 C3bBb)可持续性地裂解 C3,形成更多的 C3b,新生成的 C3b 与 C3bBb 结合形成 C3bBb3b,即为旁路途径中的 C5 转化酶。

C5 转化酶可使 C5 裂解,形成 C5a 和 C5b,后续反应与经典途径相同。

三、MBL 途径

MBL 途径（图 24-3）又称凝集素途径。MBL 与微生物表面的甘露聚糖等糖基结合后，依次活化 MASP、C4、C2、C3，形成 C3 转化酶，后续反应与经典途径相同。

在病原微生物感染的早期阶段，患者的肝细胞受促炎症细胞因子刺激后，迅速合成并分泌甘露聚糖结合凝集素（MBL），MBL 与病原体表面的甘露聚糖或半乳糖结合后，进而激活与 MBL 相关丝氨酸蛋白酶（MASP）。MASP 有两种：MASP1 具有 C3 转化酶的特性，可直接裂解 C3 生成 C3a 和 C3b；MASP2 具有 C1 酯酶的特性，可裂解 C2 和 C4，分别生成 C2a、C2b 和 C4a、C4b。后续反应与经典途径相同。

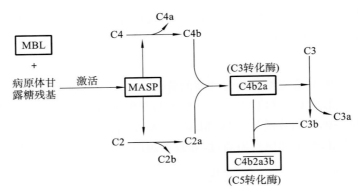

图 24-3　MBL 途径示意图

补体的三条激活途径在体内发挥作用的顺序依次为旁路途经、MBL 途径和经典途径。其中，旁路途经和 MBL 途径主要在感染的早期阶段发挥作用；而在感染的中晚期和持续感染时，当抗体产生后，可与抗原结合，则由经典途径发挥主要生物学作用。三条途径既有各自不同的起始点和特点，又具有共同的末路通道，在 C3 活化后形成共同的末端通路和攻膜复合体，三条途径可产生相同的生物学作用（表 24-1）。

表 24-1　补体三条激活途径的比较

相关项目	经典途径	旁路途径	MBL 途径
激活物	免疫复合物	脂多糖、酵母多糖、肽聚糖	MBL、C 反应蛋白
参与补体成分	C1～C9	C3、C5～C9	C1～C9
生物学作用	在特异性免疫的效应阶段发挥作用	参与非特异性免疫，在感染的早期发挥作用	参与非特异性免疫，在感染的早期发挥作用

【考点提示】
补体三条激活途径的特点。

补体的激活是一种逐级催化的酶促反应过程，一旦启动补体的激活途径，即可迅速有效地进行，发挥重要的生物学作用。补体的激活在保护机体，发挥抗感染作用的同时，也有可能引起机体的免疫损伤。因此，在正常的生理状况下，补体的激活过程通过补体成分的衰变和补体调节蛋白，受到复杂而严密的调控。

第三节　补体的生物学作用

补体不仅执行机体的非特异性免疫，同时在特异性免疫应答阶段也能辅助抗体发挥生物学作用。

一、溶解细胞作用

补体被激活后形成 MAC,在靶细胞的细胞膜表面形成孔道,导致细胞裂解死亡,是机体抵抗病原微生物和寄生虫感染的重要防御手段。在某些病理条件下,补体可引起机体自身细胞的溶解,导致组织损伤或疾病。

二、调理作用

补体激活过程中产生的 C3b、C4b、iC3b 均为重要的调理素,可与吞噬细胞表面相应的受体结合,从而在吞噬细胞和靶细胞之间起到桥梁的作用,增强吞噬细胞对细菌、真菌的吞噬作用。因此,这种调理作用又称为调理吞噬,是机体抗感染免疫的重要机制。

三、清除免疫复合物作用

知识拓展
24-1

补体可参与免疫复合物的清除。作用机制为,补体在活化过程中生成的中间产物,如 C3b 和 C4b 等,对免疫复合物有很强的亲和力,可共价结合到免疫复合物上,然后通过补体的其他效应对免疫复合物产生抑制或清除作用:C3b 嵌入免疫复合物的网格中,阻碍抗原与抗体相互结合形成大的网格而易于在组织中沉积;C3、C4 与免疫复合物结合后,可阻止抗原与抗体的进一步结合,减少免疫复合物的形成;补体激活后,可与抗体的 Fc 段结合,破坏免疫复合物的空间结构而使其溶解;C3b 与免疫复合物结合后,同时黏附在红细胞、血小板表面,通过血液循环运输到肝脏和脾,被吞噬细胞吞噬。

上述作用是机体清除免疫复合物的重要途径,对免疫复合物病有抑制效果,在补体活性降低或补体缺乏时,易发生免疫复合物病或使病情加重。

四、介导炎症反应作用

补体在裂解过程中产生多种具有炎症介质作用的小片段,可通过许多途径引起不同的炎症。

1. 过敏毒素作用

C5a 和 C3a 可以与肥大细胞和嗜碱性粒细胞的细胞膜相结合,使细胞脱颗粒,释放组胺、白三烯及前列腺素等活性介质,引起类似过敏反应的病理变化,所以将 C5a 和 C3a 称为过敏毒素;现已发现 C4a 亦有较弱的过敏毒素作用。这类作用可被抗组胺药物封闭。

2. 趋化作用

C4a、C5a、C3a 和 C5b67 是中性粒细胞和单核-巨噬细胞的趋化因子,可使这些吞噬细胞向炎症部位聚集,加强对病原体的吞噬和杀伤,同时引起炎症反应。

3. 激肽样作用

C2a、C4a 等具有激肽样活性,能增强血管的通透性,引起炎性充血和水肿。

五、调节免疫作用

补体对免疫应答的各个环节都有调节作用,如 C3 参与协助 APC 捕捉、固定、提呈抗原;补体成分可与多种免疫细胞相互作用,调节免疫细胞增殖、分化;可吸引中性粒细胞向炎症部位聚集,参与炎症反应。

目标检测题

一、名词解释

1. 补体　　2. 补体激活旁路途经　　3. 过敏毒素

二、简答题

1. 补体由哪几部分组成？各部分的功能是什么？

2. 补体的激活途径有几条？各途径有何特点？

3. 简述补体的生物学功能。

三、单项选择题

在线答题 24

（王　颖）

第二十五章 免疫应答

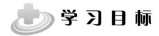

学习目标

1. 掌握:免疫应答的概念、特点,免疫应答的基本过程。抗体产生的规律及意义。
2. 熟悉:免疫应答的类型,体液免疫和细胞免疫的概念。CD4$^+$T 细胞的免疫学效应机制。CD8$^+$T 细胞杀伤靶细胞的效应机制。
3. 了解:免疫耐受的概念。

案例引导

患者,男性,27 岁,6 个月前出现腰痛,牵涉至臀部,为持续性钝痛,无明显缓解。1 个月前出现背痛,静止后加重,活动后减轻。查体:生命体征无异常,头颈部无异常,腰部活动受限。右侧膝关节肿胀,有压痛。免疫学检查:IgG 18.3 g/L、IgA 970 mg/L、IgM 1540 mg/L、C3 1.25 g/L、C4 0.27 g/L、RF<201 IU/mL、ANA(-)、anti-dsDNA(-)、ENA(-)、CRP 112 mg/L、HLA-B27(+)。请思考:①根据检查结果判断患者最有可能是什么疾病?②该疾病的特点是什么?③自身免疫性疾病的发病机制是什么?

案例答案

免疫应答是指机体受到抗原刺激后产生的以排除抗原为目的的生理过程。这个过程包括 T、B 细胞识别抗原,淋巴细胞活化、增殖、分化,发挥免疫效应等一系列的生理反应。

根据免疫应答识别的特点、获得形式以及效应机制,通常可将免疫应答分为固有免疫应答(innate immunity)和适应性免疫应答(adaptive immunity)两大类。固有免疫亦称为先天性免疫或非特异性免疫,适应性免疫亦称获得性免疫或特异性免疫。在正常生理状态下,免疫应答是机体清除抗原性异物,维持内环境稳定和平衡的主要方式,但在某些异常情况下,免疫应答也可引起自身免疫性疾病或超敏反应。

第一节 非特异性免疫应答

非特异性免疫应答又称固有免疫应答,它是人类在漫长进化过程中获得的一种遗传特性。其特点:①先天固有,可稳定遗传;②以非特异性的方式发挥抗感染作用和清除异物作用;③无记忆性,发挥作用快;④同一物种的正常个体间无明显差异。

一、屏障结构

(一)皮肤黏膜屏障

皮肤黏膜是机体抗感染的第一道防线,皮肤黏膜屏障包括以下几种。

1. 物理屏障

完整的皮肤黏膜具有机械屏障的作用,可有效地阻止病原生物的入侵。黏膜的附属物(如纤毛)等有规律的摆动具有清除作用。

2. 化学屏障

皮肤黏膜分泌物(如汗腺分泌的乳酸、胃黏膜分泌的胃酸等)含有多种抑菌或杀菌物质,具有杀灭皮肤表面的病原生物的作用。

3. 生物屏障

体表和与外界相通的腔道中寄居的正常微生物对入侵微生物的拮抗作用。正常菌群通过与病原生物竞争营养,抵抗入侵的病原生物。

(二)血脑屏障

血脑屏障是由软脑膜、脉络丛的毛细血管壁和包在血管壁外的星形胶质细胞共同组成。这些组织结构致密,可有效阻止微生物等经血液侵入脑脊髓和脑组织内,从而保护中枢神经系统不受损害。血脑屏障随个体发育而逐渐成熟,婴幼儿容易发生脑脊髓膜炎和脑炎,就是血脑屏障发育不完善的缘故。

(三)血胎屏障

血胎屏障是由母体子宫内膜的基蜕膜和胎儿绒毛膜滋养层细胞共同组成的。这个屏障既不妨碍母子间的物质交换,又能防止母体内的病原微生物入侵胎儿,从而保护胎儿的正常发育。妊娠早期(3个月内)孕妇若感染风疹病毒、巨细胞病毒等,由于血胎屏障发育不完善,病原体可经胎盘进入胎儿体内,导致胎儿畸形或死亡。

二、固有免疫细胞

固有免疫细胞是机体固有免疫的一个重要组成部分,是生物体在长期种系进化过程中形成的一系列免疫效应细胞。它在个体出生时就已具备,可对侵入的病原体迅速应答,产生非特异性抗感染免疫作用,它还可参与对体内损伤、衰老或畸变细胞的清除过程。

(一)吞噬细胞

吞噬细胞主要包括中性粒细胞和单核吞噬细胞两类。

1. 中性粒细胞

中性粒细胞占血液白细胞的$60\%\sim70\%$,是白细胞中数量最多的一种。中性粒细胞来源于骨髓,产生速度快,但存活期短,为$2\sim3$天。

2. 单核吞噬细胞

单核吞噬细胞包括血液中的单核细胞和组织器官中的巨噬细胞,是执行非特异性免疫的重要效应细胞。病原体进入机体后,吞噬细胞向病原体定向迁移,识别并结合入侵的病原体。通过各种酶和杀菌物质的作用,杀灭、消化或溶解病原体,达到清除病原体的作用。吞噬的结果表现为完全吞噬和不完全吞噬。完全吞噬即病原体被吞噬后,全部被杀灭;不完全吞噬即病原体在吞噬细胞内生长繁殖,随着吞噬细胞在全身扩散,可造成内脏器官的感染。

(二)自然杀伤细胞

自然杀伤细胞(NK细胞)来源于骨髓淋巴样干细胞,其分化、发育依赖于骨髓或胸腺微环境,主要分布于外周血和脾脏,在淋巴结和其他组织中也有少量存在。NK 细胞是机体执行免疫监视作用的主要细胞,可直接杀伤靶细胞。

此外,参与固有免疫应答的还有树突状细胞、肥大细胞等。

三、固有免疫分子

在血液和淋巴液中存在着各种具有杀菌作用的物质,如补体系统、溶菌酶、防御素和细胞因子等。

【考点提示】

固有免疫应答的组成部分,各部分的功能和特点。

第二节　特异性免疫应答

特异性免疫应答又称适应性免疫应答,是指免疫活性细胞受到抗原刺激后,特异性淋巴细胞识别抗原,活化、增殖、分化为效应细胞,进而清除抗原性异物的过程。与固有免疫应答相比,特异性免疫应答有三个主要特点。

1. 特异性

某一特定抗原刺激机体后,机体可以从免疫系统淋巴细胞库中选择出相应的 T 细胞或 B 细胞克隆,淋巴细胞与相应抗原的结合具有高度的特异性。

2. 耐受性

在胚胎期,自身组织成分与相应的淋巴细胞克隆相遇,这些淋巴细胞克隆被删除或被禁忌,出生后这些克隆丧失了针对自身组织成分的反应性,即免疫耐受,但完好地保留了针对"非己"抗原的识别和反应能力。免疫耐受机制是免疫系统区别自身和非己的关键。

3. 记忆性

T 细胞和 B 细胞在初次免疫应答过程中都会产生经过抗原激活并由增殖淋巴细胞分化而来的记忆细胞,这种记忆细胞与初始(或未致敏)淋巴细胞不同,当再次遇到相同抗原时,出现应答的潜伏期短、强度大、持续时间长的再次免疫应答。

根据参与特异性免疫应答的细胞类型和免疫效应机制的不同,可将其分为 B 细胞介导的体液免疫应答和 T 细胞介导的细胞免疫应答。根据其对抗原刺激的反应状态和最终的效应,分为正免疫应答和负免疫应答。正免疫应答是淋巴细胞受到抗原刺激后,被诱导活化,产生免疫效应的过程;负免疫应答是淋巴细胞受到抗原刺激后不发生增殖分化,不出现免疫效应的过程,即为免疫耐受。

免疫应答发生的主要场所为淋巴结和脾脏,可将其分为三个阶段。

1. 感应阶段

抗原提呈细胞(APC)摄取、加工处理抗原,T 细胞、B 细胞特异性识别抗原的阶段。

2. 反应阶段

特异性 T 细胞、B 细胞识别抗原后,被活化、增殖、分化为效应 T 细胞和浆细胞的阶段。部分 T 细胞、B 细胞分化为记忆细胞。

3. 效应阶段

效应 T 细胞直接杀伤或释放各种淋巴因子发挥特异性免疫应答,浆细胞分泌产生抗体,产生免疫效应。

一、T 细胞介导的细胞免疫应答

细胞免疫应答是指 T 细胞受到抗原刺激后,分化、增殖、转化为效应 T 细胞,发挥特异性免疫效应的过程。参与细胞免疫应答的细胞主要包括 APC、CD4[+] Th 细胞和 CD8[+] CTL。反应过程也可分为感应阶段、反应阶段和效应阶段。反应过程如下。

1. 感应阶段

感应阶段即 T 细胞对抗原的识别阶段。APC 摄取抗原,并将其加工、处理为小分子的抗原肽,抗原肽与 APC 自身的 MHC 分子结合,形成抗原肽-MHC 复合体,并转运至感染病毒的细胞或肿瘤细胞的表面,供 T 细胞表面的 TCR 识别。

(1)外源性抗原是指来自细胞外的各种抗原性物质,如病原生物等。不同的免疫细胞摄取外源性抗原的方式不同:Mφ 通过吞噬、胞饮和受体介导的方式摄取抗原;树突状细胞通过吞噬摄取抗原;B 细胞通过胞饮和受体介导的方式摄取抗原。外源性抗原进入 APC 后,可在胞质内形成吞噬体,吞噬体与溶酶体形成吞噬溶酶体。在吞噬溶酶体中,抗原被降解为小分子的抗原肽,并与 MHC-Ⅱ类分子结合,在细胞表面表达,供 CD4+ T 细胞识别。

(2)内源性抗原是指细胞内合成的抗原,如肿瘤抗原等。内源性抗原可在细胞内被降解成小分子的抗原肽,与细胞的 MHC-Ⅰ类分子结合,转运至细胞表面,供 CD8+ T 细胞识别。

(3)T 细胞对抗原的识别为双识别,即 T 细胞表面的 TCR 识别抗原肽时,必须同时识别抗原肽与 MHC 复合物中的 MHC 分子。TCR 与复合物中的抗原肽结合,而 CD4 和 CD8 分子则分别与复合物中的 MHC-Ⅰ 和 MHC-Ⅱ类分子结合。

2. 反应阶段

反应阶段是指 CD4+ Th0 细胞和 CD8+ T 细胞识别抗原后,活化、增殖和分化为 CD4+ Th1 细胞和 CD8+ Tc 细胞的过程。

(1)CD4+ Th0 细胞和 CD8+ T 细胞通过表面的 TCR-CD3 受体分子与 APC 表面相应的抗原肽-MHC-Ⅱ和抗原肽-MHC-Ⅰ复合体特异性结合。CD4 和 CD8 与复合体的 MHC-Ⅱ和 MHC-Ⅰ类分子的结构域 β_2/α_3 结合,诱导产生 T 细胞活化的第一信号。

(2)获得第一活化信号后,CD4+ Th 细胞和 CD8+ T 细胞可通过表面的 CD28、LFA-2 和 LFA-1 等细胞因子,与 APC 表面的 B7、LFA-3、ICAM-1 等细胞因子结合,诱导产生第二活化信号。

在双信号的刺激下,活化的 CD4+ Th 细胞可表达多种细胞因子受体,如 IL-2R、IL-4R、IL-12R 等,同时释放 IL-2、IL-3、IL-4 等多种细胞因子参与免疫应答。APC 可分泌 IL-12 因子,使 T 细胞增殖分化为 CD4+ Th1 细胞。部分 CD4+ Th 细胞形成记忆细胞。活化的 CD8+ T 细胞通过细胞因子受体 IL-2R、IL-12R,受到 IL-2、IL-12 等细胞因子的刺激后,可增殖分化为效应 CD8+ Tc 细胞(图 25-1)。

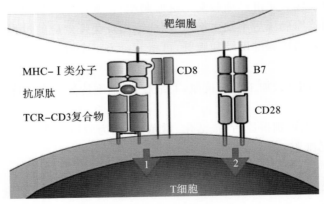

图 25-1　CD8+ T 细胞活化双信号

3. 效应阶段

CD4+ Th1 细胞可释放多种细胞因子,发挥免疫调节作用,介导产生细胞免疫、炎症反应和迟发型超敏反应。作用如下。

（1）TNF-β　①活化、刺激血管内皮细胞分泌趋化因子，使中性粒细胞、淋巴细胞和单核细胞与血管内皮细胞黏附，进而迁延至局部组织引起炎症反应。②激活中性粒细胞和巨噬细胞释放细胞因子，发挥生物学作用。③抗病毒作用。

（2）TNF-γ　①活化巨噬细胞，增强吞噬能力和杀伤胞内寄生菌的能力，产生炎症介质。②活化 NK 细胞，增强抗病毒、抗肿瘤能力。③作用于 APC，增强 MHC 分子的表达，提高抗原提呈能力。

（3）IL-2　①刺激 $CD4^+$ Th 细胞增殖分化，分泌细胞因子。②$CD8^+$ T 细胞增殖分化，形成效应 Tc 细胞。③增强 NK 细胞的杀伤能力。

$CD8^+$ Tc 细胞对其特异性抗原具有特异性杀伤作用，其免疫学效应如下。

（1）释放穿孔素　穿孔素是储存在效应 Tc 细胞中的一种蛋白质，其作用与补体激活过程中的攻膜复合体相似。当效应 Tc 细胞与靶细胞密切接触时，穿孔素可在 Ca^{2+} 的作用下，穿入靶细胞的细胞膜中，形成穿膜孔道，使水和电解质迅速进入细胞，导致靶细胞崩解、破坏。

（2）释放颗粒酶　颗粒酶也是储存在效应 Tc 细胞中的一种蛋白质，脱颗粒时可随穿孔素一起释放，经穿孔素形成的穿膜孔道进入靶细胞内，激活凋亡途径，诱导靶细胞凋亡。

（3）Fas/FasL 介导细胞凋亡　活化后的 Tc 细胞表达 FasL，可与肿瘤或病毒感染的靶细胞表面的 Fas 结合，通过激活半胱氨酸-天冬氨酸蛋白酶信号转导途径诱导靶细胞凋亡。

二、B 细胞介导的体液免疫应答

（一）基本过程

B 细胞受到抗原刺激后，转化为浆细胞，浆细胞分泌抗体，产生免疫效应，因抗体存在于体液中，故称体液免疫应答。其中 TD 抗原和 TI 抗原均可诱导产生体液免疫应答，免疫应答因抗原的种类不同而产生不同的免疫特征。

1. TD 抗原诱导的体液免疫应答

TD 抗原引起体液免疫应答，需要四种免疫细胞，分别是树突状细胞、$CD4^+$ T 细胞、Th2 细胞和 B 细胞，可分为感应阶段、反应阶段和效应阶段。

（1）感应阶段　TD 抗原初次进入机体，由树突状细胞摄取、加工处理，形成抗原肽-MHC 复合体，并提呈给 $CD4^+$ Th 细胞。再次进入机体的抗原，主要由单核-巨噬细胞或 B 细胞提呈抗原。

（2）反应阶段　B 细胞在 $CD4^+$ Th 细胞的协助下识别抗原，通过自身的活化增殖分化为浆细胞，产生抗体。

①$CD4^+$ Th 细胞活化、增殖和分化　$CD4^+$ Th 细胞通过双信号模式和细胞因子的作用活化、增殖和分化。第一活化信号即抗原识别信号，$CD4^+$ Th0 细胞通过表面的 TCR-CD3 复合体和 CD4 分子与 APC 表面相应抗原肽-MHC 复合体相互作用，获得活化的第一信号。第二活化信号为协同刺激信号，APC 表面的协同刺激因子 B7 与 $CD4^+$ Th0 细胞表面上的相应受体 CD28 结合后产生协同刺激信号。

双信号的刺激及 APC 分泌的 IL-1 作用使 $CD4^+$ Th 细胞活化并表达 IL-2、IL-4、IL-12 等多种细胞因子，并在细胞因子的作用下进一步活化、增殖和分化。在 IL-4 的作用下，$CD4^+$ Th0 细胞分化为 Th2 细胞，并分泌 IL-4、IL-5、IL-6、IL-10、IL-13、TNF、IFN 等多种细胞因子，为 B 细胞活化、增殖、分化做准备。部分 Th 细胞会终止分化，转化为 Tm 细胞。

②B 细胞活化、增殖和分化　B 细胞的活化、增殖、分化也需要双信号的刺激。第一信号为 BCR-Igα/Igβ 复合受体交联结合抗原；第二信号为活化的 $CD4^+$ Th 细胞表面表达的 CD40L 和 IFA-1 等刺激分子与 B 细胞表面的 CD40 和 ICAM-1 等刺激分子结合。

活化的 B 细胞表达多种细胞因子，并与活化的 Th2 细胞所产生的细胞因子结合后，使 B 细胞增

知识拓展
25-1

殖分化为浆细胞。部分 B 细胞会终止分化,转化为 Bm 细胞。

(3)效应阶段　浆细胞分泌产生的抗体,与相应抗原结合后,发挥中和作用、调理吞噬作用、激活补体作用和 ADCC,清除抗原性异物。

2. TI 抗原诱导的体液免疫应答

TI 抗原活化 B 细胞的机制与 TD 抗原不同,不需要由 T 细胞的协助,也不需要抗原提呈细胞的提呈,可直接激活作用于 B 细胞,产生体液免疫应答。

(二)生物学效应

1. 中和作用　抗体在体内可与毒素或病毒相结合,起到中和毒素、阻断病原体入侵、清除病原微生物的作用。

2. 调理吞噬作用　IgG 抗体的 Fc 段可与中性粒细胞、巨噬细胞表面相应的 Fc 受体结合,从而增强吞噬细胞的吞噬作用。

3. 激活补体作用　抗原与抗体形成的免疫复合物可激活补体成分,发挥溶解细胞的作用。

4. ADCC　NK 细胞通过其表面的 Fc 受体,识别靶细胞(如病毒感染细胞或肿瘤细胞)表面抗原上的抗体的 Fc 段,直接杀伤靶细胞。

5. 免疫损伤　抗体 IgE 为亲细胞抗体,可通过其 Fc 段与肥大细胞和嗜碱性粒细胞表面的 IgE 高亲和力 Fc 受体结合,使其致敏。当相同的变应原再次进入机体时,可以直接与致敏靶细胞表面的特异性 IgE 结合,促使这些细胞合成和释放生物活性物质,引起 I 型超敏反应。

(三)抗体产生的一般规律

抗体产生的过程可分为潜伏期、对数期、平台期和下降期四个阶段。研究抗体产生的规律在预防接种、疾病诊断和疾病预后中具有重要的意义。根据抗原进入机体的时间不同,免疫应答可分为初次免疫应答和再次免疫应答(图 25-2)。

1. 初次免疫应答

初次免疫应答是机体第一次接受抗原刺激后所诱发的免疫应答。初次免疫应答时,抗体产生需要的潜伏期较长;抗体含量低;抗体的效价和亲和力低;抗体在体内维持的时间短;血清中的抗体以 IgM 为主,IgG 为辅,且出现相对较晚。

2. 再次免疫应答

初次免疫应答后,机体再次受到相同抗原刺激时所产生的体液免疫应答称为再次免疫应答。与初次免疫应答相比,再次免疫应答的潜伏期明显缩短;抗体含量显著增加;抗体的效价高,亲和力高,在体内维持的时间长;只需少量抗原即可诱发再次免疫应答,血清中产生的抗体以 IgG 为主。

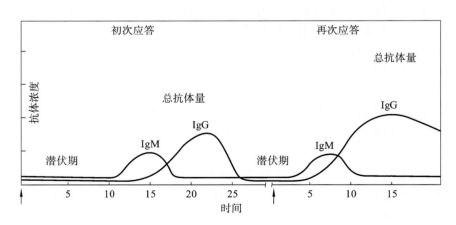

图 25-2　抗体产生的一般规律

抗体产生的规律在医学上具有重要的临床意义。①在制备免疫血清和疫苗接种过程中,通过再次或多次免疫,往往可以诱导产生高效价、高亲和力的抗体,增强免疫效果。②在感染性疾病的诊断中,通过检测血清中 IgM 抗体,作为早期诊断和胎儿宫内感染的依据之一。③检测患者在早期和恢复期的抗体效价,如 IgG 抗体或总抗体效价增高 4 倍以上,有助于了解疾病的病程和转归(图 25-3,图25-4)。

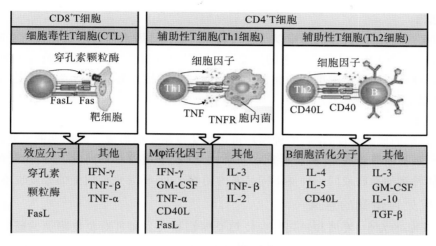

图 25-3　T 细胞的激活

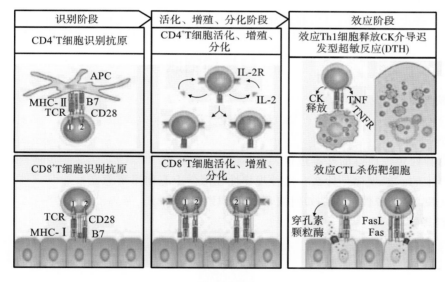

图 25-4　细胞免疫与体液免疫的过程

三、免疫耐受

免疫耐受是指机体的免疫系统接受某种抗原作用后所产生的一种特异性免疫无应答或低应答的状态。能够诱导免疫耐受的抗原称为耐受原,由自身抗原诱导的免疫耐受称为自身免疫耐受或天然免疫耐受;通过外来的抗原诱导的免疫耐受,称为获得性免疫耐受。

1. 天然免疫耐受

天然免疫耐受是个体在胚胎发育期或新生期受到自身抗原或外来抗原刺激而形成的免疫耐受。

2. 获得性免疫耐受

获得性免疫耐受是指原本具有免疫应答能力的 T、B 细胞因受到多种因素的影响而失去应答

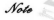

能力。

免疫耐受与特异性免疫应答一样，是机体免疫功能的重要组成部分，具有特异性和记忆性。对自身抗原耐受是避免发生自身免疫性疾病的关键。

（一）诱导免疫耐受的条件

免疫耐受的产生受到抗原和机体两个方面因素的影响。

1. 抗原因素

抗原的理化性质、进入机体的剂量以及进入机体的途径等因素都会影响免疫耐受的形成。一般来说，小分子的可溶性抗原、非聚合状态的抗原容易诱导免疫耐受。抗原的剂量与抗原的类型、机体的年龄、动物的种属和细胞的类型密切相关。经静脉注射的抗原容易诱导免疫耐受，而皮下和肌内注射则容易引起正免疫应答。

2. 机体因素

机体免疫系统的成熟程度、动物的种属均可影响免疫耐受的形成。胚胎期的动物因其免疫功能发育尚未完全，最易诱导免疫耐受，新生期的机体次之，成年期较难。同时，免疫耐受的诱导还存在个体差异，不同种属的动物或同一种属不同品系的动物之间，诱导免疫耐受的程度也不相同。

（二）研究免疫耐受的意义

许多临床疾病的发生、发展和转归与免疫耐受密切相关。通过对免疫耐受的研究，可协助疾病的预防、诊断和预后判断。如临床上，通过口服过敏物的方法诱导免疫耐受，可用于预防 I 型超敏反应。通过诱导对移植器官的特定抗原产生免疫耐受，可减少器官移植的排斥反应。如机体对自身组织的免疫耐受被终止或被破坏，可引起自身免疫性疾病。

 目标检测题

一、名词解释

1. 免疫应答　　2. 血脑屏障　　3. 免疫耐受

二、简答题

1. 简述特异性免疫应答的基本过程。

2. 抗体产生的一般规律是什么？这种规律性在医学上有何重要意义？

3. 细胞免疫中，外源性抗原是如何被 T 细胞识别的？

三、单项选择题

在线答题 25

（王　颖）

 Note

第二十六章 超 敏 反 应

学 习 目 标

1. 掌握:超敏反应的概念、分型、防治原则和常见疾病。
2. 熟悉:超敏反应的临床特点、参与物质。
3. 了解:四型超敏反应的发生机制。

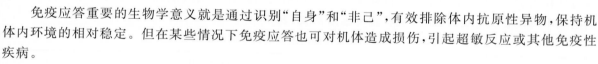

案 例 引 导

患者,李某,女,30岁,朋友聚会时吃虾后出现恶心、呕吐、腹痛、腹泻、皮疹、头晕等表现。急诊入院,诊断为食物过敏。请思考:①为什么有的人吃虾会过敏? ②过敏反应如何避免? ③参与Ⅰ型超敏反应的物质有哪些?

案例答案

免疫应答重要的生物学意义就是通过识别"自身"和"非己",有效排除体内抗原性异物,保持机体内环境的相对稳定。但在某些情况下免疫应答也可对机体造成损伤,引起超敏反应或其他免疫性疾病。

超敏反应(hypersensitivity)又称变态反应、过敏反应,是指被抗原致敏的机体再次接受相同抗原刺激时所引起的以组织细胞损伤或生理功能紊乱为主的病理性免疫应答。引起超敏反应的抗原性物质叫变应原,可以是完全抗原(异种动物血清、组织细胞、微生物、寄生虫、植物花粉、兽类皮毛等),也可以是半抗原(如青霉素、磺胺、非那西汀等药物,或生漆等低分子物质);可以是外源性的,也可以是内源性的。人群中只有少数个体接触变应原发生超敏反应,这部分容易发生超敏反应的人临床上称为过敏体质者。

根据发生机制和临床特点,超敏反应可分为四种类型,其中Ⅰ、Ⅱ、Ⅲ型属于体液免疫应答,由B细胞介导,Ⅳ型属于细胞免疫应答,由T细胞介导。

第一节 Ⅰ型超敏反应

Ⅰ型超敏反应因反应发生迅速,又称为速发型超敏反应(图26-1)。

Note

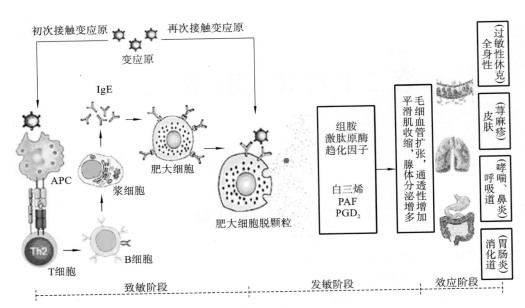

图 26-1 Ⅰ型超敏反应发生机制

一、发生机制

Ⅰ型超敏反应的发生过程可分为三个阶段。

1. 致敏阶段

变应原进入过敏体质的机体,刺激某些 B 细胞产生大量 IgE,IgE 以 Fc 段结合于肥大细胞或嗜碱性粒细胞膜表面 IgE Fc 受体(FcεR),使机体处于致敏状态。表面结合特异性 IgE 的肥大细胞和嗜碱性粒细胞,称为致敏靶细胞。机体受变应原刺激两周后即可被致敏,此状态可持续数月。致敏期间如不再接触相应变应原,致敏状态可逐渐消失(表 26-1)。

表 26-1 致敏靶细胞释放的主要活性介质及生物学作用

活性介质种类	生物学作用
组胺	小静脉与毛细血管扩张、通透性增加,胃肠道、呼吸道、子宫、膀胱平滑肌收缩,黏膜腺体分泌增加
激肽原酶	毛细血管扩张、通透性增加,支气管平滑肌收缩,嗜酸性粒细胞、中性粒细胞趋化作用
嗜酸性粒细胞趋化因子	趋化嗜酸性粒细胞
前列腺素 D2	毛细血管扩张、通透性增加,支气管平滑肌收缩,黏膜腺体分泌增加
白三烯	毛细血管扩张、通透性增加,支气管平滑肌收缩,黏膜腺体分泌增加
血小板活化因子	聚集、活化血小板,释放组胺、5-羟色胺等血管活性胺类,使血管扩张及通透性增加

2. 发敏阶段

同种变应原再次进入已致敏的机体,迅速与肥大细胞或嗜碱性粒细胞表面的 IgE 结合,使致敏的靶细胞活化,脱颗粒释放生物活性介质。生物活性介质有两类:靶细胞颗粒中预存的活性介质即储备介质,包括组胺、激肽原酶、嗜酸性粒细胞趋化因子等;靶细胞激活后新合成的介质,主要有白三烯(LTs)、血小板活化因子(PAF)、前列腺素 D_2(PGD$_2$)等。

3. 效应阶段

生物活性介质作用于效应组织和器官,引起平滑肌收缩,毛细血管扩张、通透性增加,腺体分泌增加,局部嗜酸性粒细胞浸润等病理变化,出现以生理功能紊乱为主要表现的超敏反应。在Ⅰ型超敏反应发病早期,组织器官并无器质性损害,如能及时解除变应原的刺激,给予对症处理,临床症状可迅速消退。

二、临床特点

Ⅰ型超敏反应的特点如下。①发作快,消退也快;②主要由 IgE 介导;③补体不参与;④参与的细胞有肥大细胞、嗜酸性粒细胞和嗜碱性粒细胞三种;⑤组胺等生物活性介质发挥主要作用;⑥以生理功能紊乱为主要改变,无明显组织细胞损伤;⑦发病与否有明显的个体差异和遗传倾向。

三、临床常见疾病

1. 过敏性休克

最严重的Ⅰ型超敏反应性疾病是过敏性休克,常发生在再次接触变应原后数秒至数分钟内,患者常出现胸闷、气急、呼吸困难、血压下降、意识障碍或昏迷等一系列症状。若抢救不及时,可导致死亡。

(1)药物过敏性休克 青霉素过敏性休克最常见。青霉素分子量小,本身无免疫原性,但青霉素不稳定,易降解为青霉噻唑醛酸或青霉烯酸,降解产物与体内组织蛋白载体结合成为完全抗原,因此使用青霉素时应新鲜配制,放置 2 h 后不宜再使用。临床上发现少数人在初次注射青霉素时也可发生过敏性休克,这可能与其曾使用过被青霉素污染的注射器等医疗器械,吸入空气中的青霉菌孢子,或皮肤黏膜接触过青霉素或其降解产物已使机体致敏有关,因此医务人员在做皮试时也不能掉以轻心,应注意密切观察,以便及时发现异常情况。此外,头孢菌素、链霉素、普鲁卡因等也可引起过敏性休克。

(2)血清过敏性休克 临床再次应用抗毒素、抗病毒血清治疗或紧急预防破伤风、白喉或病毒性疾病时,亦可引起过敏性休克。

2. 呼吸道过敏反应

以过敏性鼻炎和过敏性哮喘最常见。少数人吸入花粉、尘螨、真菌孢子和动物毛屑等变应原或呼吸道病原微生物时,可引起过敏性鼻炎或过敏性哮喘。

3. 消化道过敏反应

少数人进食鱼、虾、蟹、蛋、乳等食物或服用某些药物后,可出现恶心、呕吐、腹痛、腹泻等急性胃肠炎症状,称为过敏性胃肠炎。严重者也可发生过敏性休克。研究表明,此类患者胃肠道黏膜表面 SIgA 明显减少,导致局部防御功能下降,黏膜细胞容易受到病原微生物损伤;另外,由于患者胃肠道蛋白水解酶缺乏,导致食入的异种蛋白质不能被完全分解,分解不完全的异种蛋白质经损伤的胃肠黏膜吸收后可引发过敏性胃肠炎。

4. 皮肤过敏反应

药物、食物、肠道寄生虫或冷热刺激等均可引起皮肤过敏症。主要表现为荨麻疹、特应性皮炎(湿疹)和血管神经性水肿。

四、防治原则

1. 查找变应原,避免接触

查明变应原、避免再次接触是预防超敏反应的理想措施。通常采用询问病史和变应原皮肤试验等方法。对已查明的变应原,如皮试阳性的药物或食物,应禁止使用或食用,但现实生活中,有些变应原却难以避免接触,如花粉、尘螨、冷空气等。

Note

2. 脱敏疗法

对抗毒素皮试阳性而又急需应用的患者，可以采用小剂量、短间隔（20～30 min）、多次注射的方法。即将所需全量免疫血清分次给患者注入，避免一次大量注射可能引发的过敏反应。其原理是小剂量变应原进入体内，使少量致敏靶细胞脱颗粒，释放少量生物活性介质，但不足以引起明显临床症状。短期内小剂量多次注射抗毒素血清，可耗尽致敏靶细胞内已储存的活性介质，使机体暂时脱敏，最后再大量注射抗毒素就不会发生过敏反应。这种脱敏作用是暂时的，一段时间后机体可恢复致敏状态。

3. 减敏疗法

对已检出而又难以避免接触的变应原（如花粉、尘螨等），可采用小剂量变应原、长间隔（1周左右）、逐渐增量、多次皮下注射的方法，进行减敏治疗，以达到最终使机体脱敏的目的。作用机制可能与改变抗原进入机体的途径、诱导机体产生与 IgE 竞争抑制的 IgG 有关，这种抗原特异性 IgG 又称为封闭性抗体。

4. 药物治疗

针对超敏反应的发生机制，用药物选择性地阻断或干扰某个环节，抑制超敏反应的发生。①抑制生物活性介质释放：阿司匹林、色甘酸二钠、肾上腺素、氨茶碱等具有稳定肥大细胞膜，提高细胞内 cAMP 浓度，防止活性介质的释放的作用。②生物活性介质拮抗：赛庚啶、苯海拉明、扑尔敏、异丙嗪等能与组胺竞争靶细胞上的组胺受体而影响组胺发挥作用。③过敏性休克抢救药：肾上腺素，可解除平滑肌痉挛，缓解支气管哮喘，可收缩外周毛细血管，升高血压，抢救过敏性休克。

第二节　Ⅱ型超敏反应

Ⅱ型超敏反应又称细胞毒型或细胞溶解型超敏反应（图 26-2）。

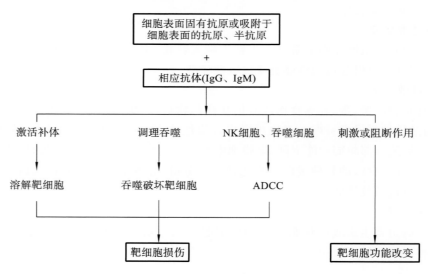

图 26-2　Ⅱ型超敏反应的发生机制

一、发生机制

1. 靶细胞及表面抗原

正常组织细胞、改变的自身组织细胞、被抗原表位结合修饰的自身组织细胞均可成为Ⅱ型超敏反应中被攻击杀伤的靶细胞。抗原有细胞表面固有抗原(如血型抗原)、感染或外伤导致的抗原、外来抗原或半抗原(吸附于细胞上,如药物半抗原吸附于血细胞上)。

2. 抗体、补体和效应细胞的作用

参与Ⅱ型超敏反应的抗体主要是IgG和IgM。当抗体与靶细胞表面的抗原或吸附的抗原、半抗原结合,或形成免疫复合物黏附于细胞表面时,可通过以下三条途径导致靶细胞溶解死亡、组织损伤:①激活补体介导溶细胞作用;②吞噬细胞的调理作用;③NK细胞的ADCC效应。

二、临床特点

Ⅱ型超敏反应的特点如下:①参与的抗原为细胞表面的固有抗原或吸附于细胞表面的抗原;②参与的抗体主要是IgG、IgM;③通过激活补体、调理吞噬、ADCC三条途径损伤靶细胞;④最容易受损的靶细胞是血细胞。

三、临床常见疾病

1. 输血反应

多发生于ABO血型不符的输血。输入的异型红细胞很快与受血者体内的天然血型抗体(为IgM类抗体)结合,迅速活化补体,导致血管内溶血,患者即刻出现寒战、高热、意识障碍、血红蛋白尿(酱油尿),后果十分严重。因此在临床工作中,应强化输血各环节的责任制,杜绝输血反应的发生。

2. 新生儿溶血症

(1)母胎Rh血型不符　多见于母亲为Rh⁻血型,胎儿为Rh⁺血型,Rh⁻血型的母亲由于输血、流产或分娩等原因受到Rh⁺红细胞抗原刺激,产生Rh血型抗体,此抗体为IgG类抗体。当母亲再次妊娠,胎儿仍为Rh⁺血型时,母亲体内的Rh抗体通过胎盘进入胎儿体内,与胎儿Rh⁺红细胞相结合,激活补体经典途径,导致大量红细胞被破坏,引起流产、死胎或发生新生儿溶血。故产后72 h内给产妇注射抗Rh抗体,可有效预防再次妊娠时发生新生儿溶血症(图26-3)。

知识拓展
26-1

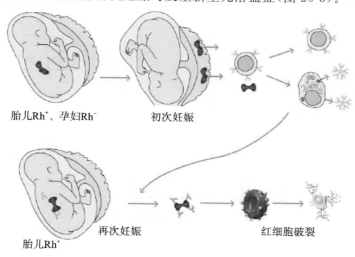

图 26-3　新生儿溶血示意图

(2)ABO血型不符　多发生于母亲为O型血,胎儿为A型、B型或AB型。虽然ABO血型不符较常见,但是少量的胎儿异型红细胞可诱导母亲体内产生IgG类抗体,进入胎儿血流后,有一部分可被血清或其他组织中存在的A、B型抗原物质吸附,因而减轻了抗体对胎儿红细胞的破坏作用。故ABO血型不符所致新生儿溶血症发生率虽然高,但症状较轻。

3. 药物过敏性血细胞减少症

药物作为半抗原,与血细胞膜蛋白、血浆蛋白结合,获得免疫原性,刺激机体免疫系统产生抗体,

Note

导致血细胞被破坏。临床上表现为自身免疫性溶血性贫血、粒细胞减少症或血小板减少性紫癜。

4. 肺出血-肾炎综合征

因感染或吸入某些有机溶剂,造成肺组织损伤,损伤的肺组织因抗原性改变诱导产生自身抗体。由于肺泡基底膜和肾小球基底膜有共同抗原成分,因此抗肺基底膜的自身抗体通过交叉反应可造成肾小球损伤,导致肺出血和肾炎。临床表现为咳血、血尿、蛋白尿、贫血、进行性肾功能衰竭。

5. 甲状腺功能亢进症

甲状腺功能亢进症又称Graves病,属于自身免疫性受体病,是一种特殊的Ⅱ型超敏反应,又称抗体刺激型超敏反应。本病患者体内可产生针对甲状腺细胞表面促甲状腺激素(TSH)受体的自身抗体,这种抗体与TSH受体结合,可持续刺激甲状腺分泌甲状腺素,导致患者体内甲状腺素的浓度升高,出现甲状腺功能亢进的临床表现。

【考点提示】
　Ⅱ型超敏反应损伤靶细胞的途径和临床常见疾病。

第三节　Ⅲ型超敏反应

Ⅲ型超敏反应又称免疫复合物型或血管炎型超敏反应(图26-4)。

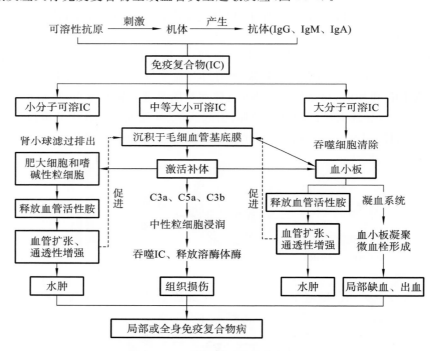

图 26-4　Ⅲ型超敏反应的发生机制

一、发生机制

1. 免疫复合物沉积

可溶性抗原与相应抗体(IgG、IgM 和 IgA)结合可形成免疫复合物(IC),并在一定条件下沉积于肾小球基底膜、血管壁、皮肤或滑膜等组织中。通常大分子 IC 可被体内单核-巨噬细胞及时吞噬清除,小分子 IC 在循环中比较稳定,可通过肾小球滤过清除,因此两者均无致病作用。但是中等大小可溶性 IC 不能通过上述方式清除,因此可长时间在体内循环,引起Ⅲ型超敏反应。

2. 组织损伤机制

循环中的中等大小可溶性 IC 易沉积于局部毛细血管基底膜,最常见的沉积部位是肾小球、关节、心肌等毛细血管迂回曲折处或抗原进入部位。IC 并不直接损伤组织,而是通过以下方式引起免疫损伤。①补体的作用:沉积的中等大小可溶性 IC 可激活补体的经典途径,产生 C3a、C4a、C5a,这些过敏毒素可刺激肥大细胞和嗜碱性粒细胞脱颗粒,释放组胺、白三烯、前列腺素、血小板活化因子等生物活性介质,使血管通透性增加,导致渗出性炎症反应,并促进中性粒细胞在复合物沉积部位聚集。②中性粒细胞的作用:聚集的中性粒细胞在吞噬沉积的 IC 过程中,释放溶酶体酶、蛋白水解酶、胶原酶等,造成血管基底膜和邻近组织损伤。③血小板的作用:IC 引起血小板在局部凝集、活化,释放血管活性胺类,加剧局部渗出性炎症反应,并激活凝血过程,形成微血栓,引起局部缺血、出血及坏死。

二、临床特点

Ⅲ型超敏反应特点如下:①IgM、IgA、IgG 参与反应;②中等大小可溶性 IC 在致病上发挥主要作用;③补体及中性粒细胞释放的溶酶体酶是引起组织损伤的主要原因;④病变局部主要是以中性粒细胞浸润为主的炎症反应。

三、临床常见疾病

1. 局部免疫复合物病

（1）Arthus 反应　1903 年,Arthus 首次发现,给家兔皮下多次注射马血清后,注射局部可发生水肿、出血、坏死等剧烈炎症反应。这是抗原在局部与相应抗体结合形成 IC,沉积在血管基底膜所致。

（2）类 Arthus 反应　反复注射动物来源的胰岛素或狂犬病疫苗等制剂,可刺激机体产生相应 IgG 类抗体,若再次注射后,即可在注射部位出现红肿、出血和坏死等与 Arthus 反应类似的局部急性炎症反应。

2. 全身免疫复合物病

（1）血清病　治疗破伤风、白喉等外毒素性疾病需要大剂量注射异种动物免疫血清,部分患者经过 1～2 周,出现局部红肿、发热、皮疹、淋巴结肿大、关节肿痛及蛋白尿等表现,称为血清病。由于患者体内产生的抗异种动物血清抗体与残余的动物血清结合形成 IC,沉积于皮肤、关节和肾小球等部位,引起全身免疫复合物病。随着抗体形成增多,抗原逐渐被清除,疾病即自行恢复。临床上长期使用青霉素、磺胺等药物,也可通过类似发生机制出现血清病样反应,称为药物热。

（2）链球菌感染后肾小球肾炎　以 A 群链球菌感染最多见。部分链球菌感染的患者,在感染后 2～3 周,可发生急性肾小球肾炎。由链球菌的细胞壁 M 蛋白与相应抗体形成 IC,沉积于肾小球基底膜所致。

（3）类风湿关节炎　发病机制可能是在病毒或支原体持续感染下,机体 IgG 类抗体发生变性,继而刺激机体产生抗变性 IgG 的 IgM 类自身抗体,即类风湿因子（RF）。类风湿因子与自身变性的 IgG 结合形成 IC,并反复沉积于小关节滑膜毛细血管壁,引起关节炎症性损伤。检测 RF 是临床辅助诊断类风湿关节炎的指标之一。

（4）系统性红斑狼疮（SLE）　病因尚未明确,但是患者血液内可查出多种自身抗体,如抗核抗体、抗线粒体抗体等。自身抗体与自身成分形成的 IC 沉积在全身多处血管基底膜,导致组织损伤,表现为全身多脏器的血管炎及器官病变。

【考点提示】
Ⅲ型超敏反应损伤靶细胞的途径和临床常见疾病。

第四节　Ⅳ型超敏反应

Ⅳ型超敏反应又称迟发型超敏反应。

一、发生机制

1. 抗原与细胞

引起Ⅳ型超敏反应的抗原主要包括胞内寄生菌、病毒、寄生虫、真菌、细胞抗原(如肿瘤细胞、移植细胞)和某些化学物质等。胞内寄生菌以结核杆菌最常见。进入机体的这些抗原经 APC 加工处理后,以抗原肽-MHC-Ⅰ或抗原肽-MHC-Ⅱ类复合物的形式表达于 APC 表面,提呈给 T 细胞,使之活化、增殖、分化为效应 T 细胞。效应 T 细胞主要是 CD4$^+$ Th 细胞和 CD8$^+$ Tc 细胞,导致单核细胞和白细胞进入抗原存在部位而进一步扩大炎症反应(图 26-5)。

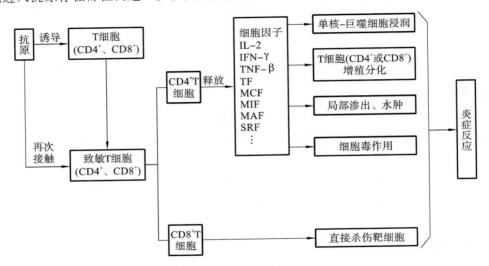

图 26-5　Ⅳ型超敏反应的发生机制

2. 效应 T 细胞介导炎症反应和组织损伤

效应 T 细胞再次与 APC 或靶细胞表面相应抗原接触,可引起炎症反应和靶细胞的溶解破坏。①CD4$^+$ Th1 细胞释放细胞因子,介导炎症反应和组织损伤,并促进单核-巨噬细胞和淋巴细胞在局部聚集并活化;活化的单核-巨噬细胞和淋巴细胞释放各种炎性介质,加重局部炎症损伤。②CD8$^+$ Tc 细胞介导的细胞损伤:CD8$^+$ Tc 细胞与靶细胞表面的相应抗原结合后,通过释放穿孔素和颗粒酶,导致靶细胞的溶解和凋亡。

二、临床特点

Ⅳ型超敏反应的特点如下:①反应发生慢(24～72 h),消退也慢;②T 细胞介导,无抗体和补体参与;③局部病变,主要是单核细胞浸润为主的炎症反应;④无明显的个体差异(除接触性皮炎外)。

三、临床常见疾病

1. 传染性超敏反应

通常是胞内寄生的细菌、病毒、真菌和原虫等病原微生物在感染过程中引发的Ⅳ型超敏反应,故称传染性迟发型超敏反应。如:肺结核形成干酪样坏死;麻风出现皮肤肉芽肿;沙门菌引起肠热症,出现肠穿孔。发生传染性迟发型超敏反应表示机体已经获得对特定病原体的免疫力,如结核菌素试验阳性表示机体曾经感染过结核杆菌,机体已经对结核杆菌产生了免疫力。

2. 接触性皮炎

再次接触药物、染料、油漆、农药、化妆品等变应原所引发的以皮肤损伤为主要特征的迟发型超敏反应。一般在接触 24 h 后发生皮炎,48～72 h 达高峰。这是因为新半抗原与表皮的角质蛋白结合为完全抗原,使机体致敏,当再次接触相应变应原后,局部皮肤可出现红斑、丘疹、水疱,严重者可发生剥脱性皮炎。

3. 移植排斥反应

由于供、受者双方 HLA 的差异,进行同种异体器官移植后会发生不同程度的排斥反应,严重的会导致移植物的坏死。排斥反应主要由 T 细胞介导。

 目标检测题

一、名词解释

1. 超敏反应　　2. 变应原　　3. 脱敏疗法

二、简答题

1. 简述各型超敏反应的发生机制、临床特点和常见病。

2. 简述脱敏疗法的操作方法和原理。

3. 青霉素可引起哪些类型的超敏反应? 各自的机制是什么?

三、单项选择题

在线答题 26

(张新明)

【考点提示】
Ⅳ型超敏反应的临床常见疾病。

第二十七章 免疫学应用

学习目标

1. 掌握：免疫学诊断、免疫学预防的基本原理。
2. 熟悉：抗原、抗体的检测方法，免疫细胞的检测方法，免疫学治疗方法和原理。
3. 了解：免疫学检测的技术和方法。

案例引导

女，27岁，孕40周收住院，各项检查正常。顺产生下一男婴，体重4.12 kg，发育正常，四肢活动良好，皮肤红润，巩膜无黄染。出生24 h后，左上臂外侧皮下注射卡介苗（BCG）0.05 mg，右上臂外侧肌内注射乙肝疫苗30 μg。请思考：①BCG、乙肝疫苗各预防哪种疾病？②人工免疫有几种类型？③常见制剂有哪些？

案例答案

第一节　免疫学诊断

免疫学检测技术具有较高的特异性，广泛应用于临床疾病的诊断、发病机制研究、预后判断、防治和药物疗效评价。

一、抗原或抗体的检测

抗原抗体反应是指抗原与相应抗体在体内或体外发生的特异性结合。抗原与抗体之间通过非共价键结合。由于抗体主要存在于血清中，临床上多用血清标本进行试验。抗原抗体反应又称血清学反应或血清学试验。

（一）抗原抗体反应的特点

1. 特异性

抗原抗体反应具有高度特异性，即一种抗原通常只能与由它刺激所产生的抗体结合。其物质基础是抗原表位与抗体超变区在空间构型上的互补性，这种特异性如同钥匙和锁的关系。

2. 可逆性

抗原与抗体间主要以氢键、静电引力、范德华力和疏水键等分子表面的化学基团之间的作用力结合,这种作用力在一定条件下(如温度、酸碱度、电解质等)可被破坏,破坏后抗原和抗体仍具有原有的特性。

3. 适当的比例

在一定条件下,抗原和抗体结合后可出现肉眼可见反应。两者比例适当,抗原与抗体结合后形成的复合物体积大、数量多,能出现肉眼可见的反应;反之,则不能出现肉眼可见的反应。

4. 阶段性

抗原与抗体反应分为两个阶段:第一阶段是特异性结合阶段,反应快,仅几秒到几分钟,但不出现可见反应;第二阶段是可见反应阶段,反应慢,需经数分钟或数小时,免疫复合物进一步交联、聚集,形成凝集、沉淀等肉眼可见的反应。

（二）影响抗原抗体反应的因素

影响抗原抗体反应的因素主要包括如下几点。

1. 电解质

抗原和抗体在中性或碱性环境下带负电荷,适当浓度的电解质使其失去一部分负电荷而促使其相互结合,出现肉眼可见的凝集团块或沉淀物。

2. 温度

提高温度可增加抗原与抗体分子相互碰撞的机会,加快二者结合,但也易引起复合物解离。温度低,反应速度缓慢,但结合牢固。37 ℃为多数抗原抗体反应的适宜温度。

3. 酸碱度

抗原抗体反应的最适酸碱度为 pH 6~8,酸碱度会影响抗原、抗体的理化性质。当抗原抗体反应液的 pH 接近抗原或抗体的等电点时,抗原与抗体所带正、负电荷相等,其间相互排斥力丧失,因自身吸引而导致凝集,出现假阳性或假阴性。

（三）常用抗原或抗体检测方法

1. 凝集反应（agglutination reaction）

细菌、细胞等颗粒性抗原与相应抗体结合,在一定条件下出现肉眼可见的凝集物现象,称为凝集反应(图 27-1)。

（1）直接凝集反应 颗粒性抗原直接与相应抗体反应出现的凝集现象称为直接凝集反应。分玻片法和试管法(图 27-2)。玻片法为定性试验,常用于细菌的鉴定和人红细胞 ABO 血型的鉴定等。试管法为半定量试验,以抗原与抗体相互结合出现可见反应物的最大稀释倍数为效价,表示被检血清中相应抗体的含量,如诊断伤寒、副伤寒所用的肥达反应。

（2）间接凝集反应 可溶性抗原或抗体结合于某些颗粒载体表面,再与相应抗体或抗原进行反应产生的凝集现象,称为间接凝集反应。常用的颗粒载体有红细胞、聚苯乙烯乳胶颗粒等。根据载体不同,分别称为间接血凝和间接乳胶凝集反应等。若将抗体结合于颗粒载体上检测未知抗原,则称为反向间接凝集反应。如果先将可溶性抗原与抗体反应一定时间后,再加入颗粒载体,则抗体因与抗原结合而消耗,不再出现凝集现象,这种反应称间接凝集抑制反应。本方法常用于某些传染病的辅助诊断或妊娠早期诊断。

2. 沉淀反应

可溶性抗原与相应抗体在一定条件下结合,出现肉眼可见的沉淀物称为沉淀反应(precipitation reaction)。沉淀反应可在液体中进行,如环状沉淀反应和絮状沉淀反应;也可在半固体琼脂介质中进行,抗原、抗体在琼脂凝胶中扩散,在比例合适处形成白色沉淀。

（1）单向琼脂扩散试验 将已知特异性抗体均匀混合于溶化的琼脂中,浇制成琼脂板,间隔适当的距离打孔并在孔中加入待测抗原,使抗原向孔周围自由扩散。抗原与琼脂中的抗体相遇,在比例合适处结合形成沉淀环。由于沉淀环的直径与抗原浓度相关,所以可从标准曲线中查出样品中抗原的含量(图 27-3)。

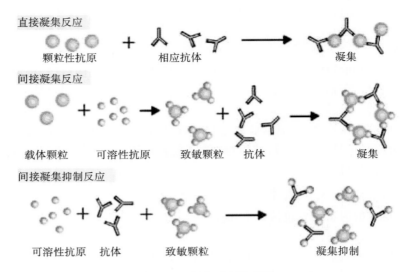

图 27-1　凝集反应示意图

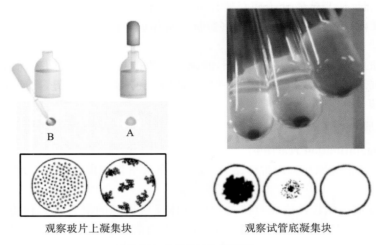

图 27-2　玻片法与试管法

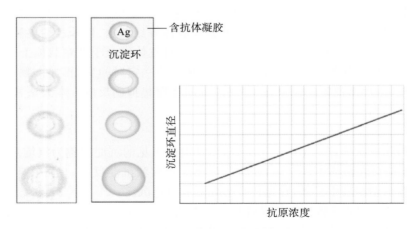

图 27-3　单向琼脂扩散示意图

（2）双向琼脂扩散试验　将抗原和抗体分别加入琼脂凝胶的不同小孔中,两者同时在琼脂中扩散,当两者对应且比例适宜时,在抗原和抗体两孔之间形成白色沉淀线(图 27-4)。一对相应抗原和抗体只形成一条沉淀线,因此可根据沉淀线的数目推断待测抗原液中有多少种抗原成分。

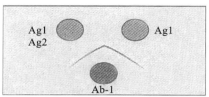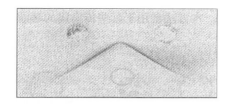

两孔中含有完全相同的抗原

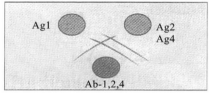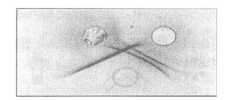

两孔中抗原完全不同

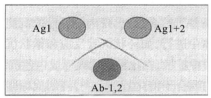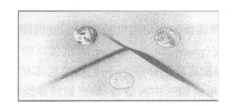

两孔中抗原表位部分相同

图 27-4　双向琼脂扩散示意图

（3）对流免疫电泳　在电场作用下的双向琼脂扩散反应。将琼脂板放入电泳槽内,负极侧的孔内加入抗原,正极侧的孔内加入抗体,通电后在 pH 8.6 的缓冲液中电泳。体积小、负电荷多的抗原能够克服电渗作用向正极移动,而抗体为球蛋白,体积大、负电荷少,受电渗作用反而向负极移动,抗原和抗体两者相对而行,在比例适当处形成白色沉淀线。

3. 免疫标记技术（immunolabeling techniques）

将抗原与抗体反应与标记技术相结合,检测抗原或抗体的一类方法。将已知的抗体或抗原标记上示踪物质,通过检测标记物而间接测定免疫复合物。常用的标记物有酶、荧光素、放射性核素、胶体金及化学发光物质等。免疫标记技术是目前应用最广泛的免疫学检测技术。

（1）酶免疫测定（enzyme immunoassay,EIA）　一种用酶标记一抗或二抗检测特异性抗原或抗体的方法。通过酶分解底物产生有色物质,用酶标仪测定吸光度(OD),以反映抗原或抗体的含量。用于标记的酶有辣根过氧化物酶、碱性磷酸酶等。常用的方法有酶联免疫吸附试验(enzyme linked immunosorbent assay,ELISA)和酶免疫组化技术。ELISA 是酶免疫测定中应用最广泛的技术,基本方法是将已知的抗原或抗体吸附在固相载体(聚苯乙烯板)表面,使抗原抗体反应在固相载体表面进行,用洗涤的方法将游离成分去除。ELISA 主要的操作方法有双抗体夹心法和间接法(图27-5),前者用于检测大分子抗原,后者用于检测抗体。

（2）免疫荧光技术　用荧光素标记一抗或二抗检测特异性抗原或抗体的方法称为免疫荧光技术(immunofluorescence technique)。常用的荧光素有异硫氰酸荧光素、藻红蛋白,这些物质在激发光的作用下,可直接发出荧光。免疫荧光技术可用于鉴定免疫细胞的 CD 分子及检测抗核抗体等。具体方法有直接荧光法和间接荧光法,前者检测不同的抗原需要不同的特异性荧光抗体,后者一种荧光抗体可用于多种不同抗原的检测(图 27-6)。

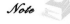

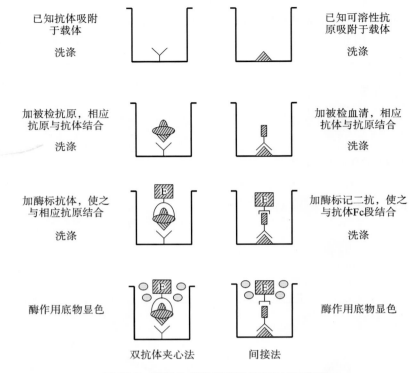

已知抗体吸附于载体 洗涤		已知可溶性抗原吸附于载体 洗涤
加被检抗原,相应抗原与抗体结合 洗涤		加被检血清,相应抗体与抗原结合 洗涤
加酶标抗体,使之与相应抗原结合 洗涤		加酶标记二抗,使之与抗体Fc段结合 洗涤
酶作用底物显色		酶作用底物显色
双抗体夹心法	间接法	

图 27-5 酶联免疫吸附试验(ELISA)示意图

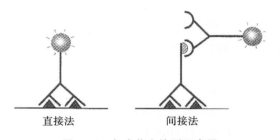

直接法　　　间接法

图 27-6 免疫荧光检测示意图

(3) 免疫胶体金技术 以硝酸纤维素膜为载体吸附抗原,用胶体金标记抗体的免疫标记技术称为免疫胶体金技术(immunological colloidal gold signature,ICS)。临床广泛应用免疫胶体金层析试验检测尿中的绒毛膜促性腺激素,作为妊娠的早期诊断(图 27-7)。该方法显现结果快,所有试剂均干化,操作简便。

(4) 放射免疫测定法(radioimmunoassay,RIA) 用放射性核素标记抗原或抗体进行的免疫学检测技术,常用于微量物质如胰岛素、生长激素、甲状腺素及 IgE 等的测定。

(5) 免疫印迹技术(immunoblotting/western blotting) 一种将高分辨率凝胶电泳和免疫化学分析技术相结合的杂交技术(图 27-8)。免疫印迹技术具有敏感度高、特异性强等优点,是检测蛋白质特性、表达与分布的最常用方法。

二、免疫细胞的检测

检测免疫细胞的数量与功能是判断机体免疫功能状态的重要指标,并有助于某些疾病的诊断、疗效观察及预后分析。

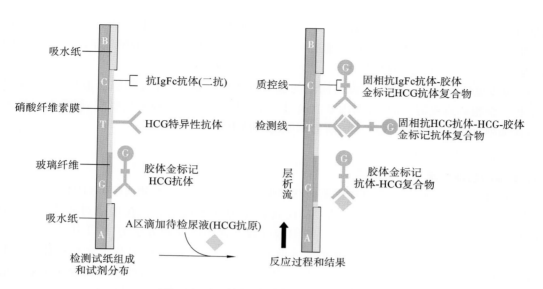

图 27-7　免疫胶体金层析试验原理示意图

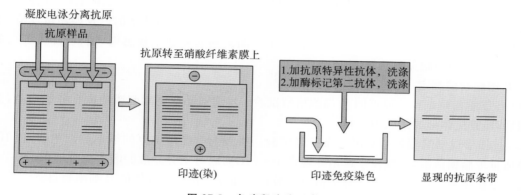

图 27-8　免疫印迹法示意图

（一）免疫细胞的分离与数量检测

1. 外周血单个核细胞的分离

外周血单个核细胞包括淋巴细胞和单核细胞,常用的分离方法是聚蔗糖-泛影葡胺（Ficoll-Hypaque）密度梯度离心法,其原理是根据外周血中各种血细胞比重不同使不同密度的细胞呈梯度分布（图 27-9）。红细胞密度最大,沉至管底,外周血单个核细胞分布于淋巴细胞分层液上面,最上层是血浆。

2. 淋巴细胞及其亚群的分离

淋巴细胞为不均一的细胞群体,根据其表面标志及功能加以分离和鉴定。

（1）E 花环试验　人 T 细胞表面有绵羊红细胞受体（又称 E 受体,即 CD2）。在体外条件下,人 T 细胞能直接与绵羊红细胞结合形成花环,此试验称为 E 花环试验。正常情况下,人外周血淋巴细胞中能形成花环细胞（即 T 细胞）的占 60%～80%。

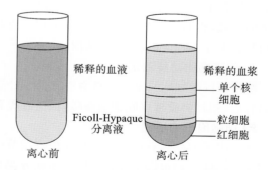

图 27-9　Ficoll-Hypaque 分离外周血单个核细胞示意图

（2）免疫荧光法　用荧光素标记淋巴细胞特异性表面标志的单克隆抗体,常通过间接免疫荧光法检测淋巴细胞表面标志或鉴定细胞亚群。如 $CD3^+$ 为 T 细胞,$CD4^+CD8^-$ 和 $CD8^+CD4^-$ 为 T 细胞亚群，mIgD$^+$ 及 mIgM$^+$ 为 B 细胞。正常人体外周血 CD3$^+$ 细胞的平均值为 60％～80％，CD4$^+$CD8$^-$ 细胞为 55％～60％，CD8$^+$CD4$^-$ 细胞为20％～30％，mIgD$^+$ 及 mIgM$^+$ 为 8％～12％，CD4$^+$/CD8$^+$ 为(1.7～2.0)：1。

（3）免疫磁珠分离法　将细胞表面标记的已知抗体包被磁珠，并与细胞悬液反应，磁珠借抗体结合于相应细胞群或亚群表面，将细胞悬液通过一个专用磁场，磁珠被磁场吸引，磁珠结合细胞与磁珠非结合细胞分离，从而获得高纯度的所需细胞的分离方法。

（二）免疫细胞功能的测定

1. T 细胞功能测定

（1）T 细胞增殖试验　又称淋巴细胞转化试验。特异性抗原或植物血凝素（PHA）、刀豆蛋白 A（Con A）等丝裂原能刺激 T 细胞发生增殖，使其转化为淋巴母细胞。在增殖过程中，细胞 DNA、RNA、蛋白质合成增加，细胞形态改变，最终细胞分裂。常用的检测方法为^{3}H-TdR 掺入法：外周血单个核细胞中，加入 PHA 共同培养，终止培养前 8～15 h，加入氚标记的胸腺嘧啶核苷（^{3}H-TdR），由于^{3}H-TdR 能够掺入细胞合成的 DNA 中，细胞增殖水平越高，掺入的放射性核素就越多。培养结束后收集细胞，用液体闪烁仪测定样品的 β 射线放射活性，以确定细胞的增殖水平。

（2）皮肤试验　原理是迟发型超敏反应，目的是测定细胞功能。正常机体对某种抗原建立了细胞免疫后，如果使用相同的抗原做皮肤试验，则常出现以局部红肿为特征的迟发型超敏反应，细胞免疫功能低下者则反应微弱或阴性。临床上常用来检测某些病原微生物感染（结核、麻风等）、免疫缺陷病和肿瘤患者的细胞免疫功能。

2. B 细胞功能测定

（1）B 细胞增殖试验　原理同 T 细胞增殖试验。B 细胞受丝裂原刺激后进行分裂增殖，温育一定时间后，检查抗体形成细胞的数目。

（2）抗体形成细胞测定　常用溶血空斑试验。将吸附有已知抗原的绵羊红细胞、待检 B 细胞、补体及适量琼脂糖液混匀，倾注平皿培养温育 1～3 h，肉眼可见有分散的溶血空斑出现，每一个空斑中央含一个抗体形成细胞，通过计算溶血空斑数目可知分泌特异性抗体的 B 细胞数目。

3. 细胞毒试验

CTL、NK 细胞等对靶细胞有直接杀伤作用，可根据待检效应细胞的性质选用相应的靶细胞检测，常用的检测方法如下。

（1）^{51}Cr 释放法　用 Na$_2$^{51}CrO$_4$ 标记靶细胞，若待检效应细胞能杀伤靶细胞，则^{51}Cr（铬）从靶细胞内释出。以 γ 计数仪测定释出的^{51}Cr 放射活性，靶细胞溶解破坏越多，^{51}Cr 释放就越多，上清液的放射活性也就越高。

（2）细胞凋亡检测法　靶细胞被 CTL 杀伤后可发生细胞凋亡。检测细胞凋亡的方法很多，常用的为梯带电泳法：在细胞凋亡过程中，内源性核酸内切酶被激活，该酶优先作用于连接 DNA 的核小体间区域，将 DNA 链切割成180～200 bp 或其整倍数的片段。将这些 DNA 片段抽提出来进行琼脂糖凝胶电泳，即可出现梯状电泳图谱。

4. 吞噬细胞功能测定

将待测巨噬细胞与某种可被吞噬又易于计数的颗粒性物质（如鸡红细胞、金黄色葡萄球菌等）混合温育后，颗粒物质被巨噬细胞吞噬，根据吞噬百分率即可反映巨噬细胞的吞噬能力。

5. 细胞因子的检测

细胞因子的检测有助于了解其在免疫调节中的作用、鉴定分离淋巴细胞及监测某些疾病状态的细胞免疫功能。如根据培养的 CD4$^+$ 细胞分泌的细胞因子可确定细胞亚群，产生 IL-2、IFN-γ 者为Th1 细胞，产生 IL-4、IL-10 者为 Th2 细胞。细胞因子的检测方法主要有双抗体夹心法（ELISA）、生物活性测定法及聚合酶链反应（polymerase chain reaction，PCR）法。几乎所有的细胞因子都可用ELISA 进行检测。

【考点提示】
抗原抗体反应的特点，常见抗原抗体反应的类型。

第二节　免疫学防治

免疫学防治是指利用免疫学原理，达到防病和治病目的所采取的措施，包括免疫预防和免疫治疗。

一、免疫预防

免疫预防是指利用各种生物或非生物制剂来建立机体的免疫应答，以达到预防疾病的目的。特异性免疫的获得方式有自然免疫和人工免疫两种。自然免疫主要是指机体感染病原体后建立的特异性免疫，包括胎儿或新生儿经胎盘或乳汁从母体获得抗体而产生的免疫。人工免疫则是人为地使机体获得免疫力，是免疫预防的重要手段，包括人工主动免疫（artificial active immunization）和人工被动免疫（artificial passive immunization），两者的区别见表 27-1。

表 27-1　人工主动免疫和人工被动免疫比较

项　　目	人工主动免疫	人工被动免疫
输入物质	抗原（疫苗、类毒素）	抗体（抗毒素、丙种球蛋白）
免疫力出现时间	1～4 周生效	注射后立即生效
免疫力维持时间	数月至数年	2～3 周
用途	多用于预防	多用于治疗或紧急预防

（一）人工主动免疫

人工主动免疫是给机体接种疫苗或类毒素等抗原物质，刺激机体产特异性免疫应答而获得免疫力的方法，也称为预防接种。国际上将用于人工主动免疫的生物制品如细菌性制剂、病毒性制剂及类毒素等统称为疫苗。

1. 灭活疫苗

灭活疫苗又称死疫苗，是选用免疫原性强的病原体经人工培养后，用理化方法灭活而制成的疫苗。常用的灭活疫苗有伤寒、乙型脑炎、百日咳、霍乱、狂犬病疫苗等。

2. 减毒活疫苗

用减毒或无毒的活病原微生物制成，接种过程类似隐性感染或轻症感染。减毒活疫苗稳定性差，不易保存，且在体内存在回复突变的危险。常用的减毒活疫苗有卡介苗，麻疹、风疹、脊髓灰质炎减毒活疫苗等。灭活疫苗与减毒活疫苗的区别见表 27-2。

表 27-2　灭活疫苗与减毒活疫苗比较

项　　目	灭 活 疫 苗	减毒活疫苗
制剂特点	灭活，强毒株	活，无毒或弱毒株
接种量及次数	量较大，2～3 次	量较小，1 次
有效期	易保存，有效期约 1 年	不易保存，4 ℃冰箱内数周
免疫效果	较差，维持数月至 2 年	较好，维持 3～5 年甚至更长

3. 类毒素

类毒素是细菌的外毒素用 0.3%～0.4%甲醛处理而成。类毒素失去外毒素毒性但保留免疫原性，接种后可诱导机体产生抗毒素。常用的类毒素有白喉类毒素和破伤风类毒素，两者与百日咳灭活疫苗混合制成百白破疫苗。

4. 新型疫苗

近 30 年来，随着免疫学、生物化学和分子生物学技术的发展，研制出了许多高效、安全且廉价的新型疫苗。①亚单位疫苗，是去除病原体中与激发保护性免疫无关甚至有害的成分，保留有效成分制备的疫苗。②合成肽疫苗，是根据有效免疫原的氨基酸序列，设计和合成的免疫原性多肽。由于合成肽分子小，免疫原性弱，常需交联载体才能诱导免疫应答。③结合疫苗，提取细菌荚膜多糖制成的疫苗，早已应用，但由于荚膜多糖属于 T 细胞非依赖性抗原，不需 T 细胞辅助而直接刺激 B 细胞产生 IgM 类抗体，不产生记忆细胞，也无免疫球蛋白的类别转换，故免疫效果较差。④基因工程疫苗，利用基因工程技术可生产重组抗原疫苗、重组载体疫苗和 DNA 疫苗等。

（二）人工被动免疫

人工被动免疫是给机体注射含特异性抗体或细胞因子的制剂，使机体获得特异性免疫力，以治疗或紧急预防疾病的措施。由于这些免疫物质并非由被接种者自己产生，因而免疫力维持时间短，一般 2～3 周。

1. 抗毒素

抗毒素是用细菌外毒素或类毒素免疫动物制备的免疫血清，具有中和外毒素毒性的作用。常以类毒素免疫马，待马体内产生高效价抗毒素后，取其血清分离纯化精制而成，主要用于治疗或紧急预防外毒素所致的疾病。常用的有破伤风抗毒素、白喉抗毒素等。

2. 人免疫球蛋白

人免疫球蛋白是从正常人血浆或健康产妇胎盘血中分离制成的免疫球蛋白浓缩剂，分别称为人血浆丙种球蛋白和胎盘丙种球蛋白；此外，还有人特异性免疫球蛋白，主要来源于含高效价特异性抗体供血者的血浆，用于特定微生物感染的预防。

3. 细胞因子与单克隆抗体

细胞因子制剂及单克隆抗体制剂为近年来研制的新型免疫治疗剂，已应用于肿瘤、感染、自身免疫性疾病的治疗。

（三）计划免疫

计划免疫（planed immunization）是根据特定传染病的疫情监测和人群免疫状况分析，按照规定的免疫程序有计划地进行人群免疫接种，以提高人群免疫水平，达到控制甚至消灭相应传染病的重要措施。我国儿童计划免疫的疫苗种类见表 27-3。2007 年国家在原有接种疫苗的基础上，新增了 8种疫苗：甲肝疫苗、乙脑疫苗、流脑多糖疫苗、风疹疫苗、腮腺炎疫苗、钩端螺旋体病疫苗、流行性出血热疫苗和炭疽疫苗。

表 27-3 我国儿童计划免疫程序

年　龄	疫　苗
出生时	卡介苗(初种)，乙肝疫苗(第 1 针)
1 个月	乙肝疫苗(第 2 针)
2 个月	三价脊髓灰质炎疫苗(初服)
3 个月	三价脊髓灰质炎疫苗(复服)，百白破疫苗(第 1 针)
4 个月	三价脊髓灰质炎疫苗(复服)，百白破疫苗(第 2 针)
5 个月	百白破疫苗(第 3 针)
6 个月	乙肝疫苗(第 3 针)
8 个月	麻疹疫苗(初种)

续表

年　　龄	疫　　苗
1.5 岁	三价脊髓灰质炎疫苗(加服),百白破疫苗(加强)
4 岁	三价脊髓灰质炎疫苗(加服),麻疹疫苗(复种)
7 岁	卡介苗(复种),麻疹疫苗(复种),百白破疫苗(加强)
12 岁	卡介苗(农村)

二、免疫治疗

免疫治疗是指应用免疫学原理,针对疾病的发生机制,人为地调整机体的免疫功能,以达到治疗目的所采取的措施。常见的免疫治疗方法为运用抗体、细胞因子、过继免疫、造血干细胞移植、免疫应答调节剂、免疫抑制剂及治疗性疫苗等。

(一)治疗性疫苗

1. 微生物抗原疫苗

人类的许多肿瘤与微生物感染有关,如:EB 病毒与鼻咽癌有关;人乳头瘤病毒与宫颈癌有关;幽门螺杆菌与胃癌有关。使用这些微生物疫苗或抗病毒制剂可预防和治疗相应的肿瘤。

2. 细胞疫苗

包括肿瘤细胞疫苗、基因修饰的疫苗、树突状细胞疫苗等。细胞疫苗可增强机体的免疫应答效应。例如,肿瘤抗原致敏的树突状细胞疫苗已获准用于皮肤 T 细胞淋巴瘤的治疗。

3. 分子疫苗

合成肽疫苗、重组载体疫苗和 DNA 疫苗可作为肿瘤和感染性疾病的治疗性疫苗。例如,乙型肝炎多肽疫苗可诱导抗病毒感染的免疫效应。

(二)抗体

1. 多克隆抗体

多克隆抗体是指用传统方法免疫动物而制备的免疫血清制剂,包括如下两种。①抗感染的免疫血清:抗毒素血清主要用于治疗或紧急预防细菌外毒素所致的疾病,人免疫球蛋白制剂主要用于治疗丙种球蛋白缺乏症和预防麻疹、感染性肝炎等。②抗淋巴细胞丙种球蛋白:主要用于抑制移植排斥反应,延长移植物存活时间,也可用于治疗某些自身免疫性疾病,如肾小球肾炎、系统性红斑狼疮及重症肌无力等。

2. 单克隆抗体和基因工程抗体

单克隆抗体在临床的应用已从实验诊断发展到体内影像诊断和治疗。基因工程抗体更具有免疫原性低、分子量小、穿透力强、容易进入局部等优点。目前已有许多单克隆抗体或基因工程抗体产品用于肿瘤、自身免疫性疾病及感染的治疗。例如抗 CD20 单抗可用于治疗非霍奇金淋巴瘤、类风湿关节炎,抗 CD52 可用于治疗白血病、T 细胞淋巴瘤。

(三)细胞因子

细胞因子具有广泛的生物学活性,将细胞因子作为药物可预防和治疗多种免疫性疾病,有些细胞因子已成为某些疾病不可缺少的治疗手段。例如干扰素 α(IFN-α)对毛细胞白血病的疗效显著,干扰素 β(IFN-β)是目前治疗多发性硬化症唯一有效的药物(表 27-4)。

表 27-4　常见的细胞因子类药物

细胞因子	适　应　证
IFN-α	毛细胞白血病、Kaposi 肉瘤、肝炎、恶性肿瘤、AIDS

续表

细胞因子	适 应 证
IFN-β	多发性硬化症
IFN-γ	慢性肉芽肿、生殖器疣、恶性肿瘤、过敏性皮炎、感染性疾病、类风湿关节炎
G-CSF	自身骨髓移植、化疗导致的粒细胞减少症、AIDS、白血病、再生障碍性贫血
GM-CSF	自身骨髓移植、化疗导致的血细胞减少症、AIDS、再生障碍性贫血
EPO	慢性肾功能衰竭导致的贫血、恶性肿瘤或化疗导致的贫血、失血后贫血
IL-2	恶性肿瘤、免疫缺陷病
IL-11	恶性肿瘤或化疗导致的血小板减少症

(四) 过继免疫与造血干细胞移植

过继免疫是将对疾病有免疫力的供者的免疫效应物质转移给其他个体,或自体细胞经体外处理后回输自身,以发挥治疗疾病的作用。例如,临床已将淋巴因子激活的杀伤细胞(lymphokine activated killer cell,LAK)广泛用于肿瘤和慢性病毒感染的非特异性免疫治疗,细胞因子诱导的杀伤细胞(cytokine induced killer cell,CIK)对白血病和某些实体肿瘤有较好的疗效。

造血干细胞移植是指用患者自身造血干细胞移植或健康人的造血干细胞移植回输给患者,干细胞使患者恢复造血能力和免疫力。造血干细胞移植已成为癌症、造血系统疾病和自身免疫性疾病的重要治疗手段。常用的造血干细胞来源于 HLA 型别相同的供者骨髓外用血或脐带血中的 CD34$^+$ 干细胞,其中,脐带血是极具发展潜力的干细胞来源。

(五) 生物应答调节剂与免疫抑制剂

1. 生物应答调节剂

生物应答调节剂(biological response modifier,BRM)是指具有促进或调节免疫功能的制剂,通常对免疫功能正常者无影响,而对免疫功能异常者特别是免疫功能低下者有促进或调节作用。BRM 已广泛用于肿瘤、感染、自身免疫性疾病及免疫缺陷病的治疗(表 27-5)。

表 27-5　常见的生物应答调节剂

类 型	举 例	类 型	举 例
微生物制剂	卡介苗、短小棒状杆菌、胞壁酰二肽	化学药物	左旋咪唑、西咪替丁
细胞因子	IFN-α、IFN-β、IFN-γ、IL-2	激素	胸腺肽、胸腺生成素
合成物质	聚肌胞苷酸、吡喃共聚物、嘧啶	中草药	人参皂苷、黄芪多糖、香菇多糖

2. 免疫抑制剂

免疫抑制剂是一类抑制机体免疫功能的生物制剂或非生物制剂,主要用于抗移植排斥反应和超敏反应性疾病、自身免疫性疾病的治疗(表 27-6)。免疫抑制剂大多有毒副作用,可引起骨髓抑制和肝、肾毒性,长期或不当使用可导致机体免疫功能下降,引发严重感染,并可能增加肿瘤发生率。

表 27-6　常见的免疫抑制剂

类 型	举 例
微生物制剂	环孢素 A、他克莫司(FK-506)、吗替麦考酚酯、西罗莫司
化学合成药物	糖皮质激素、环磷酰胺、硫唑嘌呤
单克隆抗体	抗 T 细胞及其亚群单抗、抗 MHC 单抗
中草药	雷公藤多苷、川芎

【考点提示】
人工免疫的类型、区别及制剂种类;免疫治疗的方法。

目标检测题

一、名词解释

1. 免疫治疗　　2. 免疫检测　　3. 人工主动免疫

二、简答题

1. 常用抗原和抗体检测方法有哪些？

2. 简述免疫标记技术的基本原理与特点。

3. 常用免疫治疗方法有哪些？

三、单项选择题

在线答题 27

（张新明）

第二十八章　实　验　指　导

实验一　细菌的形态和结构观察

【实验目的】

（1）掌握光学显微镜油镜的使用、细菌的基本形态及特殊结构。

（2）熟悉革兰染色的步骤及结果判断。

（3）了解油镜原理和显微镜的保护方法。

【实验内容】

一、光学显微镜的油镜使用

1. 取镜

左手托显微镜的镜座，右手紧握显微镜的镜臂，将显微镜放在左胸前的实验台上，镜座距实验台边缘约 5 cm。检查显微镜部件是否齐全，机械部分用绸布擦拭，光学部分用擦镜纸擦拭。使用油镜时不要倾斜载物台。

2. 对光

接通光学显微镜的电源，转动转换器选择低倍镜对准通光孔中央，打开光圈后上升聚光器，使视野内的光线明亮。

3. 置片

将载玻片放在光学显微镜的载物台上，有观察物的一面朝上，用标本推进器固定好载玻片，调节标本推进器使观察物在通光孔的正中央。

4. 低倍镜观察

首先双手旋转粗调节器使载物台上升，双眼观察物镜镜头，距标本片约 5 mm 时停止旋转；然后双眼注视目镜，双手缓慢转动粗调节器使载物台下降，直到视野中出现物像；最后双手缓慢转动细调节器使物像清晰。物像不在视野中心可调节标本推进器；视野亮度不合适可调节光圈的大小。

5. 高倍镜观察

首先调节标本推进器将需要进一步观察的部位调到视野中心；然后转动转换器选择高倍镜；最后双眼注视目镜，双手调节细调节器至出现清晰物像。

6. 油镜观察

首先调节标本推进器，将需进一步放大观察的部位调到视野中心；然后转动转换器使高倍镜离开通光孔，在需观察部位的玻片上滴加一滴香柏油，再通过转动转换器选择油镜；最后注视目镜，双手调节细调节器至物像清晰为止。油镜观察完毕后取下玻片，用擦镜纸将油镜头上的香柏油擦干净。

7. 还镜

关闭光学显微镜的电源,转动转换器使物镜成"八"字形,下降镜筒,左手托光学显微镜的镜座,右手紧握光学显微镜的镜臂,将光学显微镜归还原处。

二、细菌革兰染色

1. 制片

细菌涂片标本按照涂片→干燥→固定的步骤完成。①涂片:取干净的载玻片一块,灼烧接种环后取生理盐水 1~2 环涂在载玻片上,再用接种环挑取培养基上的菌落少许,在生理盐水中磨匀,涂布成 1 cm×1 cm 大小的薄膜。②干燥:涂好的玻片置于室温中自然干燥,或者用洗耳球吹干,或者在酒精灯火焰上方不烤手的高处烘干,或者放在烘片机上烘干。③固定:手执玻片一端,菌膜朝上,快速通过火焰 2~3 次,注意不要将菌体烤焦,冷却后进行染色。

2. 染色

革兰染色按照初染→媒染→脱色→复染的步骤完成。①初染:将玻片置于废液缸玻片搁架上,滴加结晶紫(盖满细菌涂面)染色 1 min,水洗甩干。②媒染:滴加卢戈碘液染色 1 min,水洗甩干。③脱色:滴加 95 %乙醇,轻摇动玻片,0.5~1 min 后水洗甩干。④复染:滴加稀释复红,0.5~1 min后水洗甩干。

3. 镜检

将染好的标本片用吸水纸吸干,用光学显微镜观察,判断细菌的染色性,紫色者为革兰阳性菌,红色者为革兰阴性菌。

三、细菌基本形态和特殊结构观察

1. 基本形态观察

用显微镜油镜观察细菌的革兰染色标本时,注意细菌的形态、大小、排列方式和染色性等,同时绘图记录。①球菌:葡萄球菌菌体正圆,呈葡萄串状排列,紫色,革兰阳性。链球菌菌体圆形,呈链状排列,紫色,革兰阳性。脑膜炎奈瑟菌的菌体肾形,成双排列,红色,革兰阴性。②杆菌:大肠埃希菌的菌体呈短杆状,分散排列,红色,革兰阴性。③螺形菌:霍乱弧菌的菌体弧形,分散排列,红色,革兰阴性。

2. 特殊结构观察

用显微镜油镜观察细菌的染色标本时,注意特殊结构的位置、形态、大小和染色性等,同时绘图记录。①鞭毛:观察伤寒沙门菌鞭毛染色标本,菌体较粗大,杆状,分散排列,周围可见到波浪状弯曲,较长,红色鞭毛。②荚膜:观察肺炎链球菌荚膜染色标本,视野背景蓝色,菌体成双排列,周围有未染色的浅发光区即为荚膜。③芽胞:观察破伤风梭菌芽胞染色标本,菌体是革兰染色阳性长杆菌,顶端有色浅的圆形结构即为芽胞,大于菌体,使细菌似"鼓槌状"。视野中其他散乱分布的无色球体为菌体脱落的成熟芽胞。

【实验报告】

(1)简述用油镜观察细菌的操作步骤。

(2)说出革兰染色的方法。

(3)绘出细菌的基本形态和特殊结构。

实验二　细菌的人工培养

【实验目的】

(1)掌握细菌接种技术及无菌操作技术。

(2)熟悉培养基的分类及用途,细菌在固体、半固体和液体培养基上的生长现象。

(3)了解培养基的制备过程及涉及的仪器使用方法。

【实验内容】

一、培养基的制备

(一)培养基的种类

(1)培养基按照物理性状分为固体、半固体和液体三种(表 28-1)。

表 28-1　培养基的分类与用途

培养基	琼脂含量	主 要 用 途
固体	1.5%～2.0%	微生物分离、鉴定、计数,菌种保存等
半固体	0.5%～0.8%	观察微生物运动特征,鉴定菌种,测定噬菌体的效价等方面
液体	无	发酵,进行生理研究,观察微生物生长状况,大规模工业生产等

(2)培养基按照用途可分为基础培养基、营养培养基、选择培养基、鉴别培养基和特殊培养基等。

(二)培养基的制备程序

(1)制备程序:配料—溶化—测定矫正 pH—过滤—灭菌—分装—检定—保存。

(2)分装容器:培养皿、试管或培养瓶。

二、细菌的接种与培养

(一)平板分区画线接种法

通过平板画线后使细菌分散生长形成单个菌落,有利于从含有多种细菌的标本中分离出目的菌,故又称分离培养法。

1. 接种环灭菌

点燃酒精灯,右手以持笔式拿住接种环,将接种环伸入酒精灯火焰的外焰中烧灼至通红,如图 28-1,然后延伸到金属杆头,并快速来回 2～3 次,最后将接种环竖起。灭菌后的接种环不能再接触其他物体。

2. 挑取菌种

左手拿菌种管,右手持接种环。用右手的小指与手掌拔试管塞,如图 28-2,将试管口迅速通过火

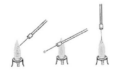

图 28-1　接种环灭菌

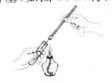

图 28-2　挑取菌种方法

焰外焰 2～3 次进行灭菌。将已灭菌且冷却的接种环伸入菌种管中(刚烧灼的接种环必须在培养基上试触后再取菌落),挑取菌落后退出菌种管。将菌种管口再次通过火焰外焰 2～3 次灭菌,塞好试管塞,放回原处。

3. 分区画线

左手换拿装有培养基的培养皿,在酒精灯火焰旁用左手大拇指掀开培养皿盖,角度不能超过 45°。将挑有菌落的接种环在培养皿中培养基上的边缘轻轻涂抹,然后不重叠来回连续画线。画线时接种环与平板表面成 30°～40°角,用腕力在平板表面轻快地滑移,接种环不应划破培养基。第一区画线面积约占平板的 1/5。

左手将培养基转动 80°左右,再次烧灼接种环杀灭环上残留的细菌,在培养基边缘处试触接种环,进行第二区画线,第二区画线的前几次与第一区画线相交(图 28-3)。按此方法依次进行第三区、第四区、第五区画线,将平板表面画完。画线完毕,盖上培养皿盖,翻转将底面朝上。接种环烧灼灭菌后放在试管架上。

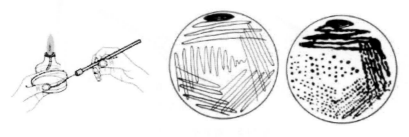

图 28-3　分区画线接种细菌

4. 标记

在培养皿的底部用记号笔注明接种的菌名、接种者的姓名和班级、接种的日期等,或者贴上标签。

5. 培养

置 37 ℃温箱中孵育培养 24 h 后观察结果。注意观察最后 1～2 区内是否分离出单个菌落,记录菌落大小、形状、边缘、表面、颜色、透明度等情况。

(二)斜面培养基接种法

斜面培养基接种法用于培养、保存菌种及其他实验用。

(1)左手拿菌种管和斜面培养基,见图 28-4,菌种管在上,接种管在下。右手将接种环在火焰上灭菌、冷却。右手的小指、无名指分别拔出接种管、菌种管的管塞,勿放置桌上,若棉塞太紧时应预先松动。

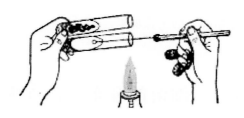

图 28-4　双管移种法

(2)试管管口往返通过火焰 2～3 次灭菌,接种环伸入菌种管中,取少量细菌,然后小心移至接种管中。

(3)在斜面上先由底部向上画一直线,再从管底向上连续画蛇行线,见图 28-5。

（4）取出接种环，火焰上灭菌试管口，先塞好菌种管管塞，再塞好接种管管塞。

（5）接种环灭菌后放回试管架上。

（6）做好标记，标明菌种名称、日期等。

（7）置 37 ℃温箱中培养，次日观察结果。

（三）液体培养基接种法

用于增菌、生化鉴定和观察细菌生长特点等。基本上与斜面培养基接种相同，只是接种时接种管应稍微倾斜，取菌的接种环在液面上方管壁轻轻研磨，并沾取少数液体培养基调和，使细菌混入培养基内，见图 28-5。

（四）半固体培养基穿刺培养法

用于保存菌种、观察细菌动力等。用无菌操作技术，灭菌穿刺针沾取细菌后，垂直刺入半固体培养基中央，达近管底处（不能与管底接触，距离管底约 5 mm），再沿原穿刺线抽出即可（图 28-5）。

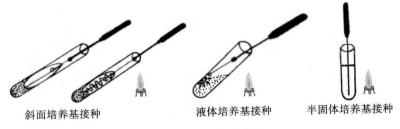

斜面培养基接种　　　　液体培养基接种　　　半固体培养基接种

图 28-5　培养基接种方法

三、观察细菌在培养基中的生长现象

细菌在液体培养基中生长出现菌膜、混浊、沉淀现象。在半固体培养基中，无鞭毛的细菌仅沿穿刺线生长，呈明显的线状；有鞭毛的细菌沿穿刺线扩散生长，呈云雾状或试管刷状。在固体培养基中出现菌落和菌苔现象，各种细菌的菌落在形状、大小、颜色、边缘整齐度、表面光滑度、湿润度、透明度、凹凸情况以及在血平板上的溶血情况等方面存在差异，分为光滑型、粗糙型和黏液型三种类型的菌落。

在液体培养基中葡萄球菌浑浊生长，枯草芽胞杆菌形成菌膜，链球菌沉淀生长。在半固体培养基中痢疾杆菌沿穿刺线生长，穿刺线清晰，周围培养基仍透明、动力阴性；大肠埃希菌沿穿刺线扩散生长，穿刺线模糊，全部培养基变浑浊，动力阳性。

【实验报告】

（1）简述固体、半固体和液体培养基的用途。

（2）说出平板画线接种细菌的操作步骤。

（3）列举固体、半固体和液体培养基的生长现象。

实验三　细菌的分布与消毒灭菌

【实验目的】

（1）掌握无菌操作技术、药敏试验在临床应用的实际意义。

（2）熟悉高压灭菌器的使用及注意事项，紫外线灭菌。

（3）了解药敏试验的操作步骤。

【实验内容】

一、细菌分布的检查

（一）空气中细菌检查（自然沉降法）

1. 实验原理

根据 5 min 内在 100 cm² 培养基中降落的细菌数相当于 10 L 空气中所含的细菌数，计算 1 m³ 空气中的细菌数。

$$1 \text{ m}^3 \text{ 空气中细菌数} = N \times \frac{100}{A} \times \frac{5}{T} \times \frac{1000}{10} = \frac{50000N}{AT}$$

式中：A 为平板面积；T 为平板暴露时间；N 为平板平均菌落数。

2. 实验方法

将培养皿分别置于房间内的四角和中央，距离地面 1.2 m，远离墙壁 1 m 以上，避开空调、门窗等空气流通处，暴露 15 min。同时取一培养基不开盖作为对照。置于 37 ℃温箱培养 48 h 后观察结果，数菌落数，并计算。

（二）水中细菌检查（倾注平板法）

（1）酒精灯火焰灼烧自来水笼头灭菌，水笼头放水 1～2 min，用灭菌三角瓶接取水样。

（2）用无菌吸管吸取 1 mL 水样，注入直径 9 cm 灭菌的空培养皿中，每份水样倾注两个。

（3）倾注 15 mL 已融化并冷却到 45 ℃左右的灭菌营养琼脂培养基，并立即在桌面上做平面旋摇，使水样与培养基充分混匀。

（4）另取一空的灭菌培养皿，倾注 45 ℃左右的灭菌营养琼脂培养基 15 mL，作为空白对照。

（5）培养基凝固后，将培养皿翻转倒放，置于 37 ℃温箱中，培养 24 h。

（6）菌落计数：两个平板中的菌落数平均值即为 1 mL 水样的细菌总数。

（三）咽喉部细菌检查

取血琼脂平板一个，在平皿底部正中画一直线分为两部分，分别做好标记，由两位同学按无菌操作要求分别将咽喉部棉拭子标本涂于血琼脂平板培养基表面的相应位置，然后再用接种环画线分离，37 ℃温箱中培养 24 h 后，观察结果。注意菌落或菌苔的形态、大小、表面、边缘、颜色及溶血环。

（四）皮肤消毒试验

每两位同学取一个普通琼脂平板，用蜡笔划分为五格，注上 1、2、3、4、5，两人分别在培养基上涂一格，然后用 2%碘酒消毒手指后再各涂一格，留一格作为对照，置 37 ℃温箱中培养 24 h 后，观察结果。

二、消毒灭菌方法

（一）高压蒸汽灭菌法

1. 高压蒸汽灭菌器的构造

高压蒸汽灭菌器（图 28-6）是一个双层的金属圆筒，两层之间盛水，外层坚固厚实，上方有金属锅盖，盖旁附有螺栓，借以紧闭盖门，使蒸汽不能外溢，随着蒸汽压力升高，筒内温度也会升高。装有排气阀门、安全活塞，以调节筒内压力；有温度计及压力表，以表示内部的温度和压力。内装有带孔的金属搁板，用以放置要灭菌的物体。

2. 高压蒸汽灭菌器的用法

按照"加水—放料—密封—通电—设置—排气—升压—保压—降压"的顺序操作高压蒸汽灭菌器。①将内层灭菌桶取出，向外层锅内加适量的水，但不能超过高水位线。②放回灭菌桶，并装入待灭菌物品,注意不要装得太挤,安全阀放气孔位置必须留出空位。③放下锅盖,两两对称同时旋紧螺栓。④通电,人工设定灭菌的温度和时间,设定完毕时间栏,开始倒计时。⑤加热,打开排气阀,排出锅内的冷空气,待冷空气排尽后关上排气阀,让锅内的温度随蒸汽压力增加而逐渐上升。当锅内压力升到所需压力时,控制热源,维持压力至所需时间。在 103.4 kPa 蒸汽压下,温度达到 121.3 ℃,维持 15～30 min。⑥灭菌时间到后,切断电源,让灭菌器内温度自然下降,压力表降至 0 时,打开排气阀,旋松螺栓,打开锅盖,取出灭菌物品。如果压力表未降到 0 时,打开排气阀,会因灭菌器内压力突然下降,使三角烧瓶的培养基由于内外压力不平衡而冲出烧瓶口,造成瓶塞沾染培养基而发生污染等。

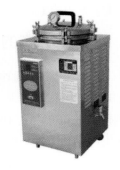

图 28-6　高压蒸汽灭菌器

(二) 紫外线杀菌试验

取一个普通琼脂平板,用接种环密集划线接种葡萄球菌,用无菌法贴一长方形黑纸于平板中央,再将平板置于紫外线灯下 20～30 cm 处照射 30 min,除去黑纸,置 37 ℃温箱中培养 24 h 后观察结果。

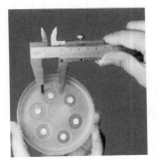

图 28-7　药敏试验

三、药物敏感试验

(一) 实验原理

将含有定量抗菌药物的纸片贴在已接种测试菌的琼脂平板上,纸片中的药物吸收琼脂中的水分后溶解,不断向纸片周围扩散形成递减的浓度梯度,在药敏片周围抑菌浓度范围内形成透明的抑菌圈。抑菌圈的大小反映测试菌对测定药物的敏感程度,并与该药物对测试菌的最低抑菌浓度(MIC)呈负相关,即抑菌圈越大,MIC 越小(表 28-2,图 28-7)。

表 28-2　常用药敏试验纸片判断标准

细菌	抗菌药物	抑菌圈直径/mm		
		耐药(R)	中介(I)	敏感(S)
葡萄球菌	青霉素	≤28	—	≥29
	红霉素	≤13	14～22	≥23
	氨苄西林	≤28	—	≥29
	头孢唑啉	≤14	15～17	≥18
	庆大霉素	≤12	13～14	≥15
	四环素	≤14	15～18	≥19
	环丙沙星	≤15	16～20	≥21
	磺胺药	≤12	13～16	≥17
肠杆菌科	氨苄西林≤13	14～16	≥17	
	头孢唑啉	≤14	15～17	≥18
	庆大霉素	≤12	13～14	≥15
	四环素	≤14	15～18	≥19
	环丙沙星	≤15	16～20	≥21
	磺胺药	≤12	13～16	≥17

（二）操作步骤

（1）取水解酪蛋白（MHA）琼脂平板 1 个，向内径 90 mm 的平板倾注 25 mL，使琼脂厚度为 4 mm，pH 7.2～7.4，底部标记贴药敏纸片位置。

（2）制备菌液，使浓度为 0.5 麦氏标准，可用细菌浊度仪检测。

（3）用无菌棉拭子蘸取菌液，在管内壁将多余菌液旋转挤去后，在培养基表面均匀涂布接种 3 次，每次旋转 60°，最后沿着平板内缘涂抹 1 周。

（4）用镊子贴药敏纸片，各纸片中心距离在 24 mm 以上，距离培养皿内缘超过 15 mm，以 6 张纸片为宜，一旦贴下不可再移动，镊子尖轻压纸片使其与培养基紧贴。

（5）37 ℃温箱培养 18～24 h。

（6）用游标卡尺或直尺测量抑菌圈的直径。

（7）根据美国临床实验室标准化研究所（CLSI）制定的抗菌药物敏感性试验执行标准做出敏感、中介和耐药的判断。

【实验报告】

（1）记录并报告细菌分布实验的结果。

（2）简述高压蒸汽灭菌器的操作步骤，记录并报告紫外线杀菌试验结果。

（3）测量药敏试验的结果。药敏纸片出现抑菌圈表明该微生物一定对药物敏感吗？

实验四　免疫学实验

【实验目的】

（1）掌握玻片凝集反应的原理、方法及结果判断。

（2）熟悉试管凝集反应的原理、方法及结果判断，效价判断方法。

（3）了解吞噬细胞的吞噬现象、过敏性休克的表现及原理。

【实验内容】

一、免疫细胞的观察

（一）吞噬现象观察

1. 中性粒细胞吞噬细菌

标本片的制备：①取小试管一支，用滴管加入一滴 3.8％枸橼酸钠溶液。②用酒精棉球消毒左手无名指，采血针刺破皮肤，微量采血管取 2～3 滴血加入试管中。③取一滴菌液加入小试管中，用吸管吹打混匀。④置 37 ℃水浴箱水浴 30 min，中途混匀一次。⑤取出小试管，吹打后取 1 滴于载玻片上，用另一载玻片推成薄血涂片。⑥待血涂片自然晾干后用瑞氏染液染色。

油镜检查：寻找中性粒细胞，如果染色结果正确，可见细胞核及被吞噬的细菌染成紫色，而粒细胞的胞质则为淡红色。

2. 巨噬细胞吞噬鸡红细胞

标本片的制备：①实验前 3 天取小白鼠腹腔注射 6％淀粉液 1 mL（连续注射三天效果较好）。②小鼠腹腔注射 1％的鸡红细胞悬液 2 mL，轻揉腹部使鸡红细胞分散。③25～30 min 之后，用颈椎脱臼法处死小鼠，并于腹腔注射生理盐水 2 min。④在干净载玻片上滴加一滴生理盐水，向其中滴加一滴腹腔液，静置 10 min，待腹腔巨噬细胞贴壁，弃去生理盐水。⑤待其标本稍干后用瑞氏染液染色。

油镜检查：巨噬细胞经瑞氏染色后核着色较深，多为马蹄形，胞质着色较浅。鸡红细胞为椭圆形,核淡红色。

（二）E-花环观察

标本片的制备:①制备 0.5%绵羊红细胞(SRBC)悬液。②取肝素抗凝血,用密度梯度离心法分离淋巴细胞。③取 0.5%SRBC 悬液 0.2 mL 和小牛血清 0.1 mL 加入淋巴细胞沉淀管中混匀,置 37 ℃水浴 5 min。④取出,500 r/min 离心 5 min,置 4 ℃维持 1~2 h 或过夜。⑤沿管壁加入 0.8%戊二醛 0.2 mL,置 4 ℃维持 20 min。⑥弃去上清液,留约 0.2 mL,轻轻吹吸混匀沉淀细胞。⑦取细胞悬液涂片,自然干燥,用姬姆萨-瑞氏染液染 10 min,水洗,干燥后,高倍镜或油镜下观察。

结果观察:淋巴细胞呈蓝紫色或淡蓝色,SRBC 不着色,凡结合 3 个 SRBC 或以上者为 E-花环形成细胞。

二、抗原抗体反应——凝集反应试验

（一）玻片凝集试验

（1）用 75%酒精棉球消毒左手无名指端,采血针刺破皮肤,用微量采血管取 1~2 滴血放入盛有 0.5 mL 生理盐水的试管中,混匀制成红细胞悬液。

（2）取载玻片一块,用记号笔划分为两格,分别注明 A 和 B,并在相应部位各加一滴标准抗 A 血清和抗 B 血清。

（3）用滴管取红细胞悬液于标准抗 A 血清、抗 B 血清中各加一滴。手持玻片,前后左右轻轻转动,促其充分混匀。

（4）静止 10~15 min 后肉眼观察有无凝集现象(图 28-8)。

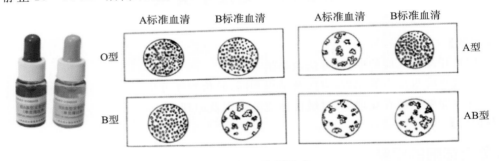

图 28-8　ABO 血型鉴定

混合液由均匀红色混浊状逐渐变为透明,出现大小不等的红色凝集块者,则为红细胞凝集,呈阳性(+);混合液仍呈均匀混浊状,红细胞均匀分布,无凝集颗粒者,则为不凝集,呈阴性(—)。肉眼观察难于判定是否凝集,可在显微镜下用低倍镜观察予以确认。

（二）试管凝集试验

（1）取洁净小试管 14 支分两排排列于试管架上,每排 7 支,依次用蜡笔注明号码,于每排第一管中加入生理盐水 0.9 mL,其余每管中分别加入 0.5 mL 生理盐水(图 28-9)。

（2）在第 1 排 1 管中加入伤寒杆菌 H 血清 0.1 mL,于管内连续吹吸 3 次,使血清与盐水充分混合,而后吸出 0.5 mL 注入第 2 管,同样予以混匀后吸出 0.5 mL 注入第 3 管。依此类推,稀释到第 6 管,自第 6 管吸出 0.5 mL 弃去。此时,自第 1 管至第 6 管的血清稀释倍数为 1∶10、1∶20、1∶40、1∶80、1∶160、1∶320。第 7 管不加血清作为对照。

（3）同法用吸管吸取伤寒杆菌 O 血清 0.1 mL 加入第 2 排第 1 管,依此如上法予以稀释。

（4）用移液管吸取伤寒杆菌 H 菌液,加入第 1 排各管中,每管 0.5 mL,此时血清稀释倍数又增加了一倍。

（5）同法于第 2 排各管中加入伤寒 O 菌液 0.5 mL。

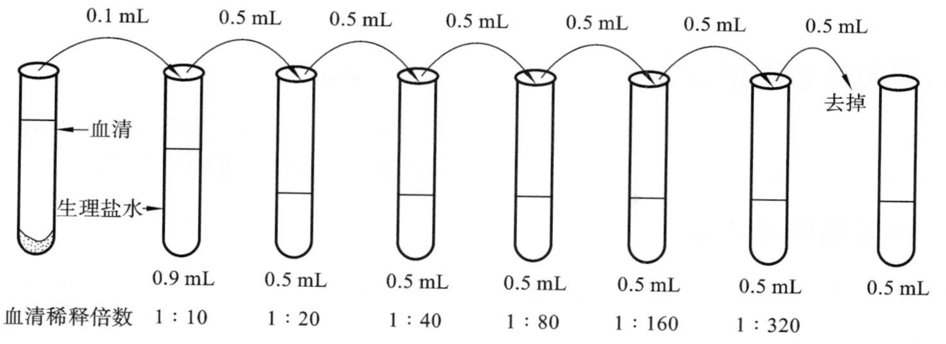

图 28-9　试管凝集试验

（6）将各管振荡混匀，放 37 ℃ 水浴箱中 2～4 h 或 37 ℃ 孵育箱中过夜，次日取出观察结果。

从恒温箱内轻轻取出试管架，不要摇动，按液体的清浊和凝块的大小记录。观察时先观察生理盐水对照管（第 7 管），不发生凝集，液体混浊，管底沉淀呈圆形，边缘整齐，再从第一管依次与对照管对照观察并记录各管结果。＋＋＋＋表示细菌全部凝集，凝块沉于管底，上层液体澄清透明。＋＋＋表示大部分细菌（75％）凝集，上层液体稍浑浊。＋＋表示部分细菌凝集（50％）凝集，上层液体较浑浊。＋表示小部分细菌（25％）凝集，上层液体浑浊。－表示细菌不凝集，液体浑浊程度与对照管相同。

效价判定：通常以能与一定量的抗原发生肉眼可见的明显凝集（＋＋）的血清最高稀释度为待检血清凝集效价。

三、超敏反应（豚鼠过敏性休克实验）

（1）取体重 200 g 左右的健康豚鼠两只，一只豚鼠腹股沟皮下注射鸡蛋清 0.1 mL 使之致敏，另一只作为对照。

（2）半个月后，两只豚鼠均于心内注射鸡蛋清 1 mL。

（3）动物注射后，密切观察两只豚鼠的反应。

半个月前注射过鸡蛋清的豚鼠因发生超敏反应，注射后数分钟，豚鼠会出现兴奋、不安、抓鼻、耸毛、咳嗽等现象，继而发生气急及呼吸困难，痉挛性跳跃，大小便失禁，倒地挣扎而死。解剖可见肺脏极度气肿，胀满整个胸腔，这是支气管平滑肌痉挛的结果。半个月前没有注射鸡蛋清的豚鼠不出现任何异常现象。

【实验报告】

（1）绘制吞噬细胞的吞噬现象。

（2）简述玻片凝集试验测定 ABO 血型的方法。

（3）判断试管凝集的效价的方法。

实验五　常见病原菌实验

【实验目的】

（1）掌握常见病原菌的形态。

（2）熟悉血浆凝固酶试验的临床意义、抗酸染色的结果。

（3）了解血浆凝固酶试验、抗酸染色的原理。

【实验内容】

一、病原菌形态观察

用显微镜观察葡萄球菌、肺炎链球菌、淋病奈瑟菌、脑膜炎奈瑟菌、大肠埃希菌、伤寒沙门菌、志贺菌、霍乱弧菌、结核分枝杆菌、白喉棒状杆菌、破伤风梭菌、炭疽杆菌等的形态、染色性、芽胞等。

二、病原菌培养物观察

用肉眼或放大镜观察金黄色葡萄球菌的溶血环、肺炎链球菌脐窝状菌落、变形杆菌的迁徙生长现象、铜绿假单胞菌的绿脓色素、结核分枝杆菌的菜花状菌落、产气荚膜梭菌的汹涌发酵现象、流感嗜血杆菌的卫星现象等。

三、血浆凝固酶试验

多数致病性葡萄球菌能产生血浆凝固酶,能使含有肝素等抗凝剂的人或兔血浆发生凝固;非致病性葡萄球菌不产生血浆凝固酶,因此能否产生血浆凝固酶是鉴别葡萄球菌有无致病性的重要指标。

（一）玻片法

在一张洁净的载玻片中央加 1 滴 0.9% 生理盐水,用接种环取待检培养物与其混合(设阳性和阴性对照)制成菌悬液,若经 10~20 s 内无自凝现象发生,则加入人或兔的新鲜血浆 1 环,与菌悬液混合,观察结果。

在 5~10 s 内出现颗粒状凝集者为阳性。血浆凝固酶试验中金黄色葡萄球菌为阳性,表皮葡萄球菌为阴性。

（二）试管法

用生理盐水将新鲜的兔或人血浆进行 4 倍稀释,取 0.5 mL 加入试管中,再加 1~2 个待试菌菌落(需做阳性和阴性对照),混匀后置 37 ℃ 水浴中,每 30 min 观察 1 次结果。

如有凝块或整管凝集出现,为阳性。2 h 后无上述现象出现,则放置过夜后再观察。血浆凝固酶试验中金黄色葡萄球菌为阳性,表皮葡萄球菌为阴性。

四、肠道杆菌的生化鉴定

靛基质试验、甲基红试验、V-P 试验、枸橼酸盐利用试验合称为"IMViC"试验。

（一）靛基质试验

(1)采用无菌操作,将待检纯种细菌接种到蛋白胨水中,然后置于 35 ℃ 恒温培养箱中培养 18~24 h。

(2)取出培养物,沿试管壁加入靛基质试剂(对二甲基氨基苯甲醛溶液)0.5 mL。

(3)观察结果:试剂与培养基接触面出现玫瑰红色者为阳性,用"＋"表示;不出现红色者为阴性,用"－"表示。

（二）甲基红试验

(1)采用无菌操作,将待检纯种细菌接种于葡萄糖蛋白胨水中,然后置于 35 ℃ 恒温培养箱中培养 18~24 h。

(2)取出培养物,滴加甲基红试剂(每毫升培养基中滴加试剂 1 滴)。

(3)观察结果:培养基呈现红色者为阳性,用"＋"表示;培养基呈黄色者为阴性,用"－"表示。

（三）V-P 试验

(1)采用无菌操作,将待检纯种细菌接种于葡萄糖蛋白胨水培养基中,然后置于 35 ℃ 恒温培养箱中培养 18～24 h。

（2）取出培养物,滴加 V-P 试剂(每毫升培养基滴加 V-P 试剂 0.1 mL),充分混匀。

（3）观察结果:培养基出现红色者为阳性,用"＋"表示;不出现红色者为阴性,用"－"表示。

（四）枸橼酸盐利用试验

（1）采用无菌操作,将待检纯种细菌接种于枸橼酸盐培养基中,然后置于 35 ℃恒温培养箱中培养 18～24 h。

（2）观察结果:培养液呈深蓝色且有细菌生长者为阳性,用"＋"表示。培养液未变色且无细菌生长者为阴性,用"－"表示。

记录 IMViC 试验现象

菌名	靛基质试验（I）	甲基红试验（MR）	V-P 试验	枸橼酸盐利用试验（C）
大肠埃希菌				
志贺菌				

五、抗酸染色观察结核杆菌

（1）取患者痰液涂片 1 张,在酒精灯外焰上固定。

（2）初染:用玻片夹夹持涂片标本,滴加石炭酸复红 2～3 滴,使染色液覆盖全部的痰液,在火焰高处徐徐加热,切勿沸腾,出现蒸汽即暂时离开,若染液蒸发减少,应再加染液,以免干涸;加热 3～5 min,待标本冷却后用水冲洗。

（3）脱色:3％盐酸酒精脱色 0.5～1 min;用水冲洗。

（4）复染:用碱性美蓝溶液复染 1 min,水洗。

（5）镜检:用吸水纸吸干后用油镜观察。

抗酸性细菌(如结核分枝杆菌)呈红色,非抗酸性细菌呈蓝色。

【实验报告】

（1）绘出常见病原菌的形态。

（2）说出肠道杆菌 IMViC 试验的结果。

（3）简述抗酸染色的步骤及结果。

实验六　病毒及其他微生物实验

【实验目的】

（1）掌握包涵体、螺旋体、真菌的形态及真菌菌落特点。

（2）熟悉临床检验用 ELISA 检测乙肝表面抗原的方法。

（3）了解真菌菌落的特点。

【实验内容】

一、病毒包涵体及其他微生物的形态观察

1. 玻片标本观察

显微镜下观察狂犬病病毒内基小体、支原体、衣原体、螺旋体、立克次体、真菌的形态结构特点。注意观察包涵体的颜色、位置及形状,区别各种微生物的染色特点(表 28-3)。

表 28-3　病毒包涵体及其他微生物的形态特征

标 本 名 称	染 色 方 法	形 态 特 征
狂犬病病毒包涵体（内基小体）	HE 染色	神经细胞内嗜酸性包涵体呈红色,圆形或椭圆形,数量 1 个或多个
支原体	姬姆萨染色	紫蓝色,有球形、杆形、分支丝状等
衣原体	姬姆萨染色	原体细胞外,较小,卵圆形,致密,紫色 始体细胞内,较大,圆形或不规则形,网状,蓝色
恙虫病立克次体	姬姆萨染色	宿主细胞内外呈暗红色,形似小杆菌
钩端螺旋体	Fontana 镀银染色	菌体棕褐色,螺旋细密规则,形态呈"C""S""8"形
梅毒螺旋体	Fontana 镀银染色	菌体棕褐色,螺旋细密整齐,菌体硬直,两端尖
新生隐球菌	墨汁负染法	菌体圆形,大小不一,芽生孢子,荚膜宽、厚、透明
白假丝酵母菌	革兰染色	阳性,圆形或卵圆形,大小不等,假菌丝
皮肤丝状菌	不染色	分支菌丝,孢子

2. 真菌临时装片观察

用小镊子将病变头发、皮屑、指（趾）甲屑少许放在载玻片中央,加 1～2 滴 10％KOH 溶液,覆盖盖玻片,在火焰上缓慢加热,加速角质软化与溶解,然后轻压使之成薄层,吸去周围溢液,最后用显微镜观察皮肤丝状菌的菌丝和孢子。

二、真菌培养物观察

（1）用沙保弱培养基培养新生隐球菌、白假丝酵母菌、皮肤丝状菌。

（2）观察菌落特征。

①酵母型菌落:新生隐球菌的菌落与一般细菌相似,圆形,表面光滑,湿润柔软。②类酵母型菌落:白假丝酵母菌的菌落外形似酵母型菌落,不同之处是有假菌丝向下生长,伸入培养基内。③丝状菌落:皮肤丝状菌的菌落呈棉絮状、绒毛状或粉末状,一部分向空气中生长,另一部分菌丝伸入培养基内,且能产生色素。

三、酶联免疫吸附试验(ELISA)检测乙肝表面抗原(HBsAg)

（1）取出 HBsAg 酶标试剂盒,阅读检测说明书,配制洗涤液。

（2）撕开反应板封口,取所需数量微孔固定于支架上,余者放回自封袋内封存。

（3）标本编号与反应板编号对应,并设阴阳对照及空白对照。

（4）微量加样器加入待检血清,每孔 50 μL,并滴加阴阳对照血清,空白管不加。

（5）每孔滴加酶结合物 1 滴(50 μL)。

（6）充分混匀后封板,置 37 ℃孵育 30 min。

（7）洗板:揭开封板膜,甩去微孔中液体,在吸水纸上拍干。然后每孔加满洗涤液,静置 15 s 后同样甩去、拍干,反复洗涤 5 次。或用洗板机洗涤 5 次。

（8）显色:每孔先滴加显色剂 A 液 1 滴(50 μL),每孔再滴加显色剂 B 液 1 滴,充分混匀,37 ℃孵育 10 min。

（9）每孔滴加终止液 1 滴(50 μL),混匀。

（10）观察颜色或利用免疫酶标仪测量判断结果。

①目测法:观察阴性对照孔为无色,阳性对照孔空为黄色,方可对结果进行判读,否则实验失败。待检血清孔呈黄色为阳性,无色为阴性。②比色法:设定免疫酶标仪的主波长为 450 nm,次波长为

630 nm,10 min 内测定各孔吸光度(A)。先用空白孔校零点,然后读取各孔吸光度(A)。若 $A>$ 临界值,则为阳性,若 $A<$ 临界值,则为阴性。

【实验报告】

（1）绘出显微镜下病毒包涵体及其他微生物的形态。

（2）简述 ELISA 检测 HBsAg 的方法。

（3）列举真菌菌落与细菌菌落的区别。

实验七　常见人体寄生虫实验

【实验目的】

1. 掌握人体常见寄生虫卵形态。

2. 熟悉人体常见寄生虫幼虫、成虫的形态特征,雌雄虫的区别。

3. 了解寄生虫卵粪便检查方法。

【实验内容】

一、人体常见寄生虫卵观察

（一）标本片观察

显微镜下观察蛔虫卵、钩虫卵、蛲虫卵、肝吸虫卵、肺吸虫卵、血吸虫卵、猪带绦虫卵的玻片标本,注意各种虫卵的大小、形状、颜色、卵壳、卵内构造。

（二）临时标本片观察

1. 线虫卵检查

（1）直接涂片法：①取洁净载玻片 1 张,于中央滴加生理盐水 1～2 滴。②用竹签挑取少许粪便（小于火柴头）与生理盐水混匀。③涂片的厚度以透过约可辨认书上的字迹为宜(图 28-10)。

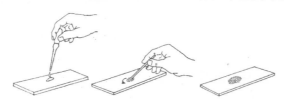

图 28-10　直接涂片法

（2）饱和盐水漂浮法：①用竹签取黄豆大小的粪便（约 1 g）置于漂浮杯中或青霉素小瓶内。②先加少许饱和盐水搅匀。③再加饱和盐水至杯口,挑出粗大粪便。④改用滴管加饱和盐水至液面略高于杯口,不溢出为止。⑤在杯口上轻轻覆盖一张洁净的载玻片,静置 15 min。⑥将载玻片向上提取并迅速翻转,立即镜检(图 28-11)。

2. 日本血吸虫卵的检查

（1）自然沉淀法：以竹签挑取粪便 30 g 左右,通过铜丝网调研滤入盛满清水的锥形量杯内;静置 20～30 min,倒去上层粪便液,留下沉淀物;加清水至满杯,再静置 20～30 min,倒去上层粪便液,如此反复数次,直至上层液澄清为止。倒去上层液,取沉淀涂片检查(图 28-12)。

（2）毛蚴孵化法：如采用自然沉淀法未检出日本血吸虫卵,可用毛蚴孵化法检查。将自然沉淀法收集的沉淀物倒入三角烧瓶中,加清水至瓶颈处;将三角烧瓶置于 25～30 ℃室温中或培养箱中孵

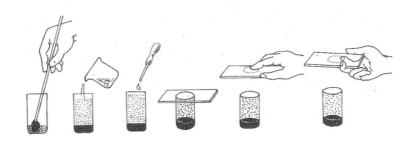

图 28-11 饱和盐水漂浮法

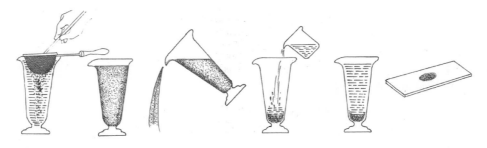

图 28-12 自然沉淀法

化;孵化 2~6 h 后观察,如瓶颈部水中有做直线方向持续运动的白色小体即为日本血吸虫毛蚴。观察时应将烧瓶对着光,目光向瓶颈部平视。如未发现活动的毛蚴,可将烧瓶中的水吸出,在低倍镜下观察毛蚴,如果仍为阴性,可以倾出上清液,换水 1 次,18~24 h 时再观察 1 次(图 28-13)。

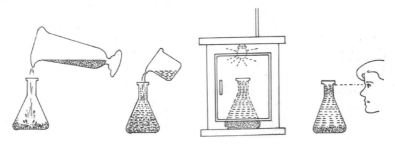

图 28-13 毛蚴孵化法

二、人体常见寄生虫幼虫、成虫观察

(一) 标本观察

(1) 肉眼观察蛔虫、鞭虫、钩虫、蛲虫、华支睾吸虫、卫氏并殖吸虫、血吸虫、姜片虫、猪带绦虫大体标本。注意形状、颜色、大小、前后端及雌雄虫区别。

(2) 显微镜下观察卫氏并殖吸虫、猪带绦虫孕节玻片标本,注意卫氏并殖吸虫生殖器官并列情况、猪带绦虫孕节形状及子宫的侧支数。

(3) 肉眼或者显微镜下观察阴道毛滴虫玻片标本,注意形状、大小、核位置、鞭毛数目、轴柱及波动膜。

(4) 显微镜下观察间日疟原虫的早期滋养体、晚期滋养体、未成熟裂殖体、成熟裂殖体、雌雄配子体,注意各期形态、疟色素的颜色、形态及分布、被寄生红细胞的变化。

(二) 疟原虫血涂片检查

1. 薄血涂片法

检查步骤为:①取洁净载玻片 2 张,1 张作涂片用(执握它的边缘,手指不可触及玻片表面),另 1

张作推片用。②将被检者耳垂或指尖消毒后采血,第1滴血用消毒棉球擦去或做厚血膜。③用推片端缘中部在刺血点刮取血液1滴。④使血滴在适当位置,推片与载玻片接触,并成30°～45°夹角,待血滴顺推片边缘散开约2 cm宽时,立即由右向左,迅速而均匀地推出,制成舌形的薄血膜。⑤待血涂片晾干后,用甲醇固定,再用瑞氏或姬氏染液染色,清水冲洗,晾干镜检。

2. 厚血涂片法

检查步骤为:①用推片一角刮取1大滴血于另一洁净载玻片上或薄血涂片的另一端。②迅速从里向外做旋转涂片,使其形成直径约为1 cm的厚血膜。③将血涂片平放晾干后,加蒸馏水2～3滴,待红细胞膜溶解,血膜呈灰白色后,倾取蒸馏水。④同薄血涂片法第⑤步骤(图28-14)。

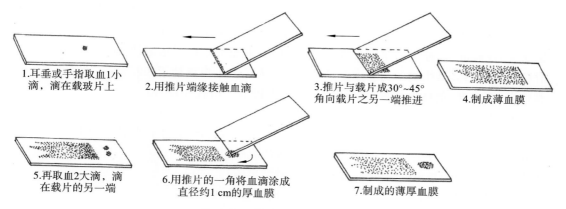

1.耳垂或手指取血1小滴,滴在载玻片上　　2.用推片端缘接触血滴　　3.推片与载片成30°～45°角向载片之另一端推进　　4.制成薄血膜

5.再取血2大滴,滴在载片的另一端　　6.用推片的一角将血滴涂成直径约1 cm的厚血膜　　7.制成的薄厚血膜

图 28-14　厚、薄血涂片的制作

三、吸虫中间宿主、猪带绦虫感染阶段标本观察

（1）卫氏并殖吸虫:肉眼观察第一中间宿主川卷螺、第二中间宿主溪蟹及蝲蛄,注意其形态特征。

（2）日本血吸虫:肉眼观察中间宿主钉螺的形态特征。

（3）猪带绦虫:肉眼观察被囊尾蚴寄生的猪肉病理标本,注意囊尾蚴呈黄豆状、被宿主形成的囊壁组织包围等特征。

四、医学节肢动物观察

（1）蚊的观察:注意观察形态、大小、颜色、口器、触角、触须、足、翅等。按蚊体灰色,翅上黑白斑点,雄蚊与雌蚊触须等长,雄蚊触须末端呈棒状。库蚊体棕褐色,翅多无黑白斑,雄蚊的触须与喙等长,雌蚊触须仅为喙的1/4左右。伊蚊体黑色、有白斑,翅透明、无斑点,雌雄蚊触须长短同库蚊。

（2）蝇的观察:注意观察形态、大小、颜色、体毛、口器、触角、复眼、足、翅、爪及爪垫等。

（3）蚤、虱、蜱的观察:注意观察形态、大小、颜色、足等特征。

【实验报告】

（1）绘出人体常见寄生虫卵的形态。

（2）简述自然沉淀法检查日本血吸虫卵的方法。

（3）叙述人体常见寄生虫成虫、幼虫的典型特征。

（张新明）

参 考 文 献

CANKAOWENXIAN

[1]　张荔茗,桂芳,王小莲.病原生物学与免疫学[M].北京:北京大学医学出版社,2017.

[2]　肖纯凌,赵富玺.病原生物学与免疫学[M].北京:人民卫生出版社,2016.

[3]　陆予云,汪晓静.病原生物学与免疫学[M].北京:北京大学医学出版社,2013.

[4]　甘晓玲,黄建林.微生物学与免疫学[M].北京:人民卫生出版社,2009.

[5]　林逢春,石艳春.免疫学检验[M].4版.北京:人民卫生出版社,2015.

[6]　白惠卿,安云庆.医学免疫学与微生物学[M].5版.北京:北京大学医学出版社,2014.

[7]　王锦,潘丽红.免疫学基础与病原生物学[M].北京:中国科学技术出版社,2013.

[8]　张新明.病原生物与免疫学基础[M].重庆:重庆大学出版社,2017.

[9]　王岚.病原生物学与免疫学[M].北京:教育科学出版社,2015.

[10]　贾文祥.医学微生物学[M].北京:人民卫生出版社,2001.

[11]　张卓然.医学微生物学和免疫学[M].北京:人民卫生出版社,2000.

[12]　安庆云.微生物学与免疫学基础[M].北京:北京大学医学出版社,2008.

[13]　刘荣臻,曹应元.病原生物与免疫学[M].北京:人民卫生出版社,2014.

[14]　焦荣华,左晓利.病原生物学与免疫学基础[M].武汉:华中科技大学出版社,2017.

[15]　曹雪涛.医学免疫学[M].北京:人民卫生出版社,2018.

[16]　李春艳.免疫学基础[M].北京:科学出版社,2018.

[17]　李凡,徐志凯.医学微生物学[M].北京:人民卫生出版社,2013.

[18]　李明原,徐志凯.医学微生物学[M].北京:人民卫生出版社,2015.

[19]　吕瑞芳.病原生物与免疫学基础[M].北京:人民卫生出版社,2011.

[20]　李雍龙,管晓虹.人体寄生虫学[M].北京:人民卫生出版社,2004.

[21]　李晓红.病原生物与免疫学基础[M].西安:第四军医大学出版社,2010.

[22]　王月丹,秦旭军,杨朝丽.病原生物与免疫学[M].北京:北京大学医学出版社,2016.

[23]　鲜尽红.免疫检验技术[M].北京:人民卫生出版社,2002.

[24]　王承明,胡生梅.病原生物与免疫学[M].北京:人民卫生出版社,2014.

[25]　陈芳梅,夏金华.病原生物与免疫学[M].北京:人民卫生出版社,2013.

[26]　陈少华,王锦.病原生物与免疫学基础[M].武汉:华中科技大学出版社,2010.